牛建昭全国名老中医药专家传承工作室系列丛书

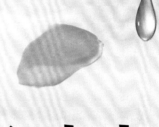

中医助力

试管婴儿技术临证实录

李彧　何军琴　主编

中国中医药出版社
·北京·

图书在版编目（CIP）数据

中医助力试管婴儿技术临证实录 / 李彧 , 何军琴主
编 . -- 北京 : 中国中医药出版社 , 2024. 11.
ISBN 978-7-5132-9072-2

Ⅰ. R211；R339.2

中国国家版本馆 CIP 数据核字第 202461Z6E6 号

中国中医药出版社出版

北京经济技术开发区科创十三街 31 号院二区 8 号楼
邮政编码　100176
传真　010-64405721
廊坊市佳艺印务有限公司印刷
各地新华书店经销

开本 710×1000　1/16　印张 18.75　彩插 0.5　字数 324 千字
2024 年 11 月第 1 版　2024 年 11 月第 1 次印刷
书号　ISBN 978 – 7 – 5132 – 9072 – 2

定价　98.00 元
网址　www.cptcm.com

服 务 热 线　010-64405510
购 书 热 线　010-89535836
维 权 打 假　010-64405753

微信服务号　**zgzyycbs**
微商城网址　**https://kdt.im/LIdUGr**
官 方 微 博　**http://e.weibo.com/cptcm**
天猫旗舰店网址　**https://zgzyycbs.tmall.com**

如有印装质量问题请与本社出版部联系（010-64405510）

编　委　会

前　言

在中医妇科学的历史发展长河中，学说纷呈，流派林立。然纵观历代名家，每一个学术思想形成的背后都有其深刻的社会自然因素。如张仲景时期，瘟疫流行，遂创六经辨证；刘河间时期，火证流行，遂以火热立论，力挽时弊；东垣时期，战乱频仍，饥困劳役，内伤脾胃，乃有补土一派；其他医家也大抵如此。

现今，不孕症发病率居高不下，呈逐年上升趋势。辅助生殖技术（assisted reproductive technology，ART）作为世界各国治疗不孕症的最终手段，仍存在着诸如卵母细胞质量欠佳、子宫内膜容受性差、反复移植失败等瓶颈与难点。中医药在治疗生殖疾病方面有极具特色的理论体系及丰富的临床实践经验，可全程介入 ART 的每个环节，极大改善卵母细胞质量、子宫内膜容受性，提高种植成功率、胎儿活产率。因此，发挥中医药优势提升 ART 妊娠率成为研究热点。牛建昭教授是全国老中医药专家学术经验继承工作指导老师、首都国医名师，在女性生殖内分泌领域卓有建树，她带领研究团队勇于挑战辅助生殖的瓶颈，通过多年的临床实践与理论探索，在中医药应用于 ART 治疗方面积累了丰富经验。在此背景下，本书致力于为中医药应用于 ART 提供新思路、新方法，昌明国粹，融会新知，回应社会需求，供各类医学相关人士参考借鉴。

本书分为两篇，共八章。第一篇主要包括以下几个方面内容：①言简意赅地阐述了生殖医学相关基础理论知识，介绍了女性不孕症的常见病因和病理机制；②详细阐述了体外受精 – 胚胎移植的适应证、过程及并发症等。第二篇深入浅出地总结了牛建昭教授对不孕症的认识、代表性学术思想、治疗模式及经典案例，主要包括：①中医药"七期、七阶段"配合 ART 学术思想总结；②"调周 – 促排卵 – 助孕"序贯周期治疗的基本模式；③剖析典型临床医案，力求对用方经验、用药经验进行系统全面的整理和总结。

本书整体突出以下特点：

1. 中西并重、守正创新，聚焦解决临床疑难问题

本书基于中医药在 ART 方面的应用，溯本求源，开拓创新，古为今用，融会中西；发挥传统中医药的优势，为 ART 中遇到的子宫内膜容受性差、卵母细胞质量低、反复移植失败等临床棘手问题提供新理论、新观点、新方法。

2. 关注前沿热点，理论与实践并行，极具学术价值和转化应用前景

本书全面梳理辅助生殖相关知识，汇集国内外前沿理论；翔实地记录牛建昭教授将中医药运用于 ART 的独特经验；引经据典，深刻剖析牛建昭教授学术思想。本书详细、真实地记录治疗经过，所述医案辨证明晰，治必效验，既具临床实用性，又不乏创造性的建树，可供国内外中医、中西医结合妇科医师及辅助生殖技术从业者参考，也为世界各国致力于中医妇科的同道提供有益的借鉴。

尽管所有组织者与编写者竭尽心智、精益求精，本书仍有一定的提升空间，殷切希望广大同道给予宝贵的意见和建议，以便今后修订和提高！

《中医助力试管婴儿技术临证实录》编委会

2024 年 9 月

医 家 简 介

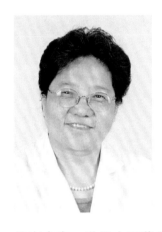

牛建昭，教授，主任医师，博士研究生导师。1969 年毕业于北京医科大学医疗系（现北京大学医学部），1983 年取得北京中医药大学中西医结合硕士学位。第五、六、七批全国老中医药专家学术经验继承工作指导老师，首都国医名师，享受国务院政府特殊津贴专家。曾任北京中医药大学副校长、学术委员会副主任，中国中西医结合学会常务理事，北京中西医结合学会妇产科专业委员会副主任委员，北京医学会医疗事故技术鉴定专家，世界中医药学会联合会妇科专业委员会常务理事，国家重点学科——中西医结合基础学科带头人，教育部"创新团队"及"高等学校中西医结合学科创新引智基地"主持人。主持国家及省部级课题 30 余项，主编出版《现代中西医妇科学》《中西医结合女性生殖内分泌学》《新世纪家庭健康宝典》等学术著作及规划教材约 20 部，发表论文 400 余篇，获省部级科技奖 10 项、发明专利 6 项。已培养硕士研究生 4 名、博士研究生 24 名、博士后 2 名。曾受邀赴 30 余个国家、地区进行学术交流、讲学。2014 年，国家中医药管理局批准建立"全国名老中医药专家牛建昭传承工作室"，近年来已培养国家指定的学术经验继承人 9 名，出版《牛建昭妇科疑难病临证辑要》《妇科疾病与中药植物雌激素》等学术著作。

牛建昭教授从事妇科临床、教学、科研工作 50 余年，擅长治疗月经病、不孕不育、卵巢早衰、妊娠产后病、多囊卵巢综合征、更年期综合征、子宫腺肌病，以及人工辅助生殖技术及妇科手术前后调理等。

目　录

第一篇　体外受精－胚胎移植

第二篇　牛氏中医妇科助力体外受精－胚胎移植辨治思想

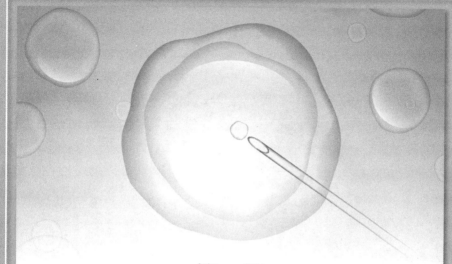

第一篇

体外受精－胚胎移植

第一章

生殖生理及生育的基本条件

人类的生殖是指由亲本产生的两性生殖细胞结合形成受精卵，再发育为新生个体的方式。生殖生理具有显著的性别特征：男性主要包括睾丸产生精子及分泌男性激素，输精管和附属腺体负责精子的成熟、贮存、运输及排放；女性主要包括卵巢产生卵子及分泌女性激素，阴道、子宫、输卵管负责配子的运输、受精及着床的发生、妊娠和分娩。如果具备正常的生殖系统结构及功能条件，到了青春期，个体便开始具有良好的生育能力。此外，生育能力还可受一些非自然因素的影响，可概括为微观和宏观两个层面：微观层面主要是个体特征，如年龄、心理健康程度等；宏观层面主要包括所处自然环境、经济条件、医疗水平等。值得一提的是，从 1978 年开始，人类生育又多了一个选择——辅助生殖技术。辅助生殖技术的产生与发展，给一些不具备生育条件的夫妇带来了希望，也使优生优育成为可能。

第一节 生殖生理

人类的生殖生理活动主要由神经系统、内分泌系统调节，以下丘脑促性腺激素释放激素为首的内分泌系统调节最为重要，并受内分泌系统结构和功能等诸多因素影响。下面从生殖系统的形态、结构和功能层面入手，阐述生殖活动的生理过程。

一、男性生殖系统

男性生殖系统包括睾丸、生殖管道、附属腺及外生殖器。睾丸是产生精子和分泌雄激素的器官；生殖管道由附睾、输精管、射精管和尿道组成，具有促进精子成熟及营养、贮存、运输、排泄精子的作用；附属腺包括精囊、前列腺和尿道球腺，睾丸、附属腺与生殖管道的分泌物构成精浆，精浆与精子共同构成精液。

（一）睾丸

睾丸位于阴囊内，是成对的实质性器官，表面被覆以浆膜，即睾丸鞘膜脏层，深部为致密结缔组织构成的白膜。白膜在睾丸后缘中部增厚形成睾丸纵隔。纵隔结缔组织发出许多睾丸小隔呈放射状伸入睾丸实质，将睾丸实质分成约 250 个锥形的睾丸小叶，每个小叶内有 1～4 条弯曲细长的生精小管，生精小管在接近睾丸纵隔处移行为短而直的直精小管。直精小管进入睾丸纵隔相互吻合形成睾丸网。生精小管之间的所有组织称睾丸间质。

1. 生精小管

生精小管长 30～70cm，直径 150～250μm，管壁由厚 60～80μm 的生精上皮构成。生精上皮是一种特殊的复层上皮，由 1 层支持细胞和 5～8 层生精细胞组成。生精上皮外面基膜明显，基膜外面有胶原纤维和梭形的肌样细胞。肌样细胞收缩有助于精子排出。

生精小管的结构随着年龄增长有明显变化。青春期以前生精小管较细，管腔不明显，管壁较薄，生精上皮只有精原细胞及支持细胞。青春期以后生精小管变粗，管腔明显，管壁增厚，生精上皮可见由精原细胞分裂分化而来的各级生精细胞，具有生精能力。老年期生精小管趋于萎缩，但仍有精子产生。

（1）支持细胞：又称塞托利细胞（Sertoli cell）。成人支持细胞不再分裂，数量恒定，每个生精小管的横切面上有 8～11 个支持细胞。支持细胞呈不规则长锥体形，其基底部紧贴基膜，顶部伸达管腔面。由于其侧面和管腔面有许多不规则凹陷，并镶嵌着各级生精细胞，故光镜下细胞轮廓不清。相邻支持细胞侧面近基底部的侧突形成紧密连接，将相邻支持细胞之间的空隙分成基底室和近腔室两部分。基底室位于生精上皮基膜和支持细胞紧密连接之间，容纳精原细胞；近腔室位于支持细胞紧密连接以上，与生精小管管腔相通，内有各级精母细胞、精子细胞和精子。

支持细胞的功能大致有以下几个方面：对生精细胞起支持和营养作用；通过自身收缩和舒张促使不断成熟的生精细胞向生精小管的管腔面移动；分泌少量液体进入生精小管管腔，成为睾丸液，有助于精子的运送；吞噬精子形成过程中脱落的残余体；在卵泡刺激素和雄激素的作用下，合成和分泌雄激素结合蛋白并与雄激素结合，以保持生精小管内有较高的雄激素水平，促进精子发生；分泌抑制素，反馈性地抑制垂体分泌卵泡刺激素。此外，支持细胞还参与构成血睾屏障，可防止某些物质进入生精上皮，形成并维持有利于精子发生的微环境，并能阻止精子抗原外逸，从而避免引发自身免疫反应。

生精小管与睾丸间质内的毛细血管之间存在着血睾屏障，其组成包括毛细血管内皮及其基膜、结缔组织、生精上皮的基膜和支持细胞间的紧密连接，其中，支持细胞间的紧密连接最为重要。

（2）生精细胞和精子发生：自生精上皮基底部至腔面，依次有精原细胞、初级精母细胞、次级精母细胞、精子细胞和精子，统称生精细胞。从精原细胞到形成精子的连续增殖分化过程称为精子发生，相继经历精原细胞增殖期、精母细胞减数分裂期和精子形成期3个阶段，在人需（64±4.5）天。

1）精原细胞增殖期：在青春期以前，精原细胞是生精上皮唯一可见的最幼稚的生精细胞，位于基底室，紧贴基膜，圆形或卵圆形，分为A、B两型。A型精原细胞是生精细胞中的干细胞，不断地分裂增殖，一部分子细胞继续作为干细胞，另一部分分化为B型精原细胞。经过数次分裂后，分化为初级精母细胞。

2）精母细胞减数分裂期：精母细胞位于生精上皮中层，分为初级精母细胞和次级精母细胞。

初级精母细胞位于精原细胞的近腔侧，体积最大，直径约18μm，圆形，核型为46,XY。初级精母细胞经过DNA复制后（4n DNA），进行第一次减数分裂，形成两个次级精母细胞。由于第一次减数分裂的分裂前期历时较长，故在生精小管切片中可见到不同分裂时期的初级精母细胞。

次级精母细胞一般位于初级精母细胞的近腔侧，直径约12μm，由初级精母细胞减数分裂而来，核型为23,X或23,Y（2n DNA）。次级精母细胞迅速进入第二次减数分裂，形成2个精子细胞。由于次级精母细胞存在时间短，故切片上不易见到。

减数分裂又称成熟分裂，仅见于生殖细胞的发育过程中。精母细胞经历2 次减数分裂形成 4 个单倍体精子细胞。

3）精子形成期：精子细胞经过复杂的形态演变，形成精子。

精子细胞位于近腔面，体积小，直径约 8μm，由次级精母细胞减数分裂而来，核型为 23,X 或 23,Y（1n DNA）。精子细胞不再分裂，但要经过复杂的形态演变，由圆球形逐渐演变为蝌蚪状的精子，这一过程称为精子形成。此过程包括：①核染色质高度浓缩，核变长并移向细胞一侧，成为精子头部的主要结构；②高尔基复合体融合为双层扁囊，覆盖于核前 2/3，形成顶体；③中心体迁移到顶体的对侧，其中一个中心粒的微管延长，形成轴丝，成为精子尾部的主要结构；④线粒体汇聚于轴丝近核段周围，盘绕成螺旋状线粒体鞘；⑤其余的胞质集聚尾侧，形成残余胞质，最后脱落。

人的精子形似蝌蚪，长约 60μm，分头、尾两部。精子头正面观呈卵圆形，侧面观呈梨形，长 4～5μm。头部有一个高度浓缩的细胞核，核的前 2/3有顶体覆盖。顶体是特殊的溶酶体，内含多种水解酶，如顶体素、透明质酸酶等，在受精过程中发挥重要作用。尾部是精子的运动装置，可分为颈段、中段、主段和末段四部分。构成尾部全长的轴心是轴丝，由 9+2 排列的微管组成。颈部很短，主要是中心粒。中段的轴丝外有 9 根纵行外周致密纤维，外侧再包有线粒体鞘。主段最长，外周有纤维鞘。末段短，其内仅有轴丝。

在精子发生过程中，一个精原细胞增殖分化所产生的各级生精细胞，其胞质并未完全分开，有胞质桥相连，形成同步发育的同源细胞群。但从不同生精小管之间及同一生精小管全长来看，精子发生是不同步的，故生精小管可以持续不断地产生精子。在睾丸切片中，一个生精小管的断面可见不同发育阶段的生精细胞组合。

精子的发生与形成须在低于体温 2～3℃的环境中进行，所以隐睾患者由于生精障碍而导致不育。在精子发生和形成过程中，经常会形成一些畸形精子，占 20%～40%，原因不明。

2. 睾丸间质

睾丸间质为生精小管之间富含血管和淋巴管的疏松结缔组织，其内含有睾丸间质细胞，又称莱迪希细胞（Leydig's cell）。睾丸间质细胞呈圆形或多边形，成群分布，电镜下有丰富的管状嵴线粒体和滑面内质网，还含有脂滴、色素颗粒和蛋白质结晶等。从青春期开始，睾丸间质细胞在黄体生成素的刺激下分泌雄激素，以促进精子发生和男性生殖器官发育，维持第二性征和性功能。

3. 直精小管和睾丸网

生精小管在近睾丸纵隔处移行为短而细的直行管道，称直精小管，管径较细，管壁上皮为单层立方或矮柱状，无生精细胞。直精小管进入睾丸纵隔后分支吻合成为睾丸网，睾丸网由单层立方上皮组成，管腔大而不规则。精子经直精小管和睾丸网出睾丸进入附睾。

4. 睾丸功能的内分泌调节

下丘脑弓状核分泌促性腺激素释放激素（GnRH），促进腺垂体远侧部分泌卵泡刺激素（FSH）和黄体生成素（LH）。FSH 能促进精原细胞分裂和发育，刺激支持细胞合成分泌生精小管生长因子和雄激素结合蛋白。LH 能促进睾丸间质细胞分泌雄激素，以刺激精子的发生。支持细胞分泌的抑制素和间质细胞分泌的雄激素，又可反馈抑制下丘脑 GnRH 和腺垂体 FSH 及 LH 的分泌。

（二）生殖管道

男性生殖管道包括附睾、输精管、射精管和尿道，为精子的成熟、贮存和运输提供有利的环境。

1. 附睾

附睾位于睾丸的后外侧，分头、体、尾三部。附睾头部主要由睾丸输出小管盘曲组成，体部和尾部由附睾管盘曲组成。

输出小管是与睾丸网连接的 8～12 根弯曲小管，上皮由高柱状纤毛细胞及低柱状细胞相间排列构成，管腔不规则，上皮基膜外有少量环行平滑肌。上皮纤毛的摆动和平滑肌的收缩推动精子向附睾管运行。两种上皮细胞均有吸收和分泌作用。

附睾管为一条长 4～6m 并高度盘曲的管道，远端延续为输精管，其管腔规则，充满精子和分泌物。上皮为假复层纤毛柱状，由主细胞和基细胞组成，主细胞游离面有排列成簇的静纤毛。上皮基膜外侧有薄层平滑肌围绕，管壁外为富含血管的疏松结缔组织。细胞兼有分泌与吸收功能，分泌肉毒碱、甘油磷酸胆碱和唾液酸等，以促进精子成熟和增强精子的运动能力。血附睾屏障位于主细胞近腔面的紧密连接处，能保护成熟中的精子不受外界干扰，并将精子与免疫系统隔离。

精子在附睾内停留 2～3 周，并经历一系列成熟变化，才能获得运动能力，达到功能上的成熟。附睾的功能异常也会影响精子的成熟，导致不育。

2. 输精管

输精管是壁厚腔小的肌性管道，长 45～60cm，管壁由黏膜、肌层和外膜三层组成。黏膜表面为较薄的假复层柱状上皮，固有层结缔组织中弹性纤维丰富。肌层厚，由内纵行、中环行和外纵行的平滑肌纤维组成。在射精时，肌层强力收缩，将精子快速排出。外膜为疏松结缔组织。

（三）附属腺

附属腺及生殖管道的分泌物和精子共同组成精液。以世界卫生组织标准，正常成年男子每次射精量不少于 2mL，每毫升精液中的精子数不少于 2000 万个。

1. 前列腺

前列腺是最大的男性附属腺，上宽下尖呈栗形，环绕于尿道起始段。其被膜与支架组织均由富含弹性纤维和平滑肌纤维的结缔组织组成。腺实质主要由 30～50 个大小不等的复管泡状腺组成，位于尿道周围。腺实质分为尿道周带（又称黏膜腺）、内带（又称黏膜下腺）和外带（又称主腺）三个带。腺分泌部由单层立方上皮、单层柱状上皮及假复层柱状上皮构成，故腺腔很不规则。腔内可见分泌物浓缩形成的圆形嗜酸性板层状小体，称前列腺凝固体，随年龄的增长而增多，甚至钙化成为前列腺结石。

从青春期开始，前列腺在雄激素的刺激下分泌活动增强，分泌物为稀薄的乳白色液体，富含酸性磷酸酶和纤维蛋白溶酶，还有柠檬酸、精胺和锌等物质。老年人前列腺逐渐萎缩，但有些老年人的前列腺常呈增生肥大（多发生在黏膜腺和黏膜下腺），压迫尿道，造成排尿困难。慢性前列腺炎常由于纤维蛋白溶酶异常而致射精后精液不液化，影响精子的运动及受精能力。

2. 精囊

精囊为一对长椭圆形盘曲的囊状器官，管壁由内向外分为黏膜、肌层和外膜三层。黏膜向腔内突起形成高大的皱襞，黏膜表面是假复层柱状上皮，胞质内含有许多分泌颗粒和黄色的脂色素。黏膜外有薄的平滑肌层和结缔组织外膜。在雄激素刺激下，精囊分泌弱碱性的淡黄色液体，内含果糖、前列腺素等成分。果糖为精子的运动提供能量。精液中的蛋白质主要来自精囊。

3. 尿道球腺

尿道球腺为一对豌豆状、直径 3～5mm 的复管泡状腺。上皮为单层立方或柱状，上皮细胞内富含黏原颗粒。腺体分泌黏液于射精前排出，能够润滑尿道，内含半乳糖、唾液酸、ATP 酶等。腺间质中含有平滑肌和骨骼肌纤维。

（四）阴茎

阴茎主要由两条位于背侧的阴茎海绵体、一条位于腹侧的尿道海绵体及海绵体周围的纤维结缔组织和皮肤构成。由致密结缔组织构成的海绵体白膜向海绵体内发出小梁，内含平滑肌、弹性纤维和血管等。海绵体主要由含有大量血窦的海绵状组织构成。阴茎深动脉的分支螺旋动脉穿行于小梁中，与血窦通连；静脉多位于海绵体周边部白膜下方。一般情况下，流入血窦的血液很少，血窦呈裂隙状，海绵体柔软。当大量血液经螺旋动脉流入血窦，血窦充血而胀大，白膜下的静脉受压，血液回流一时受阻，海绵体变硬，阴茎增大勃起，故海绵体内富含血窦的海绵状组织又称勃起组织。

二、女性生殖系统

女性生殖系统包括卵巢、输卵管、子宫、阴道和外生殖器。卵巢是产生并排出卵子、合成并分泌女性激素的器官；输卵管是输送卵子、运送受精卵到宫腔的管道和受精的部位，对精子的获能、受精卵的正常卵裂和生存等都有重要作用；子宫是产生月经和孕育胚胎、胎儿的器官；阴道是性交、月经血排出及胎儿娩出的通道。

女性生殖器官有明显的年龄性变化。10 岁前生殖器官发育迟缓，10 岁后逐渐发育，至青春期（11～18 岁）生殖器官迅速发育，第二性征出现，月经来潮，如此持续约 30 年。在 45～55 岁进入更年期，以后进入绝经期，生殖功能逐渐减退，生殖器官逐渐萎缩。

（一）卵巢

卵巢是一对扁椭圆形的性腺，由外侧的骨盆漏斗韧带和内侧的卵巢固有韧带悬于盆壁与子宫之间。卵巢前缘中部为卵巢门，借卵巢系膜与子宫阔韧带相连，血管、淋巴管和神经经卵巢门出入。卵巢表面为单层扁平上皮或单层立方上皮，上皮下方为薄层致密结缔组织，即白膜。卵巢实质分为外周的皮质和中央的髓质。皮质含不同发育阶段的卵泡、闭锁卵泡、黄体和白体等，这些结构之间有特殊的结缔组织，主要由低分化的梭形基质细胞、网状纤维及散在的平滑肌纤维构成。髓质为疏松结缔组织，与皮质间无明显的界限，内含许多迂曲的血管、淋巴管及神经并延至卵巢门。卵巢门处的结缔组织中有少量门细胞，其结构和功能类似睾丸间质细胞，可分泌雄激素。妊娠或绝经期，门细胞特别显著，如果门细胞增生或发生肿瘤，患者常伴有男性化症状。

卵巢发育随年龄增长有明显的变化，幼年时卵巢小，表面光滑；绝经期后，卵巢不再排卵，卵巢内结缔组织增生，体积变小，表面常凹凸不平。卵泡发育与子宫内膜呈明显周期性变化。

1. 卵泡的发育与成熟

卵泡由中央的一个卵母细胞和周围的许多卵泡细胞组成。卵泡发育从胚胎时期已经开始，第 5 个月胚胎的双侧卵巢有原始卵泡近 700 万个，以后逐渐减少，新生儿有 70 万～200 万个，至青春期仅存 4 万个，至 40～50 岁时仅剩几百个。自青春期开始，在垂体分泌的卵泡刺激素（FSH）和黄体生成素（LH）作用下，卵泡陆续开始发育。一个卵泡从发育到成熟约需 85 天。

通常，每个月经周期只有 1 个卵泡发育成熟排卵，而且左右卵巢交替排卵。女性一生排卵 400～500 个，余者相继退化。卵泡的发育是一个连续的过程，一般可分为原始卵泡、生长卵泡（初级卵泡和次级卵泡）和成熟卵泡三个阶段。

（1）原始卵泡：位于皮质浅部，体积小，数量多，由一个初级卵母细胞和周围一层扁平的卵泡细胞构成。初级卵母细胞较大，圆形，直径 30～40μm，其在胚胎时期由卵原细胞分裂分化形成，随后进行第一次减数分裂并长期（12～50 年）停滞在分裂前期，直至排卵前才完成分裂或以退化告终。卵泡细胞较小，扁平，与结缔组织之间有基膜，具有支持和营养卵母细胞的作用。卵泡池中原始卵泡的数量代表了卵巢储备，原始卵泡的过度激活可导致卵巢储备的耗竭。

（2）生长卵泡：青春期开始，原始卵泡生长发育变为生长卵泡，卵泡逐渐移向皮质深部，主要变化是卵母细胞长大，卵泡细胞和卵泡周围结缔组织增生。根据其是否出现卵泡腔，生长卵泡又可分为初级卵泡和次级卵泡两个阶段。

1）初级卵泡：从青春期开始，在 FSH 的作用下，原始卵泡陆续发育为初级卵泡。初级卵母细胞增大，核也增大，核糖体、粗面内质网和高尔基复合体等增多；在靠近质膜的胞质中出现电子致密的溶酶体，称皮质颗粒，内含的酶类将在受精过程中发挥重要作用。卵泡细胞增生，由扁平变为立方形或柱状，由单层变为多层（5~6层）。最内层的卵泡细胞为柱状，呈放射状排列，称放射冠。在初级卵母细胞与卵泡细胞之间出现一层均质状、折光性强、富含糖蛋白的嗜酸性膜，称透明带，它是初级卵母细胞和卵泡细胞共同分泌的产物。电镜下可见初级卵母细胞的微绒毛和卵泡细胞的突起伸入透明带内，甚至卵泡细胞突起深入卵母细胞内。在卵泡细胞与卵母细胞之间，或卵泡细胞之间，有许多缝隙连接。有实验显示，卵泡细胞可以通过缝隙连接，向初级卵母细胞传递营养和与卵母细胞发育有关的信息分子。另外，透明带上有糖蛋白分子构成的精子受体，对精子和卵细胞之间的相互识别和特异性结合起着重要作用。与此同时，原始卵泡周围的结缔组织增生，包绕卵泡，形成卵泡膜，它与卵泡细胞之间隔以基膜。随着初级卵泡体积增大，卵泡逐渐向卵巢皮质深部移动。

2）次级卵泡：由初级卵泡继续发育形成。卵泡体积更大，其卵泡细胞增至 6~12 层，在卵泡细胞之间出现大小不等的腔隙，这些小腔隙逐渐融合成一个大腔，称卵泡腔，腔内充满卵泡细胞分泌和血管渗透而来的卵泡液。卵泡液含有营养成分、雌激素和多种生物活性物质，与卵泡的发育有关。随着卵泡液增多，卵泡腔扩大，初级卵母细胞、透明带、放射冠及部分卵泡细胞突向卵泡腔，形成卵丘。卵泡腔周围的数层卵泡细胞形成卵泡壁，称颗粒层，卵泡细胞改称颗粒细胞。在次级卵泡生长过程中，卵泡膜分化为两层。卵泡膜内层有较多的多边形或梭形的膜细胞和丰富的毛细血管，膜细胞具有分泌类固醇激素细胞的特征；卵泡膜外层细胞和血管少，有环行排列的胶原纤维和平滑肌纤维。膜细胞合成雄激素，雄激素透过基膜，在颗粒细胞内转化为雌激素。雌激素少量进入卵泡液，大部分进入血液循环，作用于子宫等靶器官。

（3）成熟卵泡：在 FSH 作用的基础上，经 LH 的刺激，次级卵泡发育为成熟卵泡。初级卵母细胞直径可达 125~150μm。卵泡由于卵泡液急剧增多而体积显著增大，直径可超过 2cm，并向卵巢表面突出；卵泡壁越来越薄，仅 2~3 层颗粒细胞。在排卵前 36~48 小时，初级卵母细胞完成第一次减数分裂，产生一个次级卵母细胞和一个第一极体，它们各自染色体的数目由二倍体（46,XX）成为单倍体（23,X）。第一极体很小，含极少量胞质，位于次级卵母细胞与透明带之间的卵周隙内。次级卵母细胞迅速进入第二次减数分裂，停滞在分裂中期。

2. 排卵

成熟卵泡破裂，次级卵母细胞、透明带和放射冠随卵泡液从卵巢排出的过程称排卵。排卵前，卵泡液剧增，使白膜和卵泡壁变薄缺血，形成半透明的卵泡小斑；卵丘与卵泡壁分离，漂浮在卵泡液中。排卵时，小斑处的组织被蛋白酶和胶原酶分解而破裂，卵泡膜外层的平滑肌纤维收缩，于是次级卵母细胞连同放射冠、透明带和卵泡液排出，进入输卵管。从卵泡破裂到卵排出只需几分钟。次级卵母细胞于排卵后 24 小时内若未受精，即退化消失；若受精，则继续完成第二次减数分裂，形成单倍体（23,X）的卵细胞和一个第二极体。排卵时间一般在月经周期的第 14 天左右。

3. 黄体形成和演变

排卵后，残留的卵泡壁塌陷，卵泡膜的结缔组织和毛细血管伸入颗粒层，在 LH 的作用下，颗粒细胞和卵泡膜内层的膜细胞体积增大，逐渐演化成富含血管的内分泌细胞团，新鲜时呈黄色，故称黄体。颗粒细胞分化为颗粒黄体细胞，其数量多，体积大，位于黄体中央，分泌孕激素和松弛素。膜细胞演化为膜黄体细胞，其数量少，体积小，主要位于黄体周边，与颗粒黄体细胞协同作用，分泌雌激素。两种黄体细胞胞质中都有丰富的滑面内质网、管状嵴线粒体和脂滴。黄体转归取决于卵细胞是否受精。若排出的卵没有受精，黄体维持 12~14 天后退化，称月经黄体；若受精，在胎盘分泌的绒毛膜促性腺激素的刺激下，黄体继续发育，直径可达 4~5cm，称妊娠黄体。妊娠黄体除分泌大量的孕激素和雌激素外，还分泌松弛素，这些激素促使子宫内膜增生，子宫平滑肌松弛，以维持妊娠。妊娠黄体可存在 4~6 个月，然后退化，其内分泌功能被胎盘细胞取代。两种黄体最终都退化消失，逐渐被增生的结缔组织取代，成为瘢痕样的白体。

4. 闭锁卵泡与间质腺

从胎儿时期至出生后，乃至整个生殖期，绝大多数卵泡不能发育成熟，它们在发育的各个阶段停止生长并退化，退化的卵泡称闭锁卵泡。卵泡闭锁是一种细胞凋亡过程。原始卵泡和初级卵泡退化时，卵母细胞形态变为不规则，卵泡细胞变小而分散，最后变性消失。次级卵泡和成熟卵泡闭锁时，卵母细胞死亡消失，透明带皱缩，卵泡细胞不退化，卵泡壁塌陷，卵泡膜的血管和结缔组织伸入颗粒层及卵丘，膜细胞增大，形成多边形上皮样细胞，胞质中充满脂滴，形似黄体细胞，并被结缔组织和血管分隔成分散的细胞团索，称间质腺，能分泌雌激素。

（二）输卵管

输卵管为一对细长而弯曲的肌性管道，位于子宫阔韧带上缘内，内侧与子宫角相连，外端游离呈伞状，与卵巢相近，全长8～14cm。根据输卵管的形态，由外向内分为伞部、壶腹部、峡部和子宫部4个部分，管壁由内向外依次分为黏膜、肌层和浆膜。

1. 黏膜

输卵管黏膜由单层柱状上皮和固有层构成。黏膜向管腔突出，形成纵行、有分支的皱襞，于壶腹部最发达，高且多分支，致使管腔不规则，此处为受精发生的部位。上皮由分泌细胞和纤毛细胞组成。纤毛细胞的纤毛向子宫方向摆动，有助于卵子和受精卵向子宫移动，并阻止细菌进入腹腔。分泌细胞的分泌物构成输卵管液，可营养保护卵，辅助卵的运行并维持配子质量，其生长因子可促进和增强早期胚胎的发育。当精子进入输卵管后，受纤毛摆动产生的阻力影响，只有少数运动能力强的精子才能到达壶腹部，与卵细胞会合。输卵管上皮的结构变化与月经周期有关，两种细胞均在卵巢排卵前后最为活跃，表现为纤毛细胞变高，纤毛增多，分泌细胞分泌功能旺盛。在月经期和妊娠期，上皮细胞矮小。固有层为薄层的结缔组织，含有丰富的毛细血管和散在的平滑肌纤维。

2. 肌层

输卵管肌层以峡部最厚，由内环行与外纵行的两层平滑肌构成。其收缩有助于输卵管输送受精卵及其伞部拾卵，并在一定程度上阻止经血逆流和宫腔内感染向腹腔扩散，且这种收缩可受到性激素的影响而具有周期性变化。

3. 浆膜

输卵管浆膜由间皮和富有血管的疏松结缔组织组成，为腹膜的一部分。

（三）子宫

子宫位于骨盆腔中央，为腔小壁厚的肌性器官，呈前后略扁的倒置梨形，成人子宫重50～70g，长7～9cm，宽4～5cm，厚2～3cm，容量约5mL。子宫上部较宽，称为子宫体，其顶部称为子宫底。宫底两侧称为子宫角。子宫下部较窄呈圆柱状，称为子宫颈。子宫体与子宫颈的比例因年龄和卵巢功能而异。底部和体部的子宫壁由内向外分为子宫内膜、子宫肌膜和子宫外膜（又称浆膜）。

1. 子宫内膜

子宫内膜由单层柱状上皮和固有层构成。上皮由分泌细胞和散在的纤毛细胞组成。内膜表面的上皮向固有层下陷形成许多子宫腺，子宫腺为单管状腺，近肌层时可有分支。固有层结缔组织较厚，含网状纤维、血管和大量低分化的梭形或星形的基质细胞，其合成和分泌胶原蛋白。根据功能的不同，可将子宫内膜分为功能层和基底层。功能层较厚，位于浅层，自青春期开始，在卵巢激素的作用下，发生周期性剥脱出血，即月经。受精卵胚泡也在此层植入，妊娠后，因胚体植入而继续生长发育为蜕膜。基底层较薄，靠近肌层，此层不脱落，能增生修复功能层。

子宫内膜的血管来自子宫动脉的分支。子宫动脉的分支进入肌层的中间层后呈弓形走行，向子宫内膜发出许多小动脉。在进入内膜之前，每条小动脉分为两支：一支短而直，营养基底层，称基底动脉，不受性激素的影响；另一支为主支，进入内膜后渐呈螺旋状走行，称螺旋动脉。螺旋动脉在内膜浅部形成毛细血管网，然后汇入小静脉，经肌层汇入子宫静脉。螺旋动脉对卵巢激素极为敏感。

2. 子宫肌膜

子宫肌膜很厚，由成束或成片的平滑肌和肌束间结缔组织组成，可分为黏膜下层、中间层和浆膜下层。黏膜下层和浆膜下层较薄，主要由纵行平滑肌束组成。中间层最厚，含有许多血管，平滑肌分为内环行与外斜行。子宫的平滑肌纤维长约 50μm。在妊娠期，平滑肌纤维受卵巢激素的作用，不仅增大（可长达 500μm），而且分裂增殖，使肌层显著增厚。结缔组织中未分化的间充质细胞也增殖分化为平滑肌纤维。分娩后，肌纤维迅速恢复正常大小，部分肌纤维凋亡。

3. 子宫外膜

在子宫底部和体部的外膜由一层薄薄的结缔组织和外面的单层扁平上皮（间皮）构成。子宫颈部的外膜只有结缔组织，没有间皮包被。

4. 子宫内膜的周期性变化

自青春期开始，在卵巢分泌的雌激素和孕激素的周期性作用下，子宫内膜功能层发生周期性变化，即每28天左右发生一次内膜剥脱、出血、修复和增生，称月经周期。每个月经周期从月经的第一天起，至下次月经来潮的前一天止，它包括月经期、增生期和分泌期。

（1）月经期：为周期的第1～4天。排卵未受精，卵巢内月经黄体退化，雌激素和孕激素的含量骤然下降，引起螺旋动脉收缩，内膜缺血导致包括血管壁在内的各种组织细胞坏死。继而螺旋动脉又突然短暂扩张，致内膜功能层毛细血管破裂，血液涌入内膜功能层。由于基质细胞坏死，释放溶酶体酶，萎缩坏死的子宫内膜剥脱，随血液进入子宫腔，从阴道排出。在月经期末，功能层全部脱落，基底层的子宫腺细胞迅速分裂增生，向表面铺展，修复内膜上皮，进入增生期。

（2）增生期：为周期的第5～14天。此期卵巢内有一批卵泡正在生长，故又称卵泡期。在生长卵泡分泌的雌激素作用下，剥脱的子宫内膜由基底层增生修补，并逐渐增厚到2～4mm。基质细胞不断分裂增生，合成基质和胶原。增生早期，子宫腺少、细而短；增生晚期，子宫腺增多、增长且更弯曲，腺腔增大，腺上皮细胞呈柱状，胞质内出现糖原，螺旋动脉也增长、弯曲。至第14天时，卵巢内的成熟卵泡排卵，子宫内膜转入分泌期。

（3）分泌期：为周期的第15～28天。排卵后，卵巢内出现黄体，故分泌期又称黄体期。在黄体分泌的孕激素和雌激素作用下，子宫内膜继续增厚至5～7mm。子宫腺进一步变长、弯曲，腺腔扩大，糖原由腺细胞核下区转移到细胞顶部核上区，并以顶浆分泌方式排入腺腔，腺腔充满含有大量糖原等营养物质的黏稠液体。固有层基质中含大量组织液而呈现水肿状态。螺旋动脉增长，更加弯曲，并伸入内膜浅层。基质细胞继续分裂增殖，胞质内充满糖原、脂滴，称前蜕膜细胞。若受精，此细胞继续发育增大变为蜕膜细胞，而内膜继续增厚，发育为蜕膜。若未受精，则进入月经期。

5.卵巢和子宫内膜周期性变化的神经内分泌调节

下丘脑-垂体-性腺轴可调节子宫内膜的周期性变化。下丘脑弓状核产生的促性腺激素释放激素（GnRH）使垂体远侧部分泌卵泡刺激素（FSH）和黄体生成素（LH）。FSH可促进卵泡生长、成熟并分泌大量雌激素，雌激素可使子宫内膜由月经期转入增生期。当血中的雌激素达到一定浓度时，又反馈作用于下丘脑和垂体，抑制FSH的分泌，促进LH的分泌。在排卵前期，血中LH骤然增多，在LH和FSH的协同作用下，卵巢排卵并形成黄体。黄体产生孕激素和雌激素，使子宫内膜进入分泌期。当血中的孕激素增加到一定浓度时，又反馈作用于下丘脑和垂体，抑制 LH 的释放，于是黄体退化，血中孕激素和雌激素减少，子宫内膜进入月经期。由于血中雌激素、孕激素的减少，又反馈性地促使下丘脑和垂体释放 FSH，卵泡又开始生长发育。上述变化周而复始。

6. 子宫颈

子宫颈位于子宫下部，阴道顶端穹窿将其分为上下两部，上端与子宫体相连，占 2/3，下部深入阴道，占 1/3，为子宫颈阴道部。子宫颈壁由内向外分为黏膜、肌层和外膜。黏膜由上皮和固有层构成。上皮为单层柱状上皮，由分泌细胞、纤毛细胞和储备细胞组成。储备细胞位于上皮深部，有增殖修复作用。在慢性炎症时，储备细胞可增殖化生为复层扁平上皮，在增殖过程中也可发生癌变。在宫颈外口处，柱状上皮与复层扁平上皮移行处是宫颈癌的好发部位。纤毛细胞较少，游离面有纤毛，向阴道方向摆动，有利于分泌物排出。分泌细胞最多，内含许多黏原颗粒。排卵时，雌激素使该细胞分泌增多，分泌物稀薄，有利于精子通过；黄体形成时，在孕激素作用下，细胞分泌减少，分泌物黏稠，精子难以通过；妊娠时，分泌物更黏稠，形成阻止精子和微生物进入子宫的屏障。

（四）阴道

阴道为一上宽下窄的管道，位于真骨盆下部中央，前壁长 7～9cm，与膀胱和尿道相邻；后壁略长，为 10～12cm，与直肠相邻。上端环绕子宫颈阴道部，下端开口于阴道前庭后部。子宫颈与阴道间有一呈圆周状的隐窝，称为阴道穹窿，分为前、后、左、右 4 个部分，其中与盆腔最低处的直肠子宫陷凹相邻的后穹窿最深。阴道壁自内向外由黏膜、肌层和外膜构成。黏膜由上皮和固有层构成。上皮为未角化的复层鳞状上皮，在雌激素作用下，上皮细胞中出现许多糖原。细胞脱落后糖原被阴道内的乳酸杆菌分解为乳酸，使阴道液呈酸性而抑制微生物生长。阴道上 1/3 段黏膜受卵巢激素的影响而有周期性变化；固有层含有丰富的毛细血管和弹性纤维。肌层由内环和外纵两层平滑肌构成。外膜是富含弹性纤维的致密结缔组织。

三、生殖细胞的发生和受精

生殖细胞包括精子和卵子，统称配子。精子和卵子均为单倍体细胞，两者的发生和成熟是胚胎发生的先决条件。

　　睾丸生精小管的一个初级精母细胞，经两次成熟分裂最终演变为 4 个精子，此时的精子尚无定向运动及受精能力。精子进入附睾，在附睾上皮分泌物及雄激素构成的微环境中，经历一系列成熟变化，具备了定向运动及受精的潜力，但尚不具备穿越卵子周围放射冠和透明带的能力。精液中覆盖于精子表面的糖蛋白，有抑制精子头部释放顶体酶的作用，当精子通过子宫、输卵管时，这种作用会被解除，精子从而获得了使卵子受精的能力，此过程称获能。

　　卵细胞发生于卵巢中的卵泡，由 1 个初级卵母细胞经两次成熟分裂产生 1 个大而圆的卵子和 3 个极体。卵子成熟于受精过程，包括细胞核和细胞质的成熟。排卵后的次级卵母细胞在输卵管壶腹部与精子相遇，且在精子穿入的激发下，完成第二次成熟分裂，形成卵子（23,X），同时，激活了卵子的合成和代谢活动。

　　精子与卵子结合成为受精卵的过程称受精，其发生场所为输卵管壶腹部。精子在女性生殖管道内可存活 1～3 天，受精能力可维持 1 天左右。卵子若未受精，则在排卵后 12～24 小时退化。受精时间多发生在排卵后 12～24 小时内。

（一）受精过程

　　受精是一个严格有序的生理过程。正常成年男子每次射精液量不少于 2mL，每毫升精液中不少于 2000 万个精子，其中仅有 300～500 个优势精子能够到达输卵管壶腹部，最终只有 1 个精子与卵子结合形成受精卵。

　　受精过程为：①顶体反应。获能后的精子到达放射冠周围时，顶体前膜与精子头部的细胞膜发生间断性融合，随之破裂形成许多小孔释放顶体酶，分解卵细胞周围的放射冠，使精子与透明带直接接触。到达透明带的精子与透明带上的受体（ZP3）结合，再次释放顶体酶，分解、穿越透明带进入卵周隙，使精子头部与卵子的细胞膜相贴。精子穿越放射冠和透明带的过程称顶体反应。②精卵细胞膜融合。精子头部侧面的细胞膜与卵细胞膜紧贴并融合，随之精子核及胞质进入卵细胞内，精子的细胞膜与卵细胞膜融合。③单精入卵。精卵细胞膜的融合激发卵细胞胞质内的皮质颗粒释放酶类入卵周隙，使透明带上的 ZP3 受体结构改变，不能再与其余精子结合，此过程称透明带反应。因该反应可阻止其他精子穿越透明带进入卵内，所以人类为单精受精。④受精卵形成。精子的穿入激发次级卵母细胞完成第二次成熟分裂，形成 1 个成熟的卵子和 1 个第二极体。成熟的卵子、精子细胞核膨大，形成雌原核和雄原核。雌原核、雄原核向细胞中部靠拢并融合，染色体混合，即形成二倍体的受精卵，又称合子。

（二）受精的条件

正常发育成熟的精子与卵子必须在有受精能力的时限内相遇。精子的含量因人而异，差异甚大。通常情况下，正常成年男子每毫升精液的精子数不少于 2000 万个，否则影响受精。若每毫升精液精子数少于 500 万，几乎不能受精。若精液中双尾、双头、小头、大头等畸形精子的比例超过 20%，或无活动能力或活动力差的精子超过 30%，或卵巢不排卵或卵子发育不正常，均可影响受精。

（三）受精的意义

受精标志着新生命的开始，它使新陈代谢缓慢的卵子转入代谢旺盛的受精卵阶段，并不断分裂、分化，发育为新个体；受精保证了物种的延续性，染色体由配子时的单倍体恢复到二倍体核型。双亲遗传基因随机组合，新生命既继承了双亲的遗传特性，又具有个体特有的遗传性状；受精决定性别，精子带有的性染色体决定新个体的性别。

第二节　生育的基本条件

17 世纪，列文虎克利用自制的显微镜发现了精子，人们逐步形成了对妊娠的认识。中医学早就认识到孕育应具备肾气充盛、"天癸"成熟、冲任通盛、男女之精适时相合、气血调和等基本条件。人类的生殖功能存在明显的性别差异和阶段性特征。《素问·上古天真论》中论述："女子七岁，肾气盛，齿更发长；二七而天癸至，任脉通，太冲脉盛，月事以时下，故有子；三七肾气平均，故真牙生而长极；四七筋骨坚，发长极，身体盛壮；五七阳明脉衰，面始焦，发始堕；六七三阳脉衰于上，面皆焦，发始白；七七任脉虚，太冲脉衰少，天癸竭，地道不通，故形坏而无子也。"指出女子生育的起始年龄是 14 岁（二七），终止年龄是 49 岁（七七）。同时，《内经》也指出男子的生育年龄起始于 16 岁（二八），终止年龄是 64 岁（八八）。可见，中国古人对生命周期及人生殖能力的认识已经达到了极高的水准。健康男子的生殖能力可以维持到 64 岁左右，甚至更长，而女子的生殖能力受卵巢和子宫生理功能的限制，即使身体健康，随着围绝经期的到来，卵巢不再生成成熟的卵子，子宫内膜也失去孕育胚胎的"土壤"。因此，男女双方身体健康、生殖系统生理功能正常并且处于适合生育的年龄是生育的先决条件，也是必要条件。

一、保障生殖正常进行的基本条件

（一）卵巢周期性排出正常的卵子

正常女性进入生育期后，左右卵巢交替排卵，并且有相对稳定的节律性。正确把握排卵的时机，能大大提高受孕成功率。

通常情况，女性在 40～50 岁期间卵巢功能逐渐衰退。医学上将卵巢功能开始衰退到完全丧失 1 年这个时期称作围绝经期（更年期）。这个时期，卵巢对性激素（如 LH、FSH）反应性下降，导致卵泡发育停滞在不同时期，不能正常排卵。另外，这个时期雌激素水平显著降低，造成子宫内膜不再出现周期性的变化（月经紊乱）。

随着人工辅助生殖技术的发展，临床上出现了评估卵巢储备功能的技术，通过检测血清中 FSH、LH 和抗米勒管激素（AMH）的水平，超声检测卵巢内卵泡发育状态，综合评价卵巢储备功能，如果不达标，则诊断为卵巢储备功能减退（DOR）。如果在 40 岁以前就出现卵巢储备功能减退、绝经的状况，称作卵巢早衰。

女性绝经的年龄与遗传因素有关，但也受到环境因素的影响。有研究表明，外源性雌激素摄入、长期吸烟、酗酒、盆腔肿瘤及慢性炎症等因素能加速卵巢储备功能减退和卵巢早衰的进程。

（二）男方精子和精液正常，阴茎勃起功能正常，能完成正常性交活动

精液是乳白色液体，正常成年男性每次性交射出的精液量是 2～6mL，平均每毫升精液约含有 1 亿个精子。若每毫升精液中精子量少于 2000 万个，可导致受孕率显著降低；若少于 500 万个，几乎不可能受精，称男性不育。仅精子数量达标是不够的，还要求精子质量。在显微镜下观察，小头、大头、双头、双尾、活动力弱的都是不合格精子。如果这些不合格精子的比例超过 20%，就会影响受精，甚至导致不育或胎儿畸形。引起精子畸形的原因很多，如隐睾症、睾丸炎症、长期处于高温环境、长期酗酒、维生素或微量

元素缺乏、激素水平低下等。

阴茎的勃起依赖"硬件"和"软件"两方面的完美配合。"硬件"包括一对圆柱形阴茎海绵体、一个尿道海绵体、阴茎动静脉和神经、阴茎外部的白膜。其中阴茎海绵体负责伸缩功能，动脉、静脉和神经主要负责支持和调节作用；白膜是外面一层硬膜，在海绵体充分充血时会增加阴茎硬度。"软件"主要指神经和一氧化氮（NO）信号通路的调节作用。受到性刺激时，在神经调节下，一氧化氮合酶（NOS）被激活，从而在阴茎内部合成和释放NO，激活细胞内的鸟苷酸环化酶，这种酶能够把 5- 鸟嘌呤三磷酸转化为 $3',5'-$ 环鸟苷 - 磷酸（cGMP）。cGMP 经过多种途径降低平滑肌细胞内的钙离子浓度，从而导致海绵体窦和海绵体动脉平滑肌松弛，使海绵体内的血液灌注增加，海绵体膨胀。由于白膜张力的作用，海绵体膨胀之后就会压迫白膜下的静脉，使进入阴茎海绵体的血液比流出的多，导致海绵体内的压力增高，从而阴茎充分勃起，顺利完成性交活动，将精液射到女性生殖道内，为成功受孕提供前提保障。

阴茎勃起功能障碍俗称阳痿，不仅影响正常性生活，而且对人的心理造成一定影响，对生殖活动的影响非常大，应该及早接受专业治疗。换个角度讲，高质量的性生活更能激发女性排卵，增加受孕概率。

（三）输卵管通畅，有正常拾卵功能

输卵管是拾取卵子、运送精子及把受精卵运送到子宫腔的重要"交通线"。这条运输线很容易受不良因素影响而引起堵塞，如慢性盆腔炎、输卵管炎、输卵管粘连、输卵管积液、输卵管纤维化等。输卵管不通或功能障碍是女性不孕症的主要原因，临床统称输卵管不孕症，占不孕症的 1/3 左右。

造成输卵管不通或功能障碍的原因很多，主要包括：①输卵管栓子，如月经期子宫内膜碎片、血凝块进入输卵管；②人工流产引起输卵管炎症、栓塞、积水或纤维化；③生殖道感染；④盆腔炎、子宫内膜异位症、支原体感染等；⑤先天性输卵管不通，如输卵管畸形、萎缩等。

输卵管游离端叫输卵管伞，可以通过有节奏的收缩运动抓取排出的卵。由于某些不明原因，输卵管伞的拾卵功能受影响，也会造成输卵管不孕。

（四）月经周期节律正常，子宫内膜有适合受精卵着床的条件

正常的月经周期受下丘脑 - 垂体 - 卵巢轴的精细调控。进入青春期后，女性下丘脑神经元发育成熟，开始脉冲式分泌促性腺激素释放激素

（GnRH），促进腺垂体释放 FSH 和 LH，进而影响卵巢的功能，形成女性特有的周期性月经节律。卵巢也通过分泌雌激素、孕激素及抑制素反馈式调节下丘脑和垂体的功能，称作负反馈调节。有些内分泌激素（如催乳素、甲状腺素、胰岛素）也参与调节卵巢的功能活动，从而对月经周期产生影响。

根据卵巢和子宫形态、功能的变化，月经周期被划分为卵泡期、黄体期、月经期三个阶段。卵泡期又称增生期，一般是月经期第 1～14 天；黄体期又称分泌期，一般是月经期第 15～28 天，其中第 16～19 天子宫内膜发生蜕膜化改变，是胚胎植入的关键窗口期，医学上称子宫内膜容受性高，最容易接受"异己"物质——囊胚侵入子宫内膜中，即"着床"。实施体外受精 - 胚胎移植必须选在这个时间段。

着床，又称植入，指胚泡孵出后与"着床窗"时期的子宫内膜经过复杂的相互作用，依次通过定位、黏附、植入三个阶段，最终建立母子间结构上的联系以实现物质交换的过程。着床是母子双方有准备、相互配合的结合过程，着床后的胚胎能从母体摄取营养而继续发育（着床前靠卵自身的营养）。受精卵着床必须具备以下几个条件：①良好的胚泡质量，通过机械刺激作用及分泌的物质促进其与内膜的结合；②晚期囊胚的透明带必须脱失；③囊胚滋养细胞必须分化出合体滋养细胞；④子宫内膜呈容受态（包括器官、细胞、分子水平）且囊胚和子宫内膜必须同步发育并相互配合，若受精卵提前或推迟进入子宫腔，这时的子宫内膜还不适合受精卵着床，就会出现不孕或难孕等现象；⑤孕妇体内必须有合适的雌、孕激素比值。上述着床条件缺一不可，否则就会造成不孕。

二、生育的非自然条件

除必须具备的基本自然条件外，许多微观、宏观的非自然因素对生育力的影响同样不容忽视。

微观的个体特征会显著影响生育率。研究表明，夫妻双方的心理健康程度与生育意愿呈显著的正相关关系，各种负面心理情绪（如恐惧、自卑、焦虑、抑郁等）的产生与增加可降低生育意愿，甚至可影响生育质量。如有荟萃分析表明，抑郁是导致不明原因复发性自然流产的一个非常重要的因素。另外，就业状况、动能动机等对生育的影响同样不可小觑。

此外，人类的生育活动还可受诸多宏观因素的影响，包括家庭特征、社会特征、区域化特征三个方面，如文化、经济、医疗水平、公共服务质量、环境等。研究表明，社会特征对生育意愿的影响显著大于家庭和个人。

可见，生育的基本条件除健康的生殖系统和良好的机体状态外，还要有良好的社会环境和健康的心理等。更多内容，在本书的后续章节开展专门阐述。

【**本章作者**】李健，男，医学博士，教授，博士研究生导师，北京中医药大学组织学与胚胎学教研室主任。

第二章

不孕症的常见原因及助孕方式

第一节　不孕症的常见原因

引起女性不孕的病因分为两大类，第一类包括解剖性、基因性、内分泌性及免疫性因素，被称为不孕症的核心原因，占不孕症发病原因的95%；第二类主要为感染性和医源性因素，包括盆腔炎性疾病、性传播疾病和结核性感染，主要为排卵障碍和输卵管病变。

根据不孕的病因分为子宫性不孕、输卵管性不孕、排卵障碍性不孕、免疫性不孕、阴道性不孕及原因不明性不孕。

一、子宫性不孕

子宫性不孕占女性不孕症的30%～40%。子宫是孕育胚胎、胎儿及产生月经的内生殖器官。导致子宫性不孕的主要原因包括子宫发育异常、内膜病变（如子宫内膜炎和子宫内膜息肉）、子宫体良性病变（如子宫肌瘤和子宫腺肌病宫腔粘连等）。此外，宫颈的病理因素也可造成不孕症的发生。

（一）先天性子宫发育异常

子宫发育异常指在胚胎发育过程中，由于环境中雌激素双酚A及雄激素三丁基锡的异常暴露、*CDKN1C*基因的突变、生殖细胞染色体不分离、核型异常等因素导致两侧中肾旁管（又称副中肾管、米勒管）异常发育、融合，易引起月经异常、反复流产、早产及不孕症等临床表现。研究显示，子宫发育异常在育龄期女性的发病率约为5.5%，不孕女性中可达8.0%，有复发性流产史的女性达 13.5%，有流产史合并不孕症患者中可高达 24.5%。弓形子宫和纵隔子宫是最常见的子宫发育异常。子宫发育异常的最佳检查方法包括磁共振成像（MRI）、首选的无创诊断技术——经阴道三维超声（3D-TVS）及宫腹腔镜联合检查。先天性子宫畸形引起不孕症的机制可能为子宫解剖学结构异常不能容纳精子，以及不利于早期胚胎着床与发育等。

1. 子宫发育不全或未发育

根据两侧副中肾管发育情况，分为先天性无子宫、始基子宫、幼稚子宫三种类型。先天性无子宫常合并无阴道，始基子宫多数无宫腔，而幼稚子宫可有宫腔和内膜。

2. 弓形子宫

由于两侧副中肾管融合不全致宫底部发育不良，宫底中间凹陷，宫壁向宫腔突出，形成一个弓状或马鞍状轮廓，称为弓形子宫，常需与纵隔子宫、双角子宫相区别，一般不会引起临床症状。研究表明，由于弓形子宫的畸形程度较轻，其孕育胎儿的活产率相对较高，对生育的影响较小，但其在不孕症行辅助生殖技术助孕患者中最为常见。

3. 纵隔子宫

纵隔子宫由于在胚胎发育第 20 周之前，双侧副中肾管中间部分未融合、形成的隔板吸收受阻所致，分为不全纵隔（纵隔终止于宫颈内口之上）及完全纵隔（纵隔由宫底至宫颈内口之下）。MRI 显示，隔板主要由肌纤维和较少的结缔组织组成。20%～25% 的纵隔子宫患者生育能力受到损害。最近的一项荟萃分析表明，经阴道三维超声为纵隔子宫的最佳诊断手段。

4. 双角子宫

双角子宫是常见的对称性子宫发育异常，在胚胎发育过程中，双侧中肾旁管尾端融合后，由于受到各种因素的影响，中段未完全吸收，形成一个宫颈、两个宫腔，隔板位于宫腔中段为不全双角子宫，隔板达宫颈内口为完全双角子宫。宫腹腔镜联合检查可明确诊断，宫底部内膜 B 超回声呈蝶翅样变。双角子宫可引起月经异常、流产、早产、胎位异常、不孕症等。

5. 单角子宫与残角子宫

单角子宫为一侧副中肾管未发育或发育缺陷所致。宫体呈梭形，内膜呈朝向一侧的香蕉形。残角子宫为一侧副中肾管发育，另一侧中下段发育缺陷形成。

6. T 型子宫

T 型子宫是一种二乙基己烯雌酚（DES）相关的先天性子宫畸形，表现为宫腔狭窄，有侧凹，形状类似字母"T"，也可见于母亲未服 DES，称 DES 样子宫。

（二）获得性子宫异常

1. 子宫内膜息肉

子宫内膜息肉指各种因素导致的子宫内膜腺体、基质、血管、纤维组织等的局部过度增生，突出于宫腔内，常位于宫角近输卵管开口处，大部分呈良性。育龄期妇女发生率为 8%～12%，在不孕患者中发生率高达 15.6%～32%。其导致不孕症的机制尚不清楚，可能的机制包括机械性梗阻和分子的释放干扰精子的运输及早期胚胎的植入、改变分泌期子宫内膜发育、子宫内膜生化改变（如基质金属蛋白酶、芳香化酶、糖蛋白和炎症因子等水平的异常）进而影响胚胎着床。

2. 慢性子宫内膜炎

慢性子宫内膜炎指子宫内膜内微生物与人体免疫系统失衡所引起的慢性持续性内膜炎症，其内膜间质中有大量浆细胞浸润，临床症状隐匿，与不孕症和反复种植失败的发生极为密切。其导致不孕的机制包括促炎性细胞因子和白细胞等的异常表达可引起子宫内膜结构和功能的改变；各种免疫活性细胞及炎症介质可损害滋养层细胞的侵袭；内膜微生物产生的内毒素引起促炎性细胞因子的产生，促进巨噬细胞等生成，释放大量导致胚胎毒性作用的 NO 等。

3. 宫颈宫腔粘连

宫颈宫腔粘连也称阿什曼综合征（Ashman syndrome），指由感染、创伤或其他因素导致的子宫内膜损伤后，内膜纤维化增生并伴随子宫内膜部分或完全功能障碍而引起的子宫肌壁部分或完全粘连，宫腔容积缩小甚至消失。宫颈宫腔粘连的主要临床表现为月经过少、闭经、周期性下腹痛、复发性流产及不孕、胎盘发育异常等；主要病理表现为子宫内膜纤维化和变薄，子宫内膜结构紊乱并出现部分或完全功能障碍。其导致不孕的机制可为子宫内膜的破坏，损伤和感染可引起子宫壁瘢痕粘连导致宫腔闭锁，子宫内膜容受性降低；子宫内膜组织学变化等。联合子宫造影和宫腔镜检查是最有效的评估方法，可评估宫腔粘连程度及性质。

4. 子宫肌瘤

肌瘤的位置和大小是导致不孕的决定因素。有研究报道，浆膜下肌瘤与流产或不良妊娠结局无关，浆膜下肌瘤剥除术不改善生育结局。直径小于或等于 4cm 的壁间肌瘤及其剥除术与不孕间的关系目前尚无定论；而直径大于 4cm 的壁间肌瘤或肌瘤突向宫腔可降低受孕率，增加流产率。黏膜下肌瘤较其他肌瘤存在更大的风险。有证据表明，患有黏膜下肌瘤的女性，其子宫内膜组织中的同源框 A10 基因（HOXA-10）水平降低，而 HOXA-10 是与子宫内膜容受性相关的分子标志物。此外，研究也发现，黏膜下肌瘤患者行辅助生殖技术时，其妊娠率和种植率显著降低，且妊娠期间肌瘤易发生变性坏死，最终可导致流产和感染。荟萃分析也表明，黏膜下肌瘤影响生育预后，切除后妊娠率会显著上升。

5. 子宫腺肌病

子宫腺肌病指好发于育龄期妇女的非肿瘤性子宫良性病变，其病因可能与遗传、雌激素异常及免疫因素有关。研究发现，不孕症患者子宫腺肌病发生率高达 54%，子宫腺肌病与女性终身不孕风险显著相关。目前认为子宫内膜与肌层交界区的破坏导致肌层蠕动异常，继而对精子的运输和早期胚胎的种植产生负面影响；种植窗期的特异性关键性蛋白分子及炎症因子的改变，如雌激素受体、基质金属蛋白酶（MMP）、白细胞介素 –6（IL-6）、白细胞介素 –10（IL-10）等，可影响子宫内膜的容受性。MRI 是诊断子宫腺肌病最准确的非手术方法。

6. 宫颈功能不全

宫颈功能不全的原因主要包括先天和后天两方面，先天因素主要为宫颈发育不良，后天因素主要是不当的人工流产、引产或宫颈锥切术。宫颈功能不全是引起早产及反复晚期流产的常见病因。

二、输卵管性不孕

输卵管在精卵结合、早期胚胎输送过程中扮演着至关重要的角色，当输卵管先天性异常，或受炎症、局部疾病等影响时，可导致输卵管组织形态发生改变，从而影响其通畅程度、蠕动及伞端拾卵功能，阻碍精卵相遇或早期胚胎的运送造成不孕。输卵管性不孕指由于各种因素导致输卵管壁肌肉收缩功能及上皮纤毛蠕动减弱，或输卵管粘连、充满炎症因子（如细胞因子、白三烯、前列腺素等）的液体异常积聚及阻塞等，引起输卵管伞端拾取卵细胞及运送早期胚胎进入宫腔着床的功能丧失，以及输卵管积液释放具有胚胎毒性的生长因子抑制剂，最终导致不孕症的发生。其占女性不孕因素的11%～67%，是导致女性不孕症发生的最主要病因之一。输卵管性不孕的病因很多，主要包括盆腔感染性疾病、子宫内膜异位症、输卵管先天性发育异常，以及输卵管妊娠史或手术史、腹部感染史（如阑尾炎穿孔）等，其中，盆腔感染性疾病引起的盆腔粘连是导致输卵管性不孕的主要原因。

（一）盆腔感染性疾病

病原体经生殖道的逆行感染、淋巴系统蔓延、血液传播及腹腔脏器感染直接蔓延等方式引起的急慢性盆腔炎称为盆腔感染性疾病，包括女性上生殖道及其周围组织的炎症，最常见的是输卵管炎。引起不孕症的机制主要有机械性和免疫性两个方面。一方面，病原菌通过侵袭输卵管及其邻近组织，破坏其正常的解剖结构，影响其通畅度及活动度。外源性和内源性致病菌可直接损伤输卵管的黏膜，导致输卵管的炎性充血、渗出及广泛粘连，并致输卵管增粗、阻塞、积水积脓、伞端闭锁、输卵管卵巢肿块等产生。如有研究发现沙眼衣原体可使输卵管黏膜层坏死，纤毛柱状上皮变性坏死，最后纤毛消失；输卵管管壁增厚，管腔阻塞积水，这些都是可能导致不孕症发生的病理基础。另一方面，这些致病菌的感染可造成血清 IL-6、IL-10、肿瘤坏死因子 -α（TNF-α）等产生或升高，影响纤毛细胞的活性，进而能够直接影响输卵管的运输功能。因此，盆腔感染性疾病是导致不孕症、盆腔疼痛及异位妊娠的常见原因。

（二）子宫内膜异位症

子宫内膜异位症指子宫体以外的部位出现类似子宫内膜的组织（腺体和间质），并伴随雌激素依赖性的局部炎症反应，其出血机化可与邻近器官发生纤维性粘连。研究发现，30%～50%的育龄期子宫内膜异位症患者有不孕症。异位的病灶会破坏生殖器官的正常解剖结构及功能，如造成子宫、输卵管、卵巢的粘连，影响卵子的排出、捡拾及精子和受精卵的运行而导致不孕。子宫内膜异位症致输卵管性不孕症发生的具体病理机制可能有以下几个方面：

1. 输卵管解剖形态异常

子宫内膜异位症异位病灶的反复炎症致输卵管出现纤维化、瘢痕、粘连等病理表现。若病灶发生在输卵管壁或浆膜面，可引起输卵管扭曲狭窄或闭塞；发生在间质部或峡部，可使管腔完全阻塞；伞端的粘连则可造成其闭锁进而干扰对卵子的捡拾。

2. 输卵管蠕动功能减弱

上皮的纤毛活动、管壁平滑肌的收缩及输卵管分泌物的流动在正常配子和早期胚胎的运输中起着重要作用。输卵管子宫内膜异位症患者会出现输卵管纵、环肌肉收缩减弱，纤毛细胞减少及搏动频率降低的病理表现。研究发现，使用输卵管子宫内膜异位症患者腹腔液培养的纤毛搏动频率显著低于非子宫内膜异位症者，且无论异位内膜是否累及输卵管，都可以使纤毛细胞损伤，这可能与腹腔液中升高的一些炎症因子（如 IL-6）有关。另外，患者腹腔液中增高的前列腺素可引起输卵管收缩节律异常。输卵管与周围组织发生粘连，同样影响蠕动功能。

3. 输卵管微环境改变

由输卵管上皮细胞和输卵管液协同维持稳定的输卵管微环境是成功受精、早期胚胎发育及运输的必要条件。研究发现，子宫内膜异位症患者输卵管上皮与精子的结合遭到破坏，且精子转运数目较正常者明显减少。另外，子宫内膜异位症患者的腹腔液含量增加，并出现大量可使精子移动速度减慢并吞噬精子的高浓度巨噬细胞、干扰卵子拾取的疼痛介质前列腺素、能直接杀死精子和产生胚胎毒性作用的细胞因子（如 IL-1、IL-6）及可减弱精子穿透透明带能力的 TNF-α 等。由于输卵管浸润在这种异常的腹腔液中，且腹腔液可由伞端进入输卵管中，通过直接或间接的作用，使管内微环境发生异常改变，最终导致不孕症的发生。

（三）输卵管先天性发育异常

输卵管发育异常比较罕见，指副中肾管头端发育受阻，常与子宫发育异常同时存在，主要包括输卵管道过长或过短、系膜内囊肿、伞端结构或位置异常、输卵管副伞等，每一种表现都从各个角度影响着受精和早期胚胎发育。其中，输卵管发育不全多表现为输卵管细长弯曲，肌层不同程度的发育不全，无管腔或管腔部分通畅造成不孕；输卵管系膜内囊肿可导致管腔狭窄及压迫输卵管变形影响通畅度和运输功能；输卵管副伞使精卵结合不能发生在正常的输卵管。

三、排卵障碍性不孕

排卵障碍在育龄女性中很常见，多采用世界卫生组织（WHO）的分类方法，主要分为3种类型：I类排卵障碍系下丘脑和/或垂体功能减退或失调所致，其特征为闭经、卵泡刺激素（FSH）、黄体生成素（LH）及雌二醇（E_2）水平降低，约占排卵障碍的10%，如低促性腺激素性性腺功能减退症（hypogonadotropic hypogonadism，HH）、嗅觉缺失型孤立性低促性腺激素性性腺功能减退症［又称卡尔曼综合征（Kallmann syndrome）］等。II类排卵障碍为下丘脑-垂体-卵巢轴功能失调所引起，特征为不规则或无排卵月经，FSH、E_2水平正常或LH/FSH失调，约占排卵障碍的85%，如多囊卵巢综合征（PCOS）。III类排卵障碍患者的下丘脑和/或垂体功能正常，特征为FSH、LH水平升高和E_2低落，系卵巢对FSH、LH反应减退，多与高龄、卵巢储备下降有关。WHO的分类方法不包括下丘脑-垂体-卵巢轴无关的排卵功能障碍，如内分泌疾病、卵巢早衰以外的卵巢功能障碍。

排卵障碍也可按病变的器官分类，具体包括下丘脑性、垂体性和卵巢性排卵障碍。此分类中应关注的是功能性下丘脑性闭经和卵巢抵抗综合征（resistant ovary syndrome，ROS），前者不排卵的机制为下丘脑促性腺激素释放激素（GnRH）驱动功能下降，导致LH脉冲频率降低，LH和FSH水平不足以支持卵泡发生和排卵，其原因涉及压力、体重减轻、运动过度等因素；后者不排卵系卵泡对大剂量FSH、LH无反应或不敏感，被认为是卵巢早衰的亚型或特异性卵巢早衰，临床特征为原发性闭经或年龄<30岁的继发性闭经，基础FSH和LH水平高，E_2水平低，但ROS患者的卵巢储备与年龄相符，且染色体核型正常。此外，还应考虑下丘脑-垂体-卵巢轴以外内分泌器官病变所致的排卵障碍，如先天性肾上腺皮质增生症、甲状腺功能异常。

（一）下丘脑性排卵障碍

下丘脑性排卵障碍多见于功能异常，包括已知的下丘脑可能合成促性腺激素的卡尔曼综合征和迄今尚未明确病因的神经性厌食、精神性或运动性闭经，罕见的肥胖性生殖无能综合征等，以及某些抗精神病药，如氯丙嗪、吩噻嗪等。

（二）垂体性排卵障碍

垂体性排卵障碍主要有高催乳素血症和垂体催乳素腺瘤，催乳素（PRL）

可干扰 GnRH 的释放脉冲并直接减少黄体生成素（LH）及其受体数量和卵泡刺激素（FSH）的产生，影响排卵。较为罕见的有希恩综合征、空泡蝶鞍综合征及其他垂体病变。另外还有垂体肿瘤、脑膜瘤等。

（三）卵巢性排卵障碍

多囊卵巢综合征是多种功能异常的结果，但大多表现为卵巢呈多囊状，是导致排卵过少或无排卵最常见的原因；卵巢早衰和卵巢不敏感综合征较为少见；先天性卵巢发育不全（特纳综合征）、超雌综合征、XY 单纯性腺发育不全、21- 羟化酶缺陷、先天性肾上腺皮质增生，以及卵巢男性化肿瘤，主要有睾丸间质细胞瘤、颗粒细胞瘤等。

（四）甲状腺功能异常

1. 甲状腺功能亢进

血清促甲状腺素（TSH）低于正常，血清总甲状腺素（TT_4）和血清游离甲状腺素（FT_4）常高于正常。甲状腺功能亢进影响因素较多，TT_4 和 FT_4 高于正常，且不受结合蛋白影响，更能精确地反映甲状腺功能状态，并结合临床症状做出判断。

2. 甲状腺功能减退

甲状腺功能减退大多无特殊病因，继发于自身免疫反应，诊断依据为 TSH 升高，TT_4、FT_4 下降，伴 PRL 升高。年龄大于 35 岁的妇女最好每年检查一次 TSH。

（五）肾上腺与排卵障碍

主要有先天性肾上腺皮质增生症、库欣综合征及肾上腺皮质功能不全。肾上腺雄激素产生过多及皮质醇增多可干扰促性腺激素（Gn）的分泌导致无排卵。

四、免疫性不孕

机体的生殖免疫是免疫学上的独特反应系统，它从各个不同的环节使机体的免疫系统不对配子的产生、受精卵及胚胎的着床与发育等发生排斥反应，以保证整个妊娠过程的成功。任何一个环节发生异常，都可能导致不孕。1922 年，Meaker 首次提出了免疫性不孕的概念，指出免疫性不孕为自发产生的抗体与男性或女性配子抗原结合使精卵结合受到影响。而从 20 世纪 50 年代，美国的 Wilson、荷兰的 Rumke 从男性不育患者和女性不孕患者血清中发现精子凝集素后，免疫因素才在不孕不育症中逐渐被人们所注意。该病的种类很多，但多由于生殖系统抗原的自身免疫或同种免疫引起盆腹腔内分泌－免疫系统调节网络自稳发生紊乱及子宫腔的免疫内环境紊乱，刺激机体产生特异性抗体，从而导致不孕不育。

目前对于自身免疫异常与不孕的关系知之甚少，而关于自身免疫异常导致习惯性流产的病理机制研究及诊断与治疗已有进展。近年来的研究表明，部分原因不明的习惯性流产与免疫异常有关，并将其分为自身免疫性习惯性流产与同种免疫性习惯性流产两大类。

以上所述尚在讨论中，故仅在男性检查、妇科检查、基础体温呈双相及双侧卵巢储备功能、子宫内膜容受性、排卵过程、黄体功能、输卵管通畅度等皆正常，且性交后试验正常的情况下，可酌情考虑。

（一）自身免疫性不孕

临床上将免疫性不孕分为原发性与继发性。原发性免疫性不孕以原发因素为主要致病因素。20 世纪 90 年代前，近 1/3 的原因不明性不孕患者可确认为原发性免疫性不孕，经免疫抑制治疗，部分可成功妊娠。继发性免疫性不孕有明确的感染、创伤、流产等病史，抗生育抗体单项或多项阳性发生于诱发因素之后，部分属于其他疾病的并发症。自身免疫性不孕多由于男性精子、精浆或女性卵子、生殖道分泌物等溢出生殖道进入自身的周围组织，引起免疫反应，在体内产生相应的抗体物质，影响精子的活力或卵泡成熟和排出。导致免疫性不孕及反复流产的相关自身免疫抗体包括抗精子抗体、抗透明带抗体、抗卵巢抗体、抗磷脂抗体、抗子宫内膜抗体、抗绒毛膜促性腺激素抗体、封闭抗体等。封闭抗体又包括抗温 B 细胞抗体、抗父体的补体依赖性抗体等。

（二）同种免疫性不孕

机体除对自身生殖系统抗原产生免疫外，也会对同种外来抗原产生免疫，从而导致不孕。胚胎同种抗原指来源于胚胎期和胚胎组织的一类抗原，主要包括胚胎血型抗原、人类白细胞抗原（HLA）、甲胎蛋白和癌胚抗原。

五、阴道性不孕

由于阴道因素引起的不孕症称阴道性不孕，该因素引起的不孕并不多见。其造成不孕的原因，一是影响正常性交，或虽能性交，但不能有效接纳或储存精液；二是由于阴道环境的改变减少了进入其中的精子数量及功能，影响精子继续上行以获能；三，文献表明，阴道的微生物群可通过影响早期胚胎的着床进而引起不孕症的发生。常见的导致阴道性不孕的疾病主要有先天性阴道发育异常，如先天性无阴道、阴道部分闭锁、阴道纵隔及横隔等，以及后天获得性的外阴阴道炎、外阴阴道瘢痕和阴道上皮内瘤变、阴道平滑肌肉瘤，其中外阴阴道炎主要是滴虫性阴道炎、细菌性阴道病及真菌感染。研究发现，阴道毛滴虫能吞噬精子，并能抑制精子的运动，当阴道毛滴虫与新鲜的人类精液混合时，精子运动减弱。另外，在排卵期，弱碱性的阴道环境有利于精子存活，而细菌性阴道病时产生 H_2O_2 的乳酸杆菌减少，阴道 pH 值升高，影响精子的穿透力及活动力。

六、原因不明性不孕

有规律正常性生活的夫妇，未采用任何避孕措施，且女性年龄≥35 岁，超过 6 个月未受孕者，即可考虑进行不孕症相关的诊疗评估。如果评估后无法确定具体病因，称为不明原因性不孕，在不孕症病因中的占比约为 10%。其并非没有原因，由于生殖过程的复杂性及检查技术的局限性，使评估具体的因素变得艰难。许多潜在的因素可导致原因不明性不孕症的发生，如职业性质、年龄、不良生活习惯、环境因素及未检测到的生育缺陷等。另外，研究表明，一些非生殖系统疾病（如牙周炎引起的慢性炎症环境、哮喘、溃疡性结肠炎、遗传性易栓症等）也可影响生育力，成为不孕症发生的可能潜在因素。

【本节作者】李彧，张芳。

李彧，女，医学博士，博士研究生导师，北京中医药大学中医学院研究员，第六批全国老中医药专家牛建昭教授学术经验继承人，北京中医药大学国医堂妇科医师。

张芳，女，北京中医药大学在读硕士研究生。

第二节　不孕症的助孕方式

人类辅助生殖技术经过几十年的发展，从常规的助孕技术，包括人工授精、体外受精－胚胎移植、卵胞质内单精子注射，到日渐成熟的植入前遗传学检测，以及胚胎活检、卵母细胞胞浆置换技术、线粒体移植等新技术，均在不孕症治疗和杜绝生育缺陷方面取得了显著成果。新技术的出现，对不断弥补辅助生殖技术助孕领域的空白、进一步提高妊娠成功率、让更多的不孕不育患者拥有健康的后代等具有重要意义。

一、人工授精

人工授精（artificial insemination，AI）指通过人工方式将优化处理后的精液注入女性宫腔、宫颈、阴道内或输卵管、卵泡，甚至腹腔内，使卵子受精、女方受孕的一种方法。根据精液来源的不同，人工授精可分为夫精人工授精（artificial insemination by husband，AIH）和供精人工授精（artificial insemination by donor，AID）。宫腔内人工授精（intrauterine insemination，IUI）为目前较常使用的方法，操作相对简单，治疗周期较短，费用低，患者无需忍受手术痛苦，精子与卵子的结合及胚胎的发育都是在患者体内完成。夫精 IUI 的成功率约为 13.5%，供精 IUI 的成功率略高，约 22.3%。

二、体外受精 – 胚胎移植及其相应衍生技术

（一）体外受精 – 胚胎移植

体外受精 – 胚胎移植（in vitro fertilization-embryo transfer，IVF-ET）俗称"第一代试管婴儿"技术，主要应用于女性某些生殖系统疾病（如顽固性多囊卵巢综合征、子宫内膜异位症、子宫腺肌病等）导致的不孕症，它的成功主要基于对哺乳动物 IVF-ET 技术的深入研究，实施此种方法首先要求男方精子必须达到良好的条件。生殖医生会根据患者的个人情况，采取针对性促排卵方案，使用外源性促性腺激素使一批卵泡同步生长并发育成熟，然后在阴道 B 超引导下，经阴道穹窿穿刺，负压抽吸取出卵子，迅速在显微镜下评估抽吸出的卵母细胞 – 卵丘复合体的形态及成熟度，与丈夫优化后的精子放置在培养皿中共同孵育。经过一段时间的培养后发育为受精卵，将受精卵置于人生长培养液中，逐步卵裂发育为胚胎，再选择优质胚胎放置于母体子宫内着床，使其继续生长发育。根据精子和卵子的孵育时间不同，可分为常规体外受精（过夜受精）和短时体外受精（4~6 小时）。英国生理学家 Robert G. Edwards 通过该技术帮助不孕患者迎来了世界上第一例"试管婴儿"的诞生，并获得了诺贝尔生理学或医学奖。随着超促排卵技术的不断优

化和胚胎实验室全面质量管理体系日渐成熟，IVF-ET 的成功率已经达到了50%~60%。

（二）卵胞质内单精子注射

卵胞质内单精子注射（intracytoplasmic sperm injection，ICSI）俗称"第二代试管婴儿"技术，是采用显微操作技术，将单个发育良好的精子注射到成熟的卵子胞质内，使其受精的技术。这项技术的发展与成熟解决了男性因重度或极度少精子症、弱精子症、畸形精子症及无精子症导致的不育问题。此外，当行 IVF-ET 时出现获卵数少、反复受精失败、常规 IVF-ET 失败的补救受精等不易或无法使卵母细胞受精时，还可再采取 ICSI 技术，使卵母细胞受精，获得胚胎，最终获得后代；一些不明原因导致的不孕症也可使用此项技术。1992 年，Palermo 等在显微镜下将单个精子直接注射到卵细胞胞浆内，并获得世界上首例卵细胞质内单精子注射婴儿。若男方存在梗阻性和非梗阻性无精子症，或手淫取精没有获得活精子，可以通过睾丸或附睾经皮穿刺技术或切开手术进行精子采集，再借助 ICSI 技术可能获得胚胎。在此过程中，男方需要进行外周血检查，排查染色体核型异常的情况，避免遗传病的发生，但即使如此，也不能完全排除子代患有遗传病的可能。

（三）胚胎植入前遗传学检测

胚胎植入前遗传学检测（preimplantation genetic testing，PGT）俗称"第三代试管婴儿"技术，是对 IVF-ET 和 ICSI 的进一步补充，被世界各地的体外受精中心广泛用于选择整倍体胚胎进行移植，解决了因染色体结构、数目异常导致的不孕不育，或基因突变导致的胎儿缺陷问题。检测方法是通过活检操作获取早期胚胎、卵裂球 / 滋养层细胞、极体的部分细胞，再进行遗传学分析、筛查，将从基因层面优选后的胚胎移植入宫腔妊娠，从而有效地防止遗传病患儿或有缺陷胎儿的妊娠及出生，对提高出生人口素质有着极为重要的意义。PGT 主要包括两种策略，即胚胎植入前遗传学诊断（preimplantation genetic diagnosis，PGD）和胚胎植入前遗传学筛查（preimplantation genetic screening，PGS），两者均需要通过胚胎活检获得检测样本。胚胎活检可在卵裂期或囊胚期进行，目前主流方法是在囊胚期进行活检，该方法具有较高的检测准确率和对胚胎损伤小的特点。PGD 适应证包括单基因遗传病（如单基因肾病）、X- 连锁遗传病、HLA 配型等；而 PGS 主要用于反复流产、反复移植失败、严重的男性不育因素和高龄妇女，以及需要单次胚胎移植的人群。PGT 发展初期多使用的方法有聚合酶链反应（polymerase chain reaction，PCR）和荧光原位杂交（fluorescence in situ hybridization，FISH）。PCR 主要用于单基因遗传病的诊断，并可检测特定染色体的整倍性；而 FISH 主要用于诊断染色体异常和 X- 连锁遗传病。目前应用于临床的 PGT 方法有比较基因组杂交（comparative genomic hybridization，CGH）、单核苷酸多态性（single nucleotide polymorphism，SNP）芯片、二代测序（next-generation sequencing，NGS）技术、全基因组扩增（whole-genome amplification，WGA）及其下游技术。2016 年 4 月，国内研究团队报道并验证了一种新型无创染色体筛查（noninvasive chromosome screening，NICS）技术。该方法基于对游离到囊胚培养液中的极微量基因片段进行基因测序，通过多次退火环状循环扩增（MALBAC）技术全基因组扩增后，结合第二代高通量测序，证实了囊胚培养液与对应胚胎的染色体异常检测结果具有高度一致性。该方法避免了以往活检胚胎细胞产生的有创局面，具有高度的准确性和无创性，适用于复发性流产、高龄等患者。植入前遗传学检测是在移植前评估胚胎整倍性和镶嵌性的有效技术，在推动人类辅助生殖技术的发展中发挥着不可小觑的作用。

（四）卵母细胞胞浆置换

卵母细胞胞浆置换（germinal vesicle transfer，GVT）俗称"第四代试管婴儿"技术，主要适用于具有排卵功能，但卵子质量不佳的女性，能更好地应对卵子老化的问题。通过显微操作技术将卵子的卵胞浆与供卵者的健康卵胞浆置换，以增强卵母细胞的活力，使受孕成功率提高。2016 年，张进等通过原核移植的方法，使连续两次 IVF-ET 助孕治疗中发生胚胎停育的患者获得了可用胚胎，最终妊娠。由于供卵者卵细胞浆中线粒体 DNA 被带入受卵细胞，引起全世界的广泛争议，在没有明确该技术的确切影响之前应该谨慎，多数国家包括我国目前禁止该技术的临床应用。

【本节作者】韩燕清，高昌恒。

韩燕清，女，医学博士，就职于美国加利福尼亚州洛杉矶市洛杉矶生育中心 IVY 全美生育医学网试管婴儿实验室。

高昌恒，男，就职于美国加利福尼亚州圣塔芭芭拉市圣塔芭芭拉生育中心试管婴儿实验室。

第三章

助孕前生活调节及心理准备

第一节　生活调节

早在《素问·四气调神大论》中就提出了"治未病"的思想："圣人不治已病治未病，不治已乱治未乱。"为了避免诸多危险因素的影响及不良妊娠结局的发生，并且提高人口的出生素质，孕前的保健调理至关重要，包括饮食、运动、睡眠、情绪等方面的管理。另外，女性在成长过程中要避免接触一切有害物质，包括放射线、有害化学物品及有害药品等。

女性出生时卵巢存有 70 万～200 万个原始卵泡，进入青春期后，每个月有 20 多个原始卵泡转化为生长卵泡，其中只有 1 个发展为成熟卵泡。两侧卵巢交替排卵，一生可以孕育 400 多个成熟卵子。所以，从理论上讲，女性在生育前接触的所有有害物质都有可能影响卵泡发育，引发胎儿畸形。

男性不同于女性。男性的精子发育是在睾丸的生精小管，从精原细胞、初级精母细胞、次级精母细胞、精子细胞到精子，发育成熟需要（64±14）天的时间。这时的精子没有运动能力，需要在附睾中储存 2～3 周获得运动能力，然后在女性生殖器官内存留 3 小时以上解除顶体抑制，才具有受精能力。所以男性通常只需要 3 个月不接触有害物质就可以优生优育，而女性的准备理论上需要一个更漫长的过程。

一、女性备孕期间的生活管理

（一）饮食管理

女性备孕期间饮食管理要遵守健康的原则，尽可能为未来胎儿发育创造舒适健康的生活环境。最好能遵守"1、2、3、4"的饮食原则。

1. 每天摄入 1 个网球量的蛋白质（100～200g）

蛋白质是维持组织细胞结构、代谢的物质基础。正常人体代谢每天消耗 50g 左右的蛋白质，保证摄入等量的蛋白质即可。孕妇则不同，需要保持正氮平衡，还要考虑吸收、消耗等事项，蛋白质的摄入量应大于消耗量，以保证胎儿的良好发育。选择优质蛋白，如蛋类、瘦肉、鱼虾类、奶类及豆制品，但肉蛋类富含饱和脂肪酸和胆固醇，摄入过多会增加心血管疾病风险，应注意适量；水产品含有丰富的不饱和脂肪酸，可以预防血脂异常。此外，还应注意保证食材新鲜，避免过度食用烟熏、油炸、腊制食物，其可增加胃癌及食管癌的风险。

2. 每天摄入 2 个网球量的水果（200～400g）

水果是人体必需维生素、矿物质等营养成分的重要来源。猕猴桃、青枣、橙子、橘子、苹果、桃子、李子等维生素 C 含量高的水果可以保证胶原纤维的合成，以及促进铁的吸收；含镁量高的水果，如香蕉、桃子、杨桃、桂圆、柿子等，有利于保证良好的睡眠；荔枝、樱桃、龙眼含有丰富的钾元素，钾离子参与人体能量代谢，维持神经、肌肉的正常功能。应根据四时节气、地理环境、个人的体质及身体健康状况等选择水果，并注意其性味功效。如血糖偏高的人群，不宜多食含糖量高的甘蔗、哈密瓜等；胃溃疡患者不宜多食李子、山楂等，因其可使胃酸增加；脾胃虚弱的人群宜少吃梨、西瓜、柿子等寒凉性水果；湿热或阴虚火旺体质者应少食荔枝、桂圆等温热之品。

3. 每天摄入 3 个网球量的主食（300～400g）

谷类食物主要包括大米、小麦、玉米、高粱、燕麦等，含有丰富的碳水化合物、膳食纤维及 B 族维生素等，对于保持膳食的平衡非常关键。摄入足量的碳水化合物可以满足人体所需的能量、提高免疫力并维持基础代谢；泛酸（维生素 B_5）缺乏可影响肾上腺功能，进而对生育力造成不良影响；维生素 B_6 缺乏甚至可引起小细胞低色素性贫血，不利于妊娠。食用谷类食物时可搭配适量薯类，如土豆、红薯、芋头、山药等，可以降低便秘发生的风险，但是油炸薯片、薯条会增加肥胖的风险。

主食的分配比例：

早晨 100～150g，根据地区差异、个人生活习惯等选择，粗细搭配、深浅搭配，少吃蛋糕、面包、饼干等含有反式脂肪酸的糕点，反式脂肪酸可增加心血管疾病的风险。不宜搭配咸菜、豆腐乳、臭豆腐、泡菜等配菜，减少亚硝酸盐的摄入。

中午 100～150g，可搭配绿叶菜（油菜、菠菜、茼蒿等）、高纤维蔬菜（韭菜、芹菜、白菜、菜花、油菜等）。摄入足量的蔬菜有助于胃肠蠕动，防止便秘的发生，减少引起腹内高压的机会。还可搭配适量的蛋白质，防止仅摄入碳水化合物和蔬菜导致胃肠蠕动过快，过早出现饥饿感。

晚上 50～100g，以清淡、易消化的主食为主。摄入过多的主食可增加胃肠负担进而影响睡眠质量。晚上进餐时间不宜太晚，最好在 6～7 点，否则容易致体重增加。体重维持在正常范围（体重指数 $18.5 \sim 23.9 \text{kg/m}^2$）有利于备孕。

4. 每天摄入 4 个网球量的蔬菜（600～800g）

三餐均应配有蔬菜，深色蔬菜应占 1/2，其叶酸含量较高，烹调时间宜短。摄入足量的叶酸可以有效避免胎儿神经管发育畸形，还可以在蛋白质的翻译、转录过程中发挥良好的作用。孕前 3 个月就应开始每天补充 400μg 的叶酸。

另外，还应注意摄入富含铁和碘的食物。缺铁可导致妊娠期缺铁性贫血、胎儿生长受限甚至早产；孕期缺碘可影响胎儿智力和体格的发育。含铁的食物包括动物血、肝脏、红肉等，同时食用维生素 C 含量较高的食物有助于铁的吸收利用；含碘丰富的食物有碘盐、海带、紫菜等。就餐时需注意使用公勺公筷，避免幽门螺杆菌等感染；不食用未煮熟的食物，避免致病微生物及寄生虫感染。

（二）运动管理

研究发现，花费更多时间进行适量健身锻炼的女性，备孕时间会缩短。对于体重正常的女性来说，剧烈运动会降低生育能力；对于肥胖或者超重的女性而言，剧烈运动在一定程度上反而可以改善生育能力，如多囊卵巢综合征相关的肥胖型无排卵患者。运动是保持健康体质的基本要素，可以改善生育能力、增强体能、促进血液循环、加强心肺功能等。游泳对心肺功能的帮助最大，跑步、跳舞、做操、散步等都对备孕有帮助，可以根据自己的兴趣爱好选择。另外需注意，部分备孕女性患有某些不适合跑步甚至散步等运动的疾病，如胆碱能性荨麻疹，运动反而会引发或加重病情。这类患者可以考虑选择瑜伽、中医养生功法等运动进行调理。

跑步训练一般可以跑步 1 分钟、步行 1 分钟，做 8 组；紧接着跑步 2 分钟、步行 2 分钟，做 8 组。体能差的妇女可以逐渐加量。从步行 1 分钟、跑步 1 分钟做 4 组开始，每周加 1 组，逐渐加到 8~10 组。

有氧运动最好在下午 4 点之前完成，4 点以后可以做无氧运动，如拉伸运动、垫上运动、瑜伽等。下午 4 点之后最好不做有氧运动，因为傍晚时分进行大量有氧运动极易引发兴奋、失眠。部分人群在这个时间段运动会出现入眠困难、浅睡眠期延长、深睡眠期缩短的现象，影响睡眠质量。

（三）睡眠管理

持续的睡眠缺乏会降低人体的免疫力，进而可能增加罹患糖尿病、心血管疾病、抑郁症等的风险，对备孕影响巨大。睡眠失调会直接影响激素分泌，如睡眠模式的改变会影响黄体生成素的释放，使规律的月经周期紊乱，进而影响生育能力；睡眠障碍还可独立地激活下丘脑－垂体－肾上腺轴（HPA），HPA 可直接影响激素的分泌、正常卵泡的发育，以及使月经失调。因此，女性在备孕期间拥有高质量的睡眠至关重要，养成规律的作息习惯，早睡早起，避免熬夜，睡前不宜喝浓茶、咖啡，保证在 11 点之前入睡，在 11:30 之前进入深度睡眠状态，让体内的激素水平达到高峰，建立良好的生物钟。对于夜间睡眠质量差的女性，应控制日间的小睡时间，否则会对夜间睡眠质量造成一定的不良影响。偶尔的少次失眠可以自行调整，如果长时间受扰，可先行非药物替代疗法，如常规的适量运动、音乐疗法，西医学的认知行为疗法、森田疗法、重复经颅磁刺激等，以及中医的传统养生功法、刮痧、拔罐、针灸、推拿等，若还不能改善，则应注意使用药物治疗。传统的苯二氮䓬类药物副作用较多，而中医药具有独特的优势，可按照"不寐"进行辨证，常见的证型有肝火扰心、痰热扰心、心脾两虚、心肾不交、心胆气虚等。另外，应注意患者的失眠是否因为一些基础疾病所致，如慢性荨麻疹、哮喘、阵发性心动过速、胃溃疡等，以及一些患者可能因长期服用某些抗抑郁药导致失眠。此外，由于患者处于备孕的特殊时期，应选用更安全的药物，并注意小剂量使用。

二、女性备孕期间的情绪管理

叶天士在《临证指南医案》中指出"女子以肝为先天也"，肝属木，"木曰曲直"，可见女子肝气疏泄、情志调达的重要性。许多现代研究也证明：由于女性不同生命阶段性激素水平波动很大，导致其情绪敏感度和紧张度都较高，且情绪对女性的影响往往大于男性，所以在备孕期和孕期都应保持良好情绪。另外，积极的情绪所引起的生理反应能够使人体处于适宜的活动状态，并能很好地适应其所处的环境，而不良的情绪可导致思维迟缓、睡眠障碍，严重者还可引发月经不调、痛经甚至不孕症等。

（一）女性的周期痛引发的不适感

女性的生理周期受到神经内分泌系统的调节和控制，各种负面情绪往往会对生理周期造成不良影响。许多女性在经期或行经前后出现下腹部胀满疼痛、头痛、乳房胀痛、腰酸等躯体症状，表现出抑郁焦虑、悲伤欲哭、精神紧张、烦躁易怒等不良情绪，且这种不适症状和不良情绪之间相互作用，呈正相关。如果这些症状比较轻微，那么在备孕期间应叮嘱患者通过热敷、烤电、保持良好情绪、健康饮食等方式减轻疼痛。如果痛经比较严重，应区分原发性痛经和继发性痛经，原发性痛经占90%以上，与机械性因素（如宫颈狭窄、子宫收缩不良等）、内分泌性因素（行经时子宫内膜前列腺素含量升高等）及精神、情绪、饮食、环境等有关，继发性痛经与盆腔器质性疾病有关。原发性痛经应重视心理治疗，使用前列腺素合成酶抑制剂等半衰期较短的药物，继发性痛经应积极治疗原发病。中医药治疗方式多样，可采用外治法，如药物外敷、热熨、针灸、推拿等，以及辨证内治，应分清虚实、寒热、在气在血，常见的病机有寒凝、湿热、气滞血瘀、气血虚弱、肝肾亏损等。

（二）女性的情绪与妊娠

研究发现，在寻求治疗的不孕不育夫妇中，约有1/5表现出不良情绪反应，对部分患者实施心理干预可以提高妊娠成功率，可能缩短治疗时间。一些不良情绪会引起内分泌失调，影响卵子的质量，严重时引起不孕，还可以影响子宫和输卵管肌肉的松弛程度，使受精卵不能在恰当的部位着床，甚至引发宫外孕，所以孕前对不良情绪进行调节非常必要。可以指导患者备孕期间通过自我暗示、音乐疗法、适当运动及冥想等方式进行情绪的调整。

第二节　心理准备

妊娠和分娩是女性一生中非常重要的应激事件，有相当一部分育龄人群的孕前心理健康不容乐观，所以孕前的心理准备至关重要，尤其是既往分娩过出生缺陷儿或死胎等的女性。妊娠期全程 280 天（40 周），女性将会经历一系列生理和心理上的剧烈变化。怒、忧、思、悲、恐、惊等不良情绪会对妊娠及妊娠结局产生不良影响。孕前心理健康主要受年龄、职业、性格、经济条件、吸烟饮酒史、患病史、药物服用史、不良妊娠结局史及社会、家庭角色即将转变等的影响。另外，早孕反应（如嗜睡、恶心呕吐、食欲缺乏、头晕乏力）及尿频、皮肤色素沉着等同样需要积极的心理准备。

一、孕前心理准备

压力的增加可引起下丘脑－垂体－肾上腺轴的一系列变化，进而影响生育力。伴随压力而来的负面情绪会影响血压的调节及血管内皮的功能，还可引起体内一些激素的增加，如内啡肽、儿茶酚胺等，对备孕非常不利。另外，部分不孕症患者有强烈的病耻感，其与生育压力呈显著的正相关，与不孕症的发生相互作用、相互影响。

年龄也是影响孕前心理准备的一个重要因素。头胎最佳怀孕年龄是 25～28 岁，年龄过大或过小均不利于受孕。分娩年龄大于 35 岁的女性出现不良妊娠结局的概率更高，妊娠糖尿病、妊娠高血压、妊娠合并心脏病、先兆子痫、瘢痕子宫、前置胎盘、流产、死胎、胎儿畸形等的风险会增加，对于高龄备孕女性是巨大的心理挑战。另外，分娩年龄小于 20 岁的女性由于身心发育不全，产前抑郁的发生率较高，早产儿、低质量儿、妊娠合并心脏病、妊娠合并贫血、先兆子痫等的风险也相应增加。

二、焦虑量表自测

为了方便检测是否有焦虑情绪，可以介绍患者用伯恩斯新情绪疗法中的焦虑自测量表进行检测。

第一类：焦虑的感受

1. 焦虑，紧张，担忧或恐惧

2. 感觉身边一切事物怪异或不真实

3. 感觉身体的一部分或全部与自己脱离

4. 突然感到恐惧

5. 感觉大难临头或有不祥的预感

6. 感觉紧张，压力大，"绷得紧紧的"或走投无路

第二类：焦虑的想法

7. 难以集中精力

8. 思维翻腾或跳跃

9. 有恐怖阴森的想法或幻觉

10. 感觉处于崩溃的边缘

11. 害怕失控或发疯

12. 害怕昏倒或晕厥

13. 害怕生病或心脏病发作或死亡

14. 担心在别人面前出丑或露拙

15. 害怕孤单，害怕被人隔离或抛弃

16. 害怕批评或反对

17. 害怕有不好的事要发生

第三类：生理症状

18. 心律不齐，心跳加速或剧烈跳动（即心悸）

19. 心口疼，有压迫感或胸闷

20. 脚趾或手指有刺痛感或麻木感

21. 胃痛或胃肠不适

22. 便秘或腹泻

23. 焦虑不安

24. 肌肉紧绷，紧张

25. 出冷汗

26. 喉咙哽咽

27. 颤抖或摇晃

28. 大腿发软或绵软无力

29. 眩晕、头晕或感觉失去平衡

30. 感觉窒息或透不过气来或呼吸困难

31. 头疼，脖子疼或后背疼

32. 浑身潮热或打冷战

33. 感觉疲倦、虚弱或很容易精疲力尽

量表判断标准：

完全没有 =0；轻度 =1；中度 =2；重度 =3。

总分：

0～4：极少或完全没有焦虑。

5～10：近似焦虑。

11～20：轻度焦虑。

21～30：中度焦虑。

31～50：重度焦虑。

51～99：极度焦虑或恐慌。

可以每周测查一次，了解是否有焦虑情绪。

三、心理问题的常见干预方法

（一）支持疗法

医者应站在患者的角度，理解其痛苦；鼓励患者积极倾诉，医者耐心倾听，并帮助其疏导负面情绪；主动建立良好的医患关系，善于运用非语言技巧，为患者提供相应的心理支持。对于患有基础疾病或者不孕症的患者，需帮助其建立社会、家庭支持系统，树立战胜疾病的信心。

（二）认知治疗

帮助患者识别不良情绪，严重心理障碍者可采用 Ellis 理性情绪疗法和 Beck 认知治疗技术，改变其看待问题的角度，重建合理的信念和认知模式。

（三）行为治疗

行为治疗是通过学习和训练矫正情绪障碍和生理功能失调的一种方法。常用的方法有生物反馈疗法、系统脱敏疗法、放松训练、冲击疗法等。对于过度焦虑、恐惧等情绪疗效明显。

（四）森田疗法

倡导顺其自然和为所当为的原则，进行住院式和门诊式治疗，主要适用于神经症，包括神经衰弱、恐惧症及焦虑症。

（五）健康教育和咨询

积极主动告知患者关于疾病的基本知识、紧急情况的处理措施、病情的检测及生活的管理等。普及负面情绪带来的不良影响，并引导患者培养积极的情绪。

（六）锻炼与饮食

有效的运动能缓解抑郁、降低焦虑与应激反应，增加积极情绪。健康的饮食干预在情绪管理方面的作用已被大量研究证实，通过炎症、氧化应激、线粒体功能、肠道微生物群、HPA 等途径影响心理健康程度。动物实验中发现，长期高脂饮食可致小鼠肠道厚壁菌门与拟杆菌的比例增加，进而导致认知情绪行为异常；补充 B 族维生素、锌、ω-3 脂肪酸等可以预防抑郁症的发生。

四、调整情绪的方法

情绪的变化常常伴随着人体内儿茶酚胺类神经递质的变化，如 γ- 氨基丁酸、谷氨酸、5- 羟色胺、乙酰胆碱、去甲肾上腺素、多巴胺等，兴奋性和抑制性神经递质都会随着情绪的变化而变化。不良的情绪可干扰内分泌，引起不孕不育的发生。另外，很多情绪问题是由于患者本人的不良心理暗示引发的。

一些患有非常严重的精神疾病（如精神分裂症等）者，不建议备孕。其一，确诊为此病者必须长期服用药物维持治疗，一些常用的抗精神病药如富马酸喹硫平，用于人类妊娠时的疗效和安全性尚未确定，丁二酸洛沙平为孕妇及哺乳期妇女禁用药，另外，一些文献也表明，这类药物具有不同程度的胚胎毒性，会增加胎儿发育异常、流产、死胎的风险。其二，母体患有的精神疾病本身就会对胎儿产生不良影响，即使一些有不损害生育能力及胎儿证据的抗抑郁药，目前也尚未确定可以安全使用。

因此，为了防止影响胎儿发育，备孕期间不建议用药物调整情绪，可以选用物理治疗，如经颅磁刺激等，见效快，没有明显的副作用，但是体内有金属植入物者不能选用这种方法，可以采用心理治疗、针灸、情志疗法等。

（一）478 呼吸法

这种方法简单、省时、有效、易实施。运用腹式呼吸（即用腹肌和膈肌进行的呼吸），吸气时膈肌下移，腹部膨隆，呼气时膈肌上推，腹部凹陷。用鼻子吸气 4 秒，屏住呼吸 7 秒，然后慢慢地用嘴吐气 8 秒。呼吸时注意力应集中。

（二）暗示疗法

暗示疗法指通过语言及非语言方式影响患者的心理状态，以减轻或消除不良情绪及疾病的方式。对象应是易接受暗示且容易幻想的群体，效果因人而异。暗示需遵循以下几点原则：第一，符合逻辑动因；第二，给予患者信任感和安全感；第三，不能违背道德准则；第四，重复性原则，多次重复是暗示的经典原理；第五，个性化原则，需考虑患者的人格特征、兴趣爱好等；第六，循序渐进、自然含蓄原则。心理暗示并不是对任何人都可以实施的，如果做法不当，可能收到相反的效果，应由专业、经验丰富的医护人员实施。

另外，可以鼓励患者进行积极的自我暗示、自我激励。

（三）催眠疗法

通过催眠的方法使患者进入一种特殊的意识状态，借助暗示性语言消除病理心理或躯体障碍的一种心理治疗方法。对于抑郁症、恐惧症、焦虑症、功能性疼痛及一些具有强烈心理作用的疾病（如哮喘和肠易激综合征等）疗效显著，可与其他方法联合使用。在催眠状态下，具有意识的头脑会对有效的心理治疗探索呈现更少的障碍。值得注意的是，一些已经确诊或处于边缘状态的精神病和人格障碍患者应避免使用此法。研究发现，使用催眠疗法可能再次伤害那些经历创伤后心理障碍的患者，还可能诱导一些心理脆弱的人群产生错误的记忆。因此，需要经过专业训练及经验丰富的医师实施。

另外，还可鼓励患者进行自我催眠，即利用自我意识或意象，进行自我教育和治疗，以及不断地强化积极性情感，以改善自我状态。

（四）团体心理治疗

把具有共同目的或者同类心理问题的备孕女性集中为一个团体，在这种团体情境中，通过建立一种特殊的关系和谈话，可以得到情感支持、正性体验、情感矫正经验等，达到克服不良情绪、树立信心的治疗目的。前面所述的暗示疗法、催眠疗法均可以在团体情境中进行运用。团体心理治疗的适用范围包括各种神经症或神经症性反应。

（五）情志疗法

《医方考》记载："情志过极，非药可愈，须以情胜。"利用五行相克相胜的原理，达到调整不良情绪的目的，即悲胜怒、怒胜思、思胜恐、恐胜喜、喜胜悲。如以怒为主的情绪障碍者，利用"悲则气消"的原理制约"肝气实则怒、怒则气上"的亢奋情绪，医者可以采用各种方法使患者悲伤，但是悲哀也是一种不良的情绪反应，应注意中病即止。

（六）针灸疗法

《素问·血气形志》曰："形乐志苦，病生于脉，治之以灸刺；形乐志乐，病生于肉，治之以针石；形苦志乐，病生于筋，治之以熨引。"针灸对于调整情绪的作用不可小觑。《灵枢·终始》中曰："新怒勿刺，已刺勿怒……大惊大恐，必定其气，乃刺之。"指出患者处于剧烈的情绪状态时不宜针刺，且针刺以后应保持平和状态。另外，应遵循整体观念、天人相应，顺应四时变化针刺正确穴位，否则容易引起不良情绪反应，如《素问·四时刺逆从论》所曰："夏刺肌肉，血气内却，令人善恐"。

【本章作者】段斐，女，医学博士，教授，硕士研究生导师，河北大学附属医院心理咨询与治疗首席医师，中国心理学会会员。

第四章

体外受精－胚胎移植技术

第一节　概　述

体外受精－胚胎移植（IVF-ET）是通过运用医学方法和实验室生物技术对精子、卵子、受精卵、胚胎进行人工操作，最终把胚胎植入母体子宫，以治疗不孕症或以控制生育为目的的技术，是辅助生殖技术（assisted reproductive technology，ART）的核心技术。它包括用手术方法从女性卵巢取出卵子，从男性精液或睾丸采集精子，然后在实验室条件下，将卵子与经技术处理后的精子进行体外受精、体外培养，再将得到的胚胎有选择性地移植入女性子宫等关键技术环节。围绕这个核心技术衍生出来的技术包括配子输卵管内移植（gamete intrafallopian transfer，GIFT）或合子输卵管内移植（zygote intrafallopian transfer，ZIFT）、卵母细胞冷冻、精子冷冻、卵巢或睾丸组织冷冻、胚胎冷冻、卵胞质内单精子注射（ICSI）、胚胎辅助孵化（assisted hatching）、植入前胚胎活检（embryo biopsy）、植入前遗传学检测（PGT-A、PGT-M）、捐卵和捐精等。

回顾历史，胚胎移植和体外受精在不孕症治疗上的临床应用是近一个世纪知识积累和技术进步的结果。早在 1890 年，沃尔特希普（Walter Heape）将两个四细胞阶段的安哥拉白兔胚胎移植给了授过精的比利时灰兔，获得了两个安哥拉小兔和四个比利时小兔。之后，胚胎移植在其他动物上也获得了成功。人们也进行了很多让卵子在体外受精的尝试，但都没有成功。直到 1952 年，华裔科学家张明觉（MC Chang）和澳大利亚的奥斯汀（CR

Austin）各自独立发现精子与精液分离后才会获得使卵子受精的能力。1959
年，张明觉以兔为实验动物，首先通过体外受精 – 胚胎移植获得了后代，此
项技术成果为体外受精在其他动物和人类医学上的应用奠定了基础。到了
1968 年，才有了实验室配制的化学成分确定的可以用于小鼠体外受精的培
养液（Whittingham, D.G., 1968）。经过长期对人类卵子体外成熟和受精的
研究，爱德华（Edward）在 1970 年使用化学成分确定的培养液获得了人类
卵子体外受精并得到分裂期胚胎的结果。从 1971 年到 1978 年，Edward 和
Steptoe 开始将体外受精获得的胚胎移植给患者。在诸多条件不明的情况下
探索性进行了 112 次胚胎移植，妇科专家 Patrick Steptoe 的医学技术和生物
科学家 Robert Edwards 的实验室生物技术终于在临床医学上成功结合，获得
了两例成功产下婴儿的妊娠结果，其中包括了 1978 年第一个试管婴儿路易
丝·布朗（Louise Brown）在英国的诞生。此后的四十多年来，体外受精 –
胚胎移植技术不断完善并开始被广泛地应用于临床，成为治疗不孕症和控制
生育的终极手段。近十几年来，我国借助辅助生殖技术出生的人口占比逐年
增长，从 2009 年的 0.46% 增加到 2018 年的 2.37%。当前在西方世界，试管
婴儿占新生婴儿的比例可高达 4.5%。

　　体外受精 – 胚胎移植及其衍生技术的迅速发展和广泛的临床应用给不孕
症患者带来了成功的希望。这些技术在临床上的成功应用是生育内分泌专科
医生、男科医生、遗传学专家、胚胎学家、分子遗传学家、心理学家、伦理
道德专家、中医师、生育专业护士、法律顾问等多学科专业人士密切合作，
加上患者积极配合的结果。目前，虽然体外受精 – 胚胎移植技术在临床上的
成功率已经有了显著提高，但由于此项技术以各学科的交叉融合为基础，所
以还具有很大的发展空间。比如，中医药在体外受精 – 胚胎移植中的配合使
用还应得到更多的重视，还有很大的发展空间。

第二节　体外受精 – 胚胎移植适应证

　　体外受精治疗不孕症从开始的针对输卵管疾病为主，已经发展到可以被
广泛地应用到治疗各种不孕症及优生优育上。有些患者的常染色体或性染色
体携带致病基因或有染色体平衡易位，通过体外受精、胚胎采样、植入前遗
传学检测，可以选择移植正常的胚胎而提高获得正常后代的效率。近年来，

由于卵母细胞冷冻保存技术日渐成熟，越来越多的女性可以选择在年轻时冷冻保存卵子以备将来使用。目前，体外受精－胚胎移植技术的主要适应证如下：

一、输卵管因素阻碍精卵结合造成的不孕

在体外受精应用之前，双侧不可修复的输卵管阻塞是无法治疗的不孕问题，修复输卵管是当时解决这种问题的关键。随着体外受精技术的发展，这类手术在单纯解决生育问题上的重要性几乎消失。曾经为了节育而结扎输卵管的女性可以不用再接通输卵管，直接通过体外受精和胚胎移植技术就可怀孕。手术的价值在于切除有病变、有积液的输卵管可以使这类患者体外受精治疗的效率得到提高，因为输卵管的病理产物流入子宫会影响怀孕的机会。

二、子宫内膜异位症

子宫内膜异位症可以引起女性附件周围结构异常，使输卵管接纳卵子的能力和卵泡发育都受到不利影响。手术治疗虽然有一定效果，但术后 2 年时疾病复发的可能性估计为 21.5%，5 年时为 40%～50%，而且手术还有可能使重要器官受损。最好的根治子宫内膜异位症的方法是"怀孕生子"。因此，对于患有子宫内膜异位症的不孕症患者可以建议使用体外受精－胚胎移植来治疗。

三、排卵功能异常

排卵功能异常通常与促性腺激素分泌不足、多囊卵巢综合征、甲状腺功能异常和高催乳素血症有关。对排卵异常的女性通常可以用促排卵药物进行治疗，但有些患者对这些药物反应不足，有些患者又反应过度而可能出现卵巢过度刺激综合征。针对多囊卵巢综合征的不孕患者，采用监控超促排卵的体外受精－胚胎移植可以达到较好的效果。

四、卵巢储备减少和卵巢功能衰竭

现代女性中因卵巢储备减少和卵巢功能衰竭而导致不孕的患者占比逐年增加，目前已接近 20%。对于这类患者，特别是 42 岁以上者，体外受精－胚胎移植是效率较高的治疗手段。对于卵巢功能衰竭而不得不选择使用供体

卵的患者，只能通过体外受精 – 胚胎移植获得后代。

五、免疫因素造成的不孕

免疫性不孕症占不孕症患者的 10%～30%。免疫性不孕症是由一些免疫性因素导致的，包括抗精子抗体、抗子宫内膜抗体、抗卵巢抗体等。临床上最多见的为抗精子抗体导致的免疫性不孕。对于抗精子抗体阳性的患者，最有效的治疗方法之一就是体外受精 – 胚胎移植。

六、原因不明的不孕

有 10%～30% 不孕患者的病因根据当前的诊断标准尚无法做出明确解释，对于这些不孕症患者，可以在监测到排卵时安排夫妻生活，或适时做自然周期宫腔内人工授精，或做结合排卵药物治疗的宫腔内人工授精。在这些治疗都失败的情况下，体外受精 – 胚胎移植技术就是最后的治疗手段。临床经验证明，使用体外受精与胚胎移植治疗这类原因不明的不孕症效果显著优于其他治疗手段。

七、少精子症、弱精子症或不明原因精卵不结合

不孕夫妇中大约 20% 仅因为男方精液质量差而不育，经过治疗，精液质量可能有所改善。在精液质量不是太差的情况下，可以收集多次采集的活精子用宫腔内人工授精进行治疗。如果还不能成功妊娠，就应考虑使用体外受精 – 胚胎移植技术治疗，必要时还需要使用卵胞质内单精子注射的方法来提高卵子受精率。如果精液中精子浓度小于 5000000/mL，建议男方做进一步遗传学检查。如果精液内找不到精子或活精子，可以手术采集附睾或睾丸精子，然后经卵胞质内单精子注射使卵子受精，再通过胚胎移植使女方怀孕。对于不明原因常规体外受精精卵不结合或受精率低的患者，也可使用卵胞质内单精子注射帮助卵子体外受精。

八、对植入前胚胎进行遗传学检测

有些携带或患有遗传病的夫妇需要通过对植入前胚胎进行基因或染色体检查等遗传学检测，以阻断某些遗传病传给下一代。这个过程需要使用体外受精 – 胚胎移植技术结合胚胎活检来对植入前胚胎进行遗传学诊断，然后根

据诊断结果，选择健康新鲜胚胎或冻融胚胎再进行胚胎移植。

九、需要冷冻保存卵子或胚胎以延迟生育

由于个人或健康原因，越来越多的职业人员、癌症或其他疾病患者需要保存卵子或胚胎以延迟生育，这就需要通过体外受精－胚胎移植结合冷冻卵子、冷冻精子或胚胎冷冻的技术才能实现。

第三节　体外受精－胚胎移植术前检查及准备

在计划和实施体外受精－胚胎移植之前，首先要对患者做全面、综合的健康检查，包括内分泌系统、生殖系统及是否患有性传染疾病等，以确认诊断的准确性和治疗的必要性。对于适合接受体外受精－胚胎移植的患者，需要提供充分的心理和医疗咨询，以及进行必要的前期检查（包括女性卵巢功能检查、子宫腔和子宫内膜检查，男性精液分析等），女性还应接受模拟胚胎移植，使医生了解子宫颈和子宫体的位置特点，来预估胚胎移植的难易程度及是否需要麻醉配合胚胎移植。

此外，为了能在体外受精－胚胎移植过程中有效控制和避免可能危及母子健康的疾病、防止传染病在治疗过程中传播，在开始体外受精－胚胎移植治疗前，患者夫妻双方都需要接受传染病检查，主要包括艾滋病、乙型和丙型肝炎、梅毒、衣原体、淋病和解脲支原体等。在大型传染病流行期间，也应确保在患者抗原阴性时，或在疾病已经得到有效治疗后，或保证患者在已经有效免疫的情况下，才可以开始实施体外受精－胚胎移植。

对于有家族遗传病史的患者，还需要做好植入前胚胎基因检测的前期准备工作。人体细胞有 46 条染色体，每条染色体上负载着 2000 多个遗传基因。如果染色体结构或基因编码出现异常，就会导致无法修复的遗传病。常见的遗传病多由染色体畸变或染色体易位或染色体数目异常引起，遗传方式主要是常染色体隐性遗传、X 连锁隐性遗传。在开始体外受精－胚胎移植前，可以通过调查男女双方家族遗传病史，以及对男女双方做遗传病检测来预测后代可能罹患某些遗传病的风险，并通过对植入前胚胎进行遗传学检测，选择移植"健康"胚胎，从而避免遗传病传给下一代。目前临床应用的植入前遗传学检测包括 PGT-A 和 PGT-M（详见本章第六节）。对有家族遗

传病史及患有原发性或继发性不育不孕、反复流产史、胎儿畸形史的患者，在体外受精－胚胎移植治疗前做好遗传学检测工作是十分必要的。

除上述的前期检查外，为了得到更好的治疗效果，还要建议患者在接受体外受精－胚胎移植治疗前做好配合工作，包括改掉不健康的生活习惯（如戒烟、戒酒等）、适当减肥并维持健康体重、注意饮食卫生和营养补充（如孕妇需补充维生素，特别是要补充叶酸）、保持规律作息、保证充足的睡眠、减轻心理压力、避免过度运动等。

第四节　体外受精－胚胎移植过程

理论上讲，体外受精－胚胎移植的过程并不复杂，包括取出卵子和精子，使本来在体内发生的受精过程在体外进行，然后将受精卵或胚胎植入母体内，但在临床应用时，这就不是一个简单的过程了。事实上，体外受精－胚胎移植的成功不仅依赖于医生、胚胎实验室技术人员纯熟精准的技艺，还取决于实验室对各环节的细微监控、整个治疗团队各部门的密切合作及患者的理解和配合。这是一个患者及医务人员都注入很多心血、给予很大希望，同时又害怕失败、需要有强大心理承受力且昂贵的治疗过程。耐心、体贴的医疗咨询可以使患者更好地了解体外受精－胚胎移植的过程，可以减少不必要的精神压力。体外受精－胚胎移植的过程主要包括以下 5 个步骤：

一、控制性超促排卵（controlled ovarian hyperstimulation，COH）

1978 年，人类第一例体外受精后代 Louise Brown 是通过自然周期腹腔镜下获得单个卵母细胞，没有对卵巢进行超促排卵处理而成功的，但是这种方法取消率高，妊娠率很低，尤其是高龄妇女。其优点是不会产生卵巢过度刺激综合征及多胎妊娠的风险，对于那些不宜使用超促排卵药物或对其低反应的患者来说，是一个可供选择的方式。通常情况下，若不对卵巢进行超促排卵刺激，则不仅体外受精－胚胎移植的成功率和效率都显著降低，且较难确定最佳取卵时间。通过控制性超促排卵可以一次募集多个成熟卵子，得到多个正常发育的胚胎，提高了体外受精－胚胎移植的妊娠成功率。同时，也为冷冻保存多余的卵子或胚胎，以及对胚胎进行植入前遗传学检测提供了基础。关于临床上使用的卵巢超促排卵刺激方案，将在本章第五节详细介绍。

二、取卵（egg retrieval）

当 B 型超声检测到优势卵泡直径达到 18～22mm 时，开始皮下注射或肌内注射 5000～10000IU 人绒毛膜促性腺激素（hCG），34～35 小时后进行手术取卵。在静脉麻醉下，通过 B 型超声监测，用 16 号长 35cm 的取卵针穿过阴道壁，在低压力（＜100mmHg）下吸取卵泡液，随即将卵泡液交给胚胎技术员在镜下检查识别卵子，并将收集到的卵子立即移入培养液培养，以待受精。经过常规超促排卵处理采集到的卵子，在取出时或取出后 2 小时内就应该成熟。成熟卵子在取出后 2～6 小时内进行体外受精。

三、精子采集和处理（sperm collection and preparation）

男方在取卵前后 2 小时期间采集精子，建议男方取精前 2～5 天禁欲，精液必须无污染地采集到无菌的容器内，在采集后 1 小时之内送到实验室进行处理。精样处理的要点是快速、有效地去除精液中的杂质，分离出足够的、具有良好活力和形态的精子。这个过程中尽量去除死亡或畸形精子，将品质良好的精子浓缩后再使用。目前常用的方法主要有以下几种：简单离心法（simple wash by centrifugation）、精子上游法（sperm swim-up technique）、密度梯度离心法（density gradient centrifugation method）及膜渗透法（membrane osmometry）。对于冷冻－解冻的精子，其处理方法也基本相同。如果是通过手术从睾丸或附睾采集的精子，通常只使用简单离心法或精子上游法处理。不论用何种方法，都要在操作前后对精样做基本评估（体积、精子浓度、活精子百分比、精子运动度）。

（一）简单离心法

将精液用精子培养液 5～10 倍稀释后，在 25～35℃、500g 条件下离心 10 分钟，然后用约 0.5mL 精子培养液将所得沉淀重新悬浮后使用。此法是最简单快捷的精液清理法，较适用于总精子数为 20×10^6 左右甚至更少的精样，不宜用于有较多细胞、细胞碎片或死精子等杂质的精样。

（二）精子上游法

将采集的精液或 0.2～0.5mL 经过简单离心法处理后的精样放在试管底部，缓慢地加入 0.5～1.0mL 精子培养液；也可先将培养液放入试管，再缓慢地把精样注入培养液底部。操作时尽量使精样与培养液形成清晰的界面，然后使试管保持45°倾斜，在37℃环境下让活精子上游。1～2小时后，收集上部0.5～1.0mL精子悬浮液，在25～35℃、500 g条件下离心5～10分钟，然后用约0.5mL精子培养液将所得沉淀重新悬浮后用于人工授精。本法常用于精子数量及活力稍低于正常，但精液中有较多细胞、细胞碎片及死精子等杂质的精样。它的缺点是体外处理时间较长、回收率较低。

（三）密度梯度离心法

将1～2mL精液轻轻放置于等量不同密度梯度的特殊溶液上，常用溶液为分离液（Isolate，Irvine Scientific，USA）或精子纯化剂（PureSperm），在25～35℃、300g条件下离心20～30分钟，随后将离心所得的沉淀颗粒小心取出，用5～8mL精子培养液悬浮，再用简单离心法清理后用于人工授精。这个方法是目前普遍采用、效率较高的精子筛选法，一般适用于精子总数及活力都比较正常的精样。

（四）膜渗透法

近年来，DxNow开发了一种名为"ZyMōt Chip"的新型精子分离设备，它以模仿人体对精子的自然选择过程为目标，通过使精子自然穿透微孔膜来分离出具有正常形态和高运动力的精子。这种方法避免了常规精子处理过程中的离心程序，不仅节省了时间，也避免了离心程序可能对精子造成的不可逆转的损害，降低了离心过程引起的精液活性氧（ROS）。同时，又可以较稳定地选出运动力强、形态好、低DNA碎片的精子。这种设备已经越来越多地被应用于体外受精临床治疗中。

四、体外受精和胚胎培养（in vitro fertilization and embryo culture）

常规体外受精是将处理好的精子与卵子在37℃、pH值7.2～7.4、适当湿度下共同培养16～18小时，每个卵子需要15万～50万个活精子来完成体外受精。若使用卵胞质内单精子注射（ICSI），成熟卵子应在采集后2～6小时去除周围颗粒细胞后，进行单精子注射受精。有关ICSI的细节将在本章第六节讨论。体外受精16～18小时后，胚胎技术员要检查卵子的受精情况，当观察到细胞质中有两个原核时，则判断卵子正常受精。受精卵被挑选出来转移到预先平衡好的培养液中继续体外培养。

五、胚胎移植（embryo transfer）

在胚胎体外培养技术成熟之前，临床上主要采用配子输卵管内移植（GIFT）或合子输卵管内移植（ZIFT）技术。随着体外培养液及实验室培养条件的不断完善，目前临床上最多采纳的是非手术子宫内胚胎移植，通常在受精后第3天或第5天进行。胚胎移植通常在超声监视下用胚胎移植导管将胚胎经过子宫颈放入子宫角。胚胎移植后需要继续提供黄体支持（luteal support）直到孕检。如果孕检阳性，则继续黄体支持到胚胎移植后10～12周。

第五节　诱发排卵方案

辅助生殖技术的重要内容之一是促排卵治疗，其在临床的应用改善了临床妊娠率，但多胎妊娠、卵巢过度刺激综合征（OHSS）等并发症发生率较高。促排卵的常用药物为枸橼酸氯米芬（CC）、芳香化酶抑制剂、促性腺激素（Gn）类和促性腺激素释放激素类似物［GnRHa，包括激动剂（GnRH-a）和拮抗剂（GnRH-A）］。各种药物有不同的适应证、禁忌证和用药方案。另外，还可使用其他促排卵辅助药物，如口服避孕药（OC）、二甲双胍、多巴胺受体激动剂等。

一、促排卵药物治疗的目标

诱导排卵（induced ovulation，OI）和控制性卵巢刺激（controlled ovarian stimulation，COS）是辅助生殖技术的重要内容。OI指对排卵障碍患者应用药物或手术方法诱发排卵，一般以诱导单卵泡或少数卵泡发育为目的，超过3个卵泡建议放弃周期。最常用的诱导排卵药物为枸橼酸氯米芬（Clomifene Citrate，CC），芳香化酶抑制剂近年来用作代替枸橼酸氯米芬的一线药物。COS指以药物手段在可控范围内诱发多卵泡发育和成熟，适用于能正常排卵、在辅助生殖周期为了获得适当数目卵泡者。

二、适应证及禁忌证

（一）诱导排卵适应证及禁忌证

1. 适应证

①有生育要求但持续性无排卵和稀发排卵的不孕患者，常见为多囊卵巢综合征（PCOS）及下丘脑性排卵障碍；②黄体功能不足；③因排卵障碍（卵泡发育不良）导致的不孕和复发性流产；④其他，如配合宫腔内人工授精（IUI）治疗时、不明原因性不孕、轻型子宫内膜异位症等需要简单方法帮助怀孕的患者。

2. 慎用情况

①卵巢早衰（POF）或卵巢不敏感综合征；②急性盆腔炎或者严重全身性疾病不适合妊娠者；③盆腔炎性疾病后遗症造成双侧输卵管阻塞；④先天性生殖道畸形或发育异常，如先天性无阴道、无子宫或始基子宫等；⑤对促排卵药物过敏或不能耐受者；⑥男方无精子症，暂无供精标本可提供者；⑦其他，如男方重度少精子症、弱精子症，女方性质不明的卵巢囊肿、肿痛和其他雌激素依赖性恶性肿瘤（如乳腺癌、子宫内膜癌、宫颈癌等）等根据病情选择。

（二）控制性卵巢刺激适应证和禁忌证

控制性卵巢刺激过程涉及运用非生理剂量的促性腺激素（gonadotropin，Gn）及超生理剂量的雌激素水平，因此应当严格掌握适应证与禁忌证，以获得适宜的卵巢反应及较少的近、远期并发症。

1. 适应证

需要进行 IVF–ET 及其衍生技术治疗的患者。

2. 慎用情况

①原发性或继发性卵巢功能衰竭；②原因不明的阴道出血或子宫内膜增生；③已知或怀疑患有性激素相关的恶性肿瘤；④血栓栓塞史或血栓形成倾向；⑤对超促排卵药物过敏或不能耐受。

3. 禁用情况

①有严重的精神疾病、泌尿生殖系统急性感染、性传播疾病；②具有吸毒等严重不良嗜好；③接触致畸量的放射线、毒物、药品并处于作用期；④子宫不具备妊娠功能或严重躯体疾病不能承受妊娠。

三、药物的分类及其药理作用

（一）抗雌激素类——枸橼酸氯米芬

枸橼酸氯米芬是一种三苯乙烯衍生的非甾体化合物，是历史悠久、有效的促排卵药物。口服后经肠道吸收，进入肝血流循环，半衰期一般为 5～7 天，安全性较高，单独应用或与人绝经期促性腺激素（hMG）或 FSH 联合应用可以使相当一部分患者发生排卵和妊娠。大多数无排卵或稀发排卵的患者为 PCOS，对于这些患者而言，CC 问世前，双侧卵巢楔形切除术是获得成功妊娠的唯一有效方法。CC 的出现为不孕症提供了一种很好的治疗方法。CC 对雌激素有弱的激动与强的拮抗双重作用，拮抗占优势。通过竞争性结合下丘脑雌激素受体，干扰内源性雌激素的负反馈，促使黄体生成素（LH）与卵泡刺激素（FSH）的分泌增加，刺激卵泡生长，卵泡成熟后，雌激素的释放量增加，通过正反馈激发排卵前 Gn 的释放达峰值，于是排卵。CC 还可直接作用于卵巢，增强颗粒细胞对垂体 Gn 的敏感性和芳香化酶的活性。

（二）芳香化酶抑制剂

来曲唑（Letrozole）是一种非类固醇复合物，通过阻断芳香化酶促进雄烯二酮和睾酮转化为雌激素而抑制雌激素的生物合成，是应用最广的芳香化酶抑制剂，主要用于绝经后女性进展性乳腺癌的治疗，每天口服 2.5～5mg 的有效剂量，几乎无不良反应。近年来，来曲唑被应用于促排卵。来曲唑促排卵的机制目前尚不十分明确，推测可能分为以下两方面：①阻断雌激素的产生，降低机体雌激素水平，解除雌激素对下丘脑－垂体－性腺轴的负反馈抑制作用，导致 Gn 的分泌增加而促进卵泡发育；②在卵巢水平阻断雄激素转化为雌激素，导致雄激素在卵泡内积聚，从而增强 FSH 受体的表达并促使卵泡发育。同时，卵泡内雄激素的蓄积可刺激胰岛素样生长因子－Ⅰ（IGF-Ⅰ）及其他自分泌和旁分泌因子的表达增多，进而提高卵巢对激素的反应性。

在临床应用中，来曲唑的耐受性好，主要的副作用为胃肠道反应，其他副作用包括潮热、头痛和背痛。

（三）促性腺激素类

促性腺激素类药物分为两大类：天然促性腺激素和基因重组促性腺激素。天然促性腺激素包括：①从绝经妇女尿中提取的促性腺激素，如人绝经期促性腺激素（hMG）、尿源性人促卵泡激素（uFSH）；②从孕妇尿中提取的人绒毛膜促性腺激素（uhCG）。基因重组促性腺激素包括重组人促卵泡激素（rFSH）、重组黄体生成素（rLH）和重组人绒毛膜促性腺激素（rhCG）。hMG 为白色或类白色冻干块状物或粉末注射剂，含有等量的 FSH 和 LH，以 FSH 效价计，每支含 FSH 75IU，有国产 hMG 和进口高纯度 uhMG 两种。国产 hMG 在我国已应用多年，可独立作为促排卵治疗用药。进口高纯度 uhMG 纯度＞95％，其 LH 较非 hCG 驱动的 LH 具有更长的半衰期和更高的生物活性。促性腺激素用于口服促排卵药物效果不佳或中枢性排卵障碍患者。一般患者自月经周期第 2～6 天开始，肌内注射 hMG/FSH 75IU/d，若有优势卵泡发育，则原剂量用至卵泡成熟时给予 hCG 5000～10000IU 扳机排卵；如用药 7 天后卵巢无反应，可递增原 Gn 剂量的 50％ 或 100％ 继续应用 7 天，若卵巢仍无反应，可继续递增 Gn 剂量，但最大剂量不应超过 225U/d。对于 PCOS 患者，Gn 为诱导排卵的二线药物，推荐起始剂量为 37.5～75.0U/d，若用药 7～14 天卵巢无反应，可递增起始剂量的 50％，以 7 天为一个观察期，确定是否继续递增剂量，注意避免或降低发生卵巢过度刺激综合征（OHSS）的风险，Gn 最大剂量为 225U/d。对于 HH 患者，单用 FSH 诱导排卵卵巢多无反应，应首选价廉效佳的 hMG，起始剂量酌情增至 150U/d，最大剂量为 300U/d。

hCG 分为 uhCG 和 rhCG 两类。uhCG 为白色或类白色冻干块状物或粉末注射剂，规格为每支 5000IU、2000IU、1000IU 和 500IU；rhCG 为水针剂，每支为 250μg。注射 rhCG 250μg 与注射 uhCG 5000IU 或 10000IU 对诱导卵泡成熟和早期黄体化具有等效作用。uhCG 血药浓度达峰时间约 12 小时，120 小时后降至稳定的低浓度，给药 32～36 小时内发生排卵。rhCG 中国妇女单剂量皮下注射 250μg。

（四）促性腺激素释放激素类似物

根据与受体作用的不同方式，可将促性腺激素释放激素类似物（GnRHa）分为 GnRH 激动剂和 GnRH 拮抗剂。

1. GnRH 激动剂（GnRH agonist，GnRH-a）

天然的 GnRH 为十肽，可迅速被酶切激活，血浆半衰期很短。GnRH-a 通过酶切位点的结构改变提高受体的活性并延长半衰期。

GnRH-a 与 GnRH 受体结合形成激素受体复合物，刺激垂体 Gn 急剧释放（触发效应），在首次给药的 12 小时内，血清 FSH 浓度上升 5 倍，LH 上升 10 倍，E_2 上升 4 倍。若持续使用 GnRH-a，则垂体细胞表面可结合的 GnRH 受体减少，对进一步的 GnRH-a 刺激不敏感，使 FSH、LH 分泌处于低水平，卵泡发育停滞，性激素水平下降，用药 7～14 天达到药物性垂体－卵巢去势，由此作为临床应用的基础。停药后垂体功能会完全恢复，具有正常月经周期的妇女停药后卵巢功能恢复约需 6 周。GnRH-a 有短效制剂和长效制剂，短效制剂为每天使用，而长效制剂有 1 个月、3 个月、4 个月、6 个月和 12 个月使用 1 次之分。

2. GnRH 拮抗剂（GnRH antagonist，GnRH-A）

GnRH-A 是将天然 GnRH 的十肽的第 1、第 2、第 3、第 6 和第 10 位以不同的氨基酸和酰胺取代原来氨基酸的结构。它与垂体 GnRH 受体竞争性结合，抑制垂体 Gn 的释放，起效快、作用时间短，停药后垂体功能即迅速恢复，抑制作用为剂量依赖性。一项包括 45 个随机对照试验（RCT）共 7511 名妇女的荟萃分析指出，GnRH-A 方案和 GnRH-a 长方案在妊娠率和活产率方面无明显统计学差异，但使用 GnRH-A 的患者 OHSS 的发生率明显低于使用 GnRH-a 的患者，差异有统计学意义。在低反应患者中，GnRH-A 和 GnRH-a 长方案对于 IVF 的临床结局无显著性差异。

（五）促排卵的辅助用药

1. 口服避孕药

口服避孕药（OC）自 1980 年开始用于 ART 中，主要利用雌、孕激素对内源性 FSH 及 LH 的负反馈抑制作用，改善卵泡发育的同步性，之后这一应用被更为有效的 GnRH-a 降调节作用所取代，但 OC 在促排卵过程中的其他益处仍被广泛利用。例如黄体期开始的长方案中，GnRH-a 给药初期的触发效应可能导致功能性卵巢囊肿，并对 IVF 的结局产生不利影响，提前给予 OC 抑制卵泡发育，可减少功能性卵巢囊肿的发生率，并可避免 GnRH-a 开始用药时的意外妊娠；利用 OC 调整月经周期的作用，选择促排卵开始的时间，便于合理安排取卵时间及平均分配工作量。

2. 二甲双胍

胰岛素抵抗（IR）是 PCOS 的重要特征之一，一方面，高胰岛素血症通过增加卵巢膜细胞的经黄体生成素刺激的雄激素的产生，并增强肾上腺皮质激素介导的肾上腺雄激素的产生，且抑制肝脏性激素结合球蛋白（SHBG）

的合成，从而导致高雄激素血症；另一方面，IR 是导致 PCOS 代谢异常的中心环节。二甲双胍是一种双胍类胰岛素增敏剂，通过减少肝糖产生及肠道对葡萄糖的吸收，并增加外周组织（如肌肉）对糖的摄取利用和提高胰岛素的敏感性，进而发挥降低血糖、降低胰岛素作用；同时，可通过抑制体内 17α- 羟化酶的活性降低血清雄激素水平，但不如螺内酯与氟他胺等。二甲双胍是研究最为广泛和深入的胰岛素增敏剂，其安全性相对较高。二甲双胍对 PCOS 患者 ART 助孕结局的作用已有较多的证据，在 PCOS 患者中，与安慰剂或不用药组比较，ART 前或中给予二甲双胍不能提高活产率及临床妊娠率，但可使 OHSS 的风险降低 70%～80%，可能通过影响颗粒细胞上 FSH 受体的表达及活性发挥上述作用。

3. 溴隐亭

溴隐亭是治疗催乳素瘤的多巴胺受体激动剂代表药物，是大多数催乳素瘤的首选治疗药物，为多巴胺 D_2 型受体激动剂，兼有轻微拮抗多巴胺 D_1 型受体的作用。口服吸收迅速完全，绝大部分能进入大脑。与正常细胞或肿瘤细胞膜上的多巴胺 D_2 型受体结合，导致细胞内腺苷酸环化酶活性下降，细胞内合成 PRL 系统关闭，PRL mRNA 转录和 PRL 合成受到抑制，使胞质内分泌颗粒明显减少，进而使 PRL 合成和释放减少，降低血 PRL 水平，从而解除高催乳素血症（HPRL）对 GnRH 脉冲式分泌的抑制，恢复排卵。口服剂量为 2.5～12.5mg/d，一般从小剂量开始，每次 1.25mg（半片），餐中进服，若连服 3 天无不适，可增加剂量为 2.5mg，每天 2 次，若能够适应，以后则可加量至每天 3～4 次，根据血 PRL 下降情况调整最佳剂量，3 个月为一个疗程。阴道放置可取得与口服相似的疗效，且胃肠道反应较小。单次阴道给药药效可持续 24 小时之久。现有资料多认为溴隐亭在妊娠期的使用未见有致畸作用，但诊断出妊娠时，一般建议停止使用，在撤药期应对妊娠妇女严密监控。

4. 其他多巴胺受体激动剂

如卡麦角林（cabergoline）和喹高利特（quinagolide），均为具有高度选择性的多巴胺 D_2 型受体激动剂，抑制 PRL 的作用更强大而不良反应相对减少，且作用时间更长。对溴隐亭抵抗（每天使用 15mg 溴隐亭效果不满意）或不耐受溴隐亭治疗的催乳素瘤患者，改用卡麦角林或喹高利特后仍然有 50% 以上有效。喹高利特每日服用 1 次，每次 75～300μg；卡麦角林每周

1～2次，常用剂量为0.5～2.0mg。最近的研究表明，卡麦角林在治疗顽固性HPRL的停经/月经稀发、溢乳方面较溴隐亭更有效。

四、辅助生殖药物治疗方案

（一）诱导排卵方案（配合宫腔内人工授精或指导同房试孕）

1. 枸橼酸氯米芬

枸橼酸氯米芬（CC）具有较强的抗雌激素作用和较弱的雌激素活性，低剂量的枸橼酸氯米芬可以促进腺垂体分泌促性腺激素，从而诱发排卵。自自然月经周期或撤退性出血的第2～6天开始，推荐起始剂量为50mg/d，连用5天；如卵巢无反应无排卵，则第二周期逐渐增加剂量（递增剂量50mg/d），最大剂量为150mg/d。其他用法：单用CC诱发排卵失败时，建议根据患者情况应用CC合并外源性Gn，或合并二甲双胍，或合并低剂量糖皮质激素，来诱发排卵。主要用于：

（1）PCOS：推荐CC作为PCOS一线促排卵药物。CC诱导排卵妊娠多发生于治疗最初3～6个月，单独用药超过6个月经周期不推荐再用CC；若CC成功诱导排卵3～4个周期仍未妊娠，建议进一步检查或治疗；合并轻微男方因素时，建议诱导排卵配合IUI治疗。

（2）黄体功能不足：对于卵泡发育不良的黄体功能不足患者可试行CC诱导排卵。CC可有效改善排卵不良，有助于纠正不孕。

（3）其他：原因不明性不孕、子宫内膜异位症Ⅰ期或Ⅱ期等，CC有益于患者获得临床妊娠。

2. 芳香化酶抑制剂

来曲唑（LE）自自然月经或撤退性出血的第2～6天开始使用，推荐起始剂量为2.5mg/d，连用5天；如卵巢无排卵，第二周期逐渐增加剂量（递增剂量2.5mg/d），最大剂量为7.5mg/d。其他用法：LE可合并Gn，增加卵巢对Gn的敏感性，减少Gn用量。主要用于：

（1）PCOS：现有的荟萃分析和RCT研究结果显示，LE诱导排卵，患者活产率、排卵率、单卵泡发育率优于CC，多胎妊娠率低于CC，出生缺陷无统计学差异，因此，LE可能成为PCOS一线促排卵药物。

（2）其他：对原因不明性不孕、子宫内膜异位症Ⅰ期或Ⅱ期，LE的疗效尚不明确。

3. 促性腺激素

促性腺激素包括 uhMG、rFSH、rLH、hCG 等。自月经周期第 2～6 天开始，推荐 hMG 或 FSH 起始剂量不超过 75IU/d，隔日或每日肌内注射；若应用 7～14 天卵巢无反应，则逐渐增加剂量（递增剂量为原剂量的 50％ 或 100％），如有优势卵泡发育，保持该剂量不变，如应用 7 天仍无优势卵泡，继续递增剂量，最大应用剂量为 225IU/d。其他用法：Gn 可合并 LE 或 CC 使用，增加卵巢对 Gn 的敏感性，减少 Gn 用量。rLH 可以应用于低 Gn、卵巢反应迟缓、年龄较大的患者，配合其他 Gn 诱导排卵。hCG 一般用于对成熟卵泡的触发排卵，5000～10000IU 注射，模拟内源性 LH 峰值，可预测排卵时间。主要用于：

（1）下丘脑－垂体中枢排卵障碍：建议 FSH 与 LH 同时参与诱导排卵。推荐 hMG 作为下丘脑－垂体中枢排卵障碍的首选用药，经济、有效、患者耐受性好；建议在诱导排卵时给予雌、孕激素序贯治疗预处理。

（2）PCOS：Gn 作为 PCOS 二线促排卵方案用药，应用于 CC 抵抗患者。建议选择小剂量 FSH 递增方案：起始剂量为 50～75IU/d，若注射 14 天卵巢无反应，则逐渐增加 FSH 用量，递增剂量约为前次剂量的 50％，可有效减少卵巢过度刺激；7 天为一个观察期，FSH 最大应用剂量不超过 225IU/d，FSH 诱导排卵治疗不建议超过 6 个排卵周期。

（3）黄体功能不足：临床经验性应用 Gn 治疗黄体功能不足。

（4）因排卵不良导致的不孕：建议先纠正引起排卵不良的相关内分泌及代谢因素；应用 Gn 可有效改善排卵不良，但需充分评估患者的风险与获益后选择适宜的促排卵药物及剂量。

（5）其他：原因不明性不孕、子宫内膜异位症 I 期或 II 期，配合 IUI 治疗而有益于妊娠结局。

（二）控制性卵巢刺激方案

1. GnRH-a 长方案

长方案是目前控制性卵巢刺激中使用最普遍的方案，从月经周期的第 1 天或黄体期中期开始使用 GnRH-a，14～21 天后垂体达到降调节时（降调节标准为 LH<5mIU/mL，E_2<50pg/mL，内膜厚度<4～5mm，无功能性囊肿），再开始用外源性 Gn 促排卵，并维持 GnRH-a 的使用直至 hCG 注射日。

长方案中 GnRH-a 可使用短效制剂全量、半量或 1/3 量。在垂体达到降调节后，GnRH-a 的剂量可以减半，但目前没有证据支持垂体降调节后减量能提高妊娠率。另外，也可选用 GnRH-a 的长效缓释制剂。长效制剂的优点是一次注射即能达到降调节效果，避免短效制剂的多次注射；缺点是垂体可能过度抑制，增加 Gn 的使用剂量和天数。为了降低长效制剂对垂体的抑制程度，近年来在长方案中，长效 GnRH-a 的剂量逐步被减为半量、1/3 量、l/4 量，甚至 1/10 量。2013 年 Cochrane 分析的结果显示，长方案中两种制剂的临床妊娠率和 OHSS 发生率无显著差别，但长效制剂的 Gn 用量更高，促排卵天数更长。

在垂体达到降调节标准后，Gn 的启动时机还要综合考虑已募集的窦卵泡大小及其同步性。如果窦卵泡径线过小，还不能对 FSH 发生反应，可适当推迟启动时机。当窦卵泡径线相差过大时，外源性 Gn 的启动可能加大卵泡间的区别，出现卵泡发育不同步。

Gn 的启动剂量需要根据患者的年龄、窦卵泡计数（antral follicle count，AFC）、基础 FSH 和体表面积综合决定。一般 35 岁及以上者可用 225～300IU/d 启动，30～34 岁者可用 150～225IU/d 或更低剂量启动，不满 30 岁者可用 112.5～150.0IU/d 启动。用药 4～5 天后超声监测卵泡发育和血 E_2 水平。根据卵泡数目、卵泡直径和血中 FSH、LH、E_2 水平调整 Gn 的用量。当 2～3 个主导卵泡直径达到 18mm，平均每个成熟卵泡 E_2 水平为 200～300pg/mL 时，注射 hCG 5000～10000IU 或 rhCG 0.25μg，36～38 小时后取卵。通常 Gn 促排卵时间为 10～13 天。

长方案的优点是抑制早发 LH 峰的发生，减少取消周期数，卵泡同步性好，获卵数目多，临床妊娠率稳定，并可通过调整启动时间而避免周末休息日取卵。长方案的缺点是垂体降调节后的低雌激素水平导致发生围绝经期改变，以及黄体功能不足，OHSS 的发生率增加，Gn 用量、时间和费用均增加，治疗时间长。

2. GnRH-a 短方案

GnRH-a 短方案是利用 GnRH-a 的激发作用，通常月经周期第 2 天开始使用短效激动剂直至注射 hCG 日，第 3 天开始用 Gn 促排卵。由于 GnRH-a 的激发作用持续几天，短方案中 Gn 促排卵的第 4～5 天监测时 LH 水平仍可能高于基础值。判断是否出现早发 LH 峰时应慎重，需结合孕酮水平进行分析。在卵巢反应正常的人群中，短方案的临床妊娠率低于长方案；现短方案多应用于卵巢反应不良的患者。

3. GnRH-a 超短方案

GnRH-a 超短方案也是利用 GnRH-a 的激发作用，通常月经周期第 2 天开始使用短效激动剂，第 3 天开始用 Gn 促排卵，使用 Gn 的第 4 天停用短效激动剂。超短方案也大多应用于卵巢储备差的患者。

4. GnRH-a 超长方案

GnRH-a 超长方案是月经周期第 2 天注射长效 GnRH-a 全量或半量，28 天后注射第 2 次全量或半量，14 天后根据 FSH、LH 和 E_2 水平，以及卵泡直径和数量启动 Gn 促排卵，或者在首次注射长效 GnRH-a 全量或半量 28 天后，使用短效 GnRH-a 的同时启动 Gn 促排卵。国内还有改良超长方案，即在黄体中期使用长效 GnRH-a 半量，14 天后再肌内注射长效 GnRH-a 半量，再等待 14 天后启动 Gn 促排卵。由于超长方案可能对 LH 抑制较深，需要补充 LH 或用 hMG 启动。其他监测与长方案相同。此方案主要适用于子宫内膜异位症患者或反复着床失败患者，但卵巢储备较少者慎用。

5. GnRH-A 方案

GnRH-A 方案即在卵泡中晚期采用 GnRH-A 抑制提前出现的内源性 LH 峰的 COS 方案，具有使用方便、促排卵时间短、促排卵用药少且无触发效应效应、不会产生囊肿、保留垂体反应性、显著降低 OHSS 发生率等优点。

（1）用药时机：GnRH-A 的用药时机有 2 种方案，①固定给药方案，即在给予 Gn 超促排卵后的第 5～7 天加用拮抗剂；②灵活给药方案，即根据卵泡的大小和 LH 水平加用拮抗剂，一般选择当主导卵泡直径达 14mm 或者 LH≥10mIU/mL 时加用。

（2）拮抗剂剂量选择：目前，第 3 代拮抗剂的规格有 2 种，0.25mg 和 3mg。3mg 剂型注射后如 72 小时后仍未注射 hCG 诱发排卵，需给予第 2 次用药；0.25mg 剂型需每日使用至注射 hCG 日。

（3）LH 添加：在卵泡发育中晚期，当 LH＜1mIU/mL 或高龄（年龄≥38 岁）低反应患者可以考虑加用 rLH 75～150IU/d。

（4）扳机时机及药物：拮抗剂方案的扳机时机与普通长、短方案相同，首选药物为 hCG 肌内注射 5000～10000IU，如果出现多个卵泡发育，有 OHSS 发生高风险时，可以使用 GnRH-a 0.1～0.2mg 联合小剂量 hCG

（1000～1500IU）诱导卵泡成熟。

（三）临床应用

1. 卵巢正常反应人群

卵巢正常反应的定义或者诊断，尚无共识或者指南。目前主要根据年龄、卵巢储备功能及既往促排卵周期中是否存在卵巢低反应或高反应史，综合评价卵巢是否属于正常反应。单纯输卵管因素或/和男性因素不孕女性为卵巢正常反应人群。预测卵巢正常反应的指标：①年龄＜35岁；②卵巢储备功能正常 [1.0～1.4ng/mL＜抗米勒管激素（AMH）＜3.5～4.0ng/mL，AFC为7～14个，基础FSH＜10IU/L]；③既往无卵巢低反应或高反应的IVF周期取消史。治疗方案：正常反应患者COH的目标是提高卵子质量，尽可能获得最佳的IVF结局。最合适的获卵数目为5～15个，卵子成熟率高、质量佳能够获得较好的IVF临床结局。

（1）GnRH-a长方案：在正常反应人群中的治疗结局优于其他常规促排卵方案及微刺激方案，其获卵数、临床妊娠率和持续妊娠率显著增加。有利于卵泡生长发育的同步化，可增加高质量卵子数目及提高子宫内膜容受性。Gn启动剂量可以根据年龄、卵巢储备功能指标（AMH、AFC和基础FSH）、体重指数（BMI）等个体化制定。促排卵过程中，可以监测卵泡大小及血清E_2、FSH、LH、孕酮（P）水平，判断卵泡生长发育情况，及时调整Gn使用类型和剂量。

（2）GnRH-A方案：拮抗剂方案在正常反应人群中亦是有效的促排卵方案。其与激动剂长方案的妊娠结局相似。拮抗剂方案由于用药时间短、简单方便、患者治疗费等负担轻、依从性好，越来越受到青睐。

2. 卵巢高反应人群

卵巢对Gn刺激异常敏感，多卵泡发育，OHSS发生的风险增加，并且超生理量的甾体激素环境可能损害胚胎质量和子宫内膜容受性，影响妊娠结局。卵巢高反应的常见诊断标准为：①超促排卵周期取卵数目＞15个或由于卵泡发育过多取消周期；②超促排卵后发生中/重度OHSS；③超促排卵过程中检测到直径＞12～14mm的卵泡数＞20个；④超促排卵过程中发生E_2＞5000pg/mL。卵巢高反应的常见人群为PCOS患者、年轻且低BMI患者。预测卵巢高反应的指标：①年龄：年轻女性高反应者多，一般＜35岁；②卵巢的AFC（数目、大小、均一度）：一般AFC＞20为高反应人群；③激素水平（基础 FSH、基础 AMH、抑制素 B）：AMH＞4.5ng/mL 预测高反应的假阳性和假阴性率均较低；④月经周期：月经周期长的稀发者发生高反应的概率大，曾有研究者设计预测高反应的模型，结果显示用 AFC 联合月经周期一起预测高反应准确率较高；⑤对促排卵药物的反应：在既往的促排卵周期中有多卵泡（直径 12～14mm 的卵泡＞15 个）发育，或采卵数目＞18 个，或既往有 OHSS 发生。常用治疗方案：① GnRH-A 方案：通常 Gn 100～200IU/d 启动，超声监测卵泡生长速度以调节 Gn 用量，主张逐渐增量方案，一次增量 37.5～75.0IU；可用 GnRH-a/ 降低剂量 hCG（3000～5000IU），即 GnRH-a/hCG 降量双扳机，可防止卵巢过度刺激；②不成熟卵体外成熟培养（IVM）方案：减少应用 Gn 的天数，卵泡生长至直径 14mm 采卵、体外培养成熟后行 ICSI；③微刺激方案：CC 联合小剂量 Gn 或 LE 联合小剂量 Gn。

3. 卵巢低反应人群

卵巢低反应（poor ovarian response，POR）是卵巢对 Gn 刺激反应不良的病理状态，主要表现为卵巢刺激周期发育的卵泡少、血雌激素峰值低、Gn 用量多、周期取消率高、获卵少和低临床妊娠率。2011 年欧洲人类辅助生殖协会（ESHRE）组织欧洲对 POR 有较多研究的部分专业人员在意大利的博洛尼亚进行讨论，形成了 POR 诊断的共识标准，至少满足以下 3 条中的 2 条即可诊断为 POR：①高龄（≥40 岁）或存在卵巢反应不良的其他危险因素；②前次 IVF 周期卵巢低反应，常规方案获卵≤3 个；③卵巢储备下降（AFC＜5～7 个或 AMH＜0.5～1.1ng/mL）。如果年龄或卵巢储备功能检测正常，患者连续 2 个周期应用最大化的卵巢刺激方案仍出现卵巢低反应也可诊断；若年龄≥40 岁，有 1 项卵巢贮备功能检查异常，也可诊断为 POR。常见人群：①高龄；②前次超促排卵周期卵巢低反应者；③具有影响卵巢储备和卵巢刺激反应性的获得性或遗传性疾病者，如卵巢手术、盆腔感染、化疗及盆腔放疗、遗传免疫性疾病和环境因素等；④高 BMI 者。其预测指标包括基础 FSH、AFC、抑制素 B、AMH、卵巢体积、卵巢刺激试验，其中，基础 FSH 值、AFC 和 AMH 是评价卵巢储备功能最常用的指标，是敏感性和特异性均较高的 POR 预测指标。常用治疗方案有：① GnRH-a 长方案：对 POR 患者采用降低 GnRH-a 剂量或者在使用 Gn 前停用 GnRH-a 的方案，能够降低取消率，提高获卵数和胚胎数，从而使妊娠率有升高的趋势；② GnRH-a 短方案：此方案更有效地提高了早卵泡期的募集作用，减少了垂体的过度抑制，但是大量资料显示其临床结局不优于长方案和拮抗剂方案；③ GnRH-A 方案：此方案可减少 Gn 用量和缩短 Gn 用药时间，但 IVF 结局无统计学意义上的改善；④微刺激方案、改良自然周期和黄体期促排卵方案：对于一般低反应者可先尝试常规 COS 方案，失败后再逐步尝试微刺激和自然周期方案；而对于极低反应者，可直接进行微刺激或自然周期。

总之，没有绝对有效和最理想的方案，对于 POR 人群，需要准确评估卵巢储备功能后选择个体化的促排卵方案。

4. 卵巢慢反应人群

卵巢慢反应（suboptimal ovarian response，SOR）指在固定剂量 FSH 治疗初期，卵泡募集和激素水平正常，在周期第 7～10 天继续给予相同剂量的 FSH，血清 E_2 水平及卵泡无明显增长。具体表现为卵泡刺激的第 6～8 天没有直径＞10mm 的卵泡；卵泡刺激第 6 天 E_2＜179.51～199.46pg/mL；卵泡发育缓慢，由直径增长 1～2mm/d 减缓至 3 天内增长＜2mm。降调节后垂体抑制过深，而患者又缺乏内源性 LH 是 SOR 的主要原因；卵巢储备不足、携带 LH 变异体、GnRH-a 剂量过大等也是慢反应的成因。SOR 人群的处理包括：①增加 FSH 剂量：当应用固定剂量 FSH 刺激到第 8 天仍无优势卵泡或 E_2 水平很低时，应加大 FSH 用量；但也有研究表明，单纯增加 FSH 用量并不能改善患者内源性 LH 极度缺乏的状态；②添加外源性 LH：早卵泡期 LH 作用于卵泡膜细胞，通过促进雄激素合成使颗粒细胞产生 E_2 增加，其增加可增强颗粒细胞对 FSH 的敏感性，从而改善卵巢反应性，添加剂量 75IU/d 便可达到满意效果；③进入周期前预处理：如果选择 GnRH-a 垂体降调节长方案，可考虑应用半量长效针剂甚至 1/4～1/3 剂量，以防止对垂体抑制过深；当 LH＜1.0mIU/mL 时，也可考虑适当后推 Gn 使用时间，还可考虑启动 Gn 时即应用含有 LH 成分的制剂；④选用非降调节周期促排卵治疗：当患者存在 SOR 病史甚至不良促排卵结局时，可以考虑更改方案，但临床结局是否可能改善仍需进一步探讨。

（四）预处理及辅助治疗

1. 口服避孕药

推荐用于月经不规律、卵巢功能性囊肿、卵巢高反应及 GnRH-a 长方案前的预处理。目前国内常见的用法是促排卵前 1 个月经周期 3～5 天开始口服避孕药 1 片 /d，用药 21 天。若是长方案，则后 5 天叠加应用 GnRH-a 降调节。

2. 二甲双胍

推荐用于糖耐量异常和 IR 进行助孕的患者。目前国内较为常用的剂量是 1500mg/d（500mg，tid），糖耐量异常和 IR 改善后再进行助孕治疗。尚无证据表明早孕期服用二甲双胍增加子代畸形的发生率，但仍建议确认妊娠后停用二甲双胍。

3. 脱氢表雄酮

部分研究认为，脱氢表雄酮（DHEA）的应用可以改善卵巢储备、提高自然及 ART 妊娠率、降低流产率。主要用于以下患者：①卵巢反应不良；②卵巢早老化（premature ovarian aging，POA）和卵巢储备功能减退（diminished ova-rian reserve，DOR）；③卵巢早衰（premature ovarian failure，POF）。

建议至少在 IVF 之前 6 周补充 DHEA，国外通常的推荐用量为 25mg，每天 3 次，1～2 个月后复查睾酮水平，根据用药期间激素检测及患者的耐受情况进行调整。

4. 重组人生长激素

生长激素（growth hormone，GH）调节生殖过程的作用机制包括：①促进甾体激素和配子的生成；②促进雄激素向雌激素转化；③增加颗粒细胞对 Gn 的敏感性而促进卵泡发育；④增加 LH 的作用，促进小卵泡发育，抑制卵泡闭锁。主要用于 GH 缺乏、卵巢反应不良、反复着床失败及高龄患者。GH 通常与促排卵药物同时应用或在促排卵前一周期的黄体中期开始应用，用量为 2～8IU/d，至 hCG 注射日停药。对无卵巢反应不良史的患者应用 GH 无明显优势。

总之，促排卵药物要在各种方案的基础上个体化应用，选择对患者最有益处且并发症少的方法。

第六节 胚胎显微操作技术与植入前遗传学检测

目前常用于体外受精 – 胚胎移植临床治疗的胚胎显微操作技术主要包括卵胞质内单精子注射、辅助孵化、囊胚人工收缩及胚胎活检。与胚胎活检技术同时应用的是植入前遗传学检测。目前应用的胚胎活检技术主要是在囊胚阶段从滋养层取出 3～10 个细胞，然后根据遗传检测中心的要求将活检的细胞送到该遗传检测中心做植入前遗传学检测（preimplantation genetic testing，PGT）。目前 PGT 主要包括以下 3 种技术：第一种是可以检测 23 对染色体数目是否异常的植入前非整倍体检测（preimplantation genetic testing for aneuploidy，PGT-A），第二种是可以检测是否带有显性或隐性单基因遗传病的植入前单基因遗传病检测（preimplantation genetic testing for monogenic gene disease，PGT-M），第三种是可以检测胚胎染色体平衡易位的植入前染色体结构重排检测（preimplantation genetic testing-structural rearrangement，PGT-SR）。以上技术的详细介绍如下：

一、卵胞质内单精子注射（intracytoplasmic sperm injection，ICSI）

卵胞质内单精子注射是人为帮助精子穿入卵子而达到体外受精目的的显微操作方法，用一根毛细玻璃针将单个精子直接注射入卵母细胞胞浆。这个方法使不具备体外或体内受精能力的精子或极度少精者有机会使卵子在体外受精。此法对于单纯卵子质量问题导致不能正常受精的情况通常无明显成效，但是对于无精子症、极度少精子症、精子活力低下、严重畸形精子症及精子功能异常而不能穿入卵子使其受精的男性不育症是有效的体外受精方法。

（一）适应证

以下情况建议使用卵胞质内单精子注射进行体外受精：

1. 活精子数量少得不足以施行常规体外受精。

2. 严重畸形精子症。

3. 精子功能异常、不具备结合或穿入卵子使其受精的能力。

4. 抗精子抗体阳性以至于不能结合卵子使其受精。

5. 不明原因的常规体外受精失败或受精率低。

6. 经过冷冻解冻后活精子数量不足以用来施行常规体外受精。

7. 男性生殖道非修复性阻塞，需要手术从睾丸或附睾获取精子。

8. 植入前胚胎需要用聚合酶链反应（PCR）进行单基因遗传病检测时，有的基因检测中心会要求使用 ICSI 以避免胚胎活检时可能发生的精子 DNA

或颗粒细胞 DNA 污染。

（二）操作过程

采集的卵子要用透明质酸酶（hyaluronidase）处理以去除卵子周围的颗粒细胞。采集的精子要通过离心法、上游法或膜渗透法分离出高活动力且形态相对较好的精子供 ICSI 使用。成熟卵子在采集 2～6 小时后进行 ICSI 受精。ICSI 操作时，卵子被负压吸附固定于一侧的固定微管上，用另一侧的显微注射针选择品质较好的精子，并用针尖摩擦精子尾部，使其失去活动力，并且使精子膜发生变化，随即将经过上述"去活动力"的精子吸入注射针的尖端，刺破透明带及卵母细胞膜，将精子注入卵子胞浆内。这个过程应在培养条件下进行，尽量做到快速、准确，避免温度、酸碱度及渗透压的变化超出正常范围。注射精子时尽量从距离第一极体较远的角度进入卵子以保护纺锤体结构（卵子纺锤体结构在卵子刚成熟后通常还在释放出的第一极体的附近），并且要保证卵膜被真正刺破，尽量避免吸力过大而剧烈搅动胞浆、破坏细胞骨架。ICSI 完毕后立即将卵子转移到培养盘中放回培养箱继续培养。

（三）应用现状

自首例 ICSI 后代在 1992 年诞生以来，ICSI 已成为在临床广泛应用的有效辅助生殖技术之一，与常规体外受精相比，ICSI 具有较高且稳定的受精率，并且在胚胎体外发育、临床妊娠率及后代出生率和健康方面，ICSI 均至少达到了与常规体外受精结果可比甚至更高的水平。ICSI 的平均受精率为 75% 或更高（受精率在 50%～100% 范围内均属正常）。不是所有卵子都可以承受 ICSI 过程的，有 1% 或更高比例的卵子在 ICSI 后会退化死亡，并非因为不当操作引起。

常规 ICSI 时显微操作人员会挑选形态和活动力都正常的精子，如果使用含有玻尿酸滴液膜的器皿对精子进行进一步挑选后再进行 ICSI，则称为经透明质酸选择的生理性卵胞质内单精子注射（physiologic, hyaluronan-selected intracytoplasmic sperm injection，PICSI）。PICSI 的过程是使用含有玻尿酸滴液膜的器皿，将精子添加到玻尿酸滴液膜上，成熟合格的精子会固定到玻尿酸上，在考量精子形态学和活动力的基础上，加上精子是否能与玻尿酸膜结合进行挑选。其理论依据是玻尿酸是存在于卵膜周围自然发生的蛋白质，自然过程中精子能够使卵子受精的条件是首先能够积极结合固定在卵子周围的玻尿酸蛋白上。有些关于 PICSI 的研究也表明，能够结合固定在玻尿酸蛋白上的精子通常是 DNA 完整性更高的。虽然 PICSI 有一定的理论依据，但是在临床应用上，与常规 ICSI 相比，PICSI 的效率并没有显著提高，所以目前临床最常用的还是 ICSI 技术。PICSI 只建议用在以下情况：

1. ICSI 治疗时受精率低或胚胎质量差。

2. 有反复流产史。

3. 精子 DNA 碎片率高。

自 20 世纪 90 年代初引入 ICSI 技术以来，随着时间的推移，该技术在男性因素不育夫妇中的使用明显增加。同时，ICSI 也越来越多地被用于没有男性因素不孕症的患者。尽管 ICSI 或 PICSI 能够有效提高卵子体外受精率，但基于它本身排除了精子自然穿入卵子的过程，而且是人为、机械地将精子注入卵子胞浆，人们始终担心它是否是一种足够安全的技术。根据美国国家辅助生殖技术中心监测系统对 1996—2012 年 ICSI 数据的统计，部分研究结果表明，与传统 IVF 相比，ICSI 与染色体异常、孤独症、智力障碍和先天缺陷风险的增加有关。这些增加的风险也可能受到不孕症本身的影响。ICSI 还增加了体外受精－胚胎移植的治疗成本，使其治疗费用高于传统 IVF-ET。虽然有以上的认知，但到目前为止，尚没有足够数据显示 ICSI 与后代畸形或健康问题直接相关，所以 ICSI 和 PICSI 在体外受精－胚胎移植治疗中仍被广泛、谨慎地应用。

二、辅助孵化（assisted hatching，AH）

胚胎必须从透明带中孵化出来才可能与子宫内膜接触而着床。一般认为体外培养过程，以及卵子或胚胎冷冻解冻过程可能在一定程度上使透明带"硬化"而阻碍胚胎的正常孵化。也有研究显示辅助孵化有利于提高胚胎着床率，尤其对于年龄大的女性及胚胎质量差的患者。辅助孵化一般在胚胎移植之前进行，其方法包括使用化学手段［如酸性台氏液（acidic Tyrode's solution）］部分溶化透明带而打开一个缺口，或使用显微机械法将透明带用显微"针"划开一个十字口，或使用激光法将透明带打开一个缺口，从而帮助胚胎从透明带缺口孵化出来，促进胚胎着床。辅助孵化技术目前最常用的方法是激光法。

（一）适应证

通常认为胚胎辅助孵化技术对于年龄较大的妇女，或发育质量差的胚胎，或经过冷冻－解冻的胚胎或卵子，可以提高胚胎着床的成功率，但是此项技术究竟在何种程度上有效还存在广泛争议。如果操作准确，该技术本身是不会对胚胎造成伤害的。理论上讲，辅助孵化应能起到促进胚胎着床的作用。目前通常在以下情况下建议使用辅助孵化技术：

1. 卵子供体的年龄在 35 岁以上。

2. 透明带厚度超过 17μm。

3. 其他透明带畸形，包括双层透明带、形状异常等。

4. 胚胎有 20% 或更高占比的细胞碎片。

5. 有两次以上不明原因的体外受精失败。

6. 总体上胚胎发育或卵子质量不理想。

7. 卵巢功能低下。

8. 卵子或胚胎经过了冷冻－解冻。

（二）操作过程

将胚胎用负压固定在一侧的固定微管上，尽量选择透明带与胚胎间隙较大的位置进行操作，在透明带上打开一个 30μm 左右的缺口。可以用装有酸性台氏液的显微玻璃管在透明带上小心地溶化掉部分透明带，随后立即吸回多余的酸液，同时立即将胚胎移开刚刚操作过的位置，以尽量避免胚胎微环境酸碱度变化过大；也可以用激光法在透明带上打开一个大小相似的缺口，或者用显微针在透明带上划一个十字口。无论使用哪种方法进行辅助孵化，其操作都要在培养条件下进行，且应做到快速、准确，把胚胎微环境的变化尽可能控制在最小范围。

如果操作准确无误，上述方法都是对胚胎无损伤的，但若操作不当，损伤胚胎或影响胚胎后期发育是可能发生的。同时，有报道认为胚胎辅助孵化技术似乎增加了同卵双胎的概率。另一个与辅助孵化技术相关的问题是，经过辅助孵化后，胚胎可能在移植过程中的压力下从开口处被挤压出来，甚至被损坏，因此，在操作透明带已有开口的胚胎时要特别小心、轻柔。另外，处在分裂期的胚胎，如果透明带有破口，可能影响冷冻－解冻的存活率，因此，对于需要冷冻保存的胚胎，最好等到囊胚阶段再进行辅助孵化或冷冻。

三、囊胚人工收缩（blastocyst artificial collapse）

由于膨胀囊胚中过多的囊胚腔液在胚胎冷冻过程中易形成冰晶，可能对胚胎造成伤害而降低冻融后胚胎的存活率，因此，在玻璃化冷冻之前通过使囊胚塌陷来减少囊胚腔液是一种正在探索的提高冷冻保存囊胚成功率的途径。一些研究数据表明，囊胚人工收缩与解冻后激光辅助孵化相结合，可显著提高临床妊娠率和着床率。可以在室温（24±2）℃下，在囊胚冷冻或囊胚活检前 10 分钟内，采用机械方法或激光方法诱导囊胚腔的人工收缩。在囊胚活检前将囊胚人工收缩，增加透明带 – 胚胎间隙，使囊胚滋养层细胞活检变得更容易操作。

（一）机械方法的囊胚人工收缩

用固定针稳定囊胚，把内细胞团（inner cell mass，ICM）转到 12 点或 6 点方向。使用 ICSI 注射针从滋养层细胞数量最少的区域刺穿膨胀的囊胚。针刺入囊胚腔抽吸出一些囊胚腔内的液体，使囊胚立即收缩。这种方法较激光方法繁琐，但是可以很好地控制囊胚人工收缩的程度。

（二）激光方法的囊胚人工收缩

使用激光系统将一束激光脉冲射击一个滋养层细胞或两个滋养层细胞的连接处，射击的位置要尽量远离 ICM 的位置。大多数囊胚会在几分钟后实现完全收缩或部分收缩。激光方法操作简单，是目前最常用的囊胚人工收缩方法之一，但是有时不能很好地控制囊胚人工收缩的程度。

四、胚胎活检（embryo biopsy）

胚胎活检是从植入前胚胎中取出几个细胞来做遗传学检测，从而为医生提供胚胎的遗传信息，以帮助选择"正常"胚胎进行移植，以此来最大程度地提高体外受精 – 胚胎移植的成功率、降低流产率。早期胚胎活检技术采用第 3 日卵裂球活检结合 FISH 技术，最多只能取出 1~2 个细胞（即使如此，活检细胞数也已经占了整个胚胎细胞数的 12.5%~25%），只能有限地筛查部分染色体，总体临床效果不佳，甚至降低了妊娠率及活产率。之后采用第 5 日 / 第 6、7 日（D5/D6、D7）囊胚滋养外胚层（trophectoderm，TE）细胞活检，可以在对胚胎伤害最小的情况下轻易取出 3 个或更多的细胞，用基因芯片或者其他技术进行全染色体筛查，临床效果显著。目前，囊胚滋养外胚层细胞活检已经被常规用于体外受精 – 胚胎移植临床治疗中。活检时可以用激光（如 Hamilton Thorn 的 Lykos 或 Zylos）在胚胎透明带上打开一个小孔，同时诱发囊胚人工收缩，随即用胚胎活检针从小孔进入透明带，吸出部分胚胎滋养外胚层细胞，用激光脉冲分离出 3～10 个细胞（不同遗传检测中心所需要的细胞数有所不同）。也可以在胚胎发育的第 3 天用激光在胚胎透明带上打开一个小孔，待胚胎发育到囊胚阶段时就会有些外围细胞从小孔处溢出来，使活检可以在透明带外围操作。将活检后的胚胎玻璃化冷冻保存，活检的细胞则按照遗传检测中心的程序要求送检。由于对滋养外胚层细胞进行胚胎活检时可以轻易地得到细胞数较多的样品供遗传分析，使遗传检测结果有更高的准确性。

值得一提的是，近年来最新研究提出了以对人类胚胎培养液和囊胚腔液中的游离 DNA 进行无细胞的 DNA 遗传分析取代对胚胎活检得到的细胞样品的遗传分析。这种方法可以避免具有侵入性的胚胎活检技术，也避免了通过对一小部分胚胎细胞的遗传分析来诊断整个胚胎。通过对从整个胚胎游离出来的 DNA 做遗传分析来评价胚胎会更加全面。目前这项技术已经开始被尝试性地应用于临床，初步取得的结果令人振奋，但相关技术总体还不成熟，可靠性也还需要进一步验证。我们相信随着相关技术的不断发展、完善，无细胞 DNA 遗传分析一定会成为基于胚胎活检的植入前遗传学检测的理想替代方案。

五、植入前遗传学检测（preimplantation genetic testing，PGT）

胚胎植入前单基因遗传病检测（preimplantation genetic testing for monogenic gene disease，PGT-M）的临床应用开始于 20 世纪 80 年代中期，最初的应用是通过确定性别以阻断 X 连锁遗传病在家族中的遗传。1992 年，Handyside 等报道了第一例运用 PGT-M 技术后出生的不受影响的后代。此后，对单基因遗传病患者进行 PGT-M 在临床上常规应用是没有争议的，但对于植入前非整倍体检测（preimplantation genetic testing for aneuploidy，PGT-A）在临床上的常规应用仍存在一些争议。1996 年，Verlinsky 等报道了第一例 PGT-A 婴儿的成功降生。2017 年，国际不孕不育与生育护理词汇将胚胎植入前遗传学检测称为 PGT，其中 PGT-A 是对植入前胚胎染色体数目异常的筛查，PGT-M 是对植入前胚胎单基因遗传病的筛查，PGT-SR 是对植入前胚胎染色体结构异常（包括易位、倒位、重复、插入、缺失重排等）的筛查。

目前 PGT-A 和 PGT-M 已经被广泛应用于体外受精－胚胎移植的临床治疗中。PGT 通常需要在植入前对胚胎进行活检，临床上常在囊胚阶段对滋养外胚层细胞进行胚胎活检。根据基因检测中心的要求，把活检取出的3～10 个滋养层细胞装到小安瓿瓶里送检。同时将经过活检后的胚胎立即或稍作培养后进行玻璃化冷冻保存。5～10 个工作日后，根据 PGT 结果，可以选择"健康"胚胎进行冷冻－解冻胚胎移植。

（一）植入前遗传学检测的局限性

PGT-A 适用于 35 岁以上妇女，或曾流产 2 次以上，或多次体外受精－胚胎移植治疗失败，或有染色体异常或染色体转位家族史，或想要避免胎儿染色体数目异常的患者。PGT-A 的局限性在于它主要用于检测染色体数目是否异常，无法检测单基因遗传病，如地中海贫血、脊髓性肌萎缩、血友病等。随着人工智能的应用，PGT-A 在一定程度上有可能检测出微小片段基因变化、染色体重组、染色体倒位、单亲二倍体（UPD）、多倍体、单倍体、低比例嵌合体等染色体异常。

PGT-M 适用于患有可以被诊断的、已知的、可设计制作出基因探头的单基因遗传病的患者或携带上述单基因遗传病基因的准父母。它可以帮助避免将遗传病传给下一代。对于带有显性或隐性单基因遗传病的夫妻，在孕育下一代时，有 50% 或 25% 的概率生下有相同遗传病的小孩，如地中海贫血、脊髓性肌萎缩、血友病及强直性脊柱炎等。为避免将这些单基因遗传病传给下一代，需要先采集父母的血液检测，由分子遗传实验室确认具体缺陷基因的位点，设计并制作相应的基因探针（大概需要 1 个月），然后才可以有针对性地对胚胎活检的细胞做基因检测。根据基因检测的结果，选择不带有致病基因或只携带隐性致病基因的胚胎进行冷冻－解冻胚胎移植，以避免相同单基因遗传病遗传给下一代。PGT-M 的局限性在于它对未检测的突变基因、非家族性遗传病、染色体微小片段缺失、染色体数目异常等遗传病无法检测。

在临床应用上，一次胚胎活检通常可同时做 PGT-A 和 PGT-M。但由于 PGT-A 和 PGT-M 的局限性，即使移植了经过 PGT 判定为"正常"的胚胎而怀孕，仍然建议孕妇做绒毛膜穿刺检查或羊膜穿刺检查，以再确认胎儿是否正常。

（二）植入前非整倍体检测临床应用的争议

PGT-A 在体外受精－胚胎移植临床治疗中的广泛应用一直存在争议。

2017 年，Gleicher 和 Orvieto 通过系统综述分析，对 PGT-A 的临床应用及五个基本假说提出疑问，并指出 PGT-A 可能对体外受精 – 胚胎移植的总体结果产生负面影响。进行胚胎植入前遗传学筛查（PGS）的假说于 20 多年前被首次提出，表明在移植前去除染色体数目异常的胚胎将提高体外受精剩余胚胎的着床率，从而提高妊娠率和活产率，减少流产率。以下是 5 个基本假设：

1. 大多数体外受精 – 胚胎移植失败是由胚胎染色体结构或数目异常导致。

2. 在胚胎移植之前去除染色体数目异常的胚胎可以提高成功率。

3. 囊胚单一滋养外胚层活检可以代表整个滋养外胚层。

4. 滋养外胚层可以可靠地代表内细胞团（ICM）。

5. 染色体数目异常在胚胎后续发育过程中不会改变，即不会自我修正。

Gleicher 和 Orvieto 同时审查了 455 篇文献，最终同意以 55 篇参考文献为依据，对 PGT-A 的基本临床效用、上述 5 个假设的生物学基础及单一滋养外胚层活检准确评估胚胎染色体数目异常的技术能力提出疑问，并得出 PGT-A 实际上会对体外受精 – 胚胎移植的治疗结果产生负面影响、同时没有影响流产率的结论。此外，由于滋养外胚层中高嵌合率导致的高假阳性诊断率，PGT-A 导致大量正常胚胎被丢弃，如果移植了这些胚胎，仍可能生出染色体数目正常的婴儿。他们发现以上 5 个基本假设都没有得到支持，并提出以下相应的 5 个观点：

1. 必须重新评估胚胎非整倍体（aneuploidy）与体外受精 – 胚胎移植失败的关联，因为滋养外胚层嵌合现象直到最近才被认识到是非常常见的。

2. 在胚胎移植之前可靠地去除假定的非整倍体胚胎似乎是不现实的。

3. 数学模型表明单一滋养外胚层活检不能可靠地代表整个滋养外胚层的信息。

4. 滋养外胚层也不能可靠地反映内细胞团（ICM）的信息。

5. 胚胎可能仍然具有很强的先天修复能力，可以在后续发育中进行自我纠正，而且内细胞团的自我修复能力比滋养外胚层更好。

基于以上观点，他们提出 PGT-A 在体外受精 – 胚胎移植上的临床应用应仅限于研究阶段，因为他们的研究证明 PGT-A 的五个基本假设都是错误的。不过，Gleicher 和 Orvieto 的研究鼓励了医生和患者在没有"正常"胚胎可移植的情况下，可以适当考虑移植那些经 PGT-A 被判断为"不正常"的胚胎。我国必须严格掌握 PGT-A 的临床应用指征，进一步研究 PGT-A 后胚胎发育潜能，把有限的医疗资源用在真正需要的地方。

第七节　配子与胚胎冷冻保存技术

冷冻保存（cryopreservation）是以低温冷冻来维持生命，或更准确地说是使生命活动暂时停止而得以延长生存时间的一种低温生物学。其理论基础是当细胞内外的温度低得足以使细胞分子运动停止时，细胞代谢的各种生物化学过程也会停止。成功的冷冻保存技术必须能够使冷冻状态的生命系统在温度回升至正常时恢复生命活动，并且几乎没有生物化学或结构上的损伤。冷冻保存是体外受精－胚胎移植的重要衍生技术，成功冷冻人类精子、卵子及胚胎使辅助生殖技术得以完善和发展。

一、精子冷冻保存（cryopreservation of spermatozoa）

精子冷冻保存的成功始于 Polge 等在 1949 年意外发现甘油可以成为冷冻保存牛精子的有效冷冻保护剂。随后，以甘油为冷冻保护剂冷冻保存其他哺乳动物精子也相继成功，人精子冷冻保存在 1953 年获得成功。人精子冷冻保存技术的建立具有重要的临床意义，且使辅助生殖技术的应用更为广泛。

（一）临床意义

精子冷冻保存为男性提供了短期和长期保存生殖力的选择。通常以下情况需要冷冻保存精子：

1. 输精管切除术

输精管切除术是一种永久性避孕手段，当男性需要恢复输精管功能时，虽然可以通过手术修复，但是费用高、侵入性强、成效不稳定，而且即使初步修复成功，术后瘢痕组织也可能造成输精管阻塞。因此，许多人会选择在做输精管切除术之前冷冻保存部分精子以备后用。

2. 恶性肿瘤

有些恶性肿瘤（如白血病、睾丸癌等）常在尚未开始生育或完成生育的年轻人群发病，幸运的是，随着诊断及治疗手段的提高，患者的存活率显著提高，但是化学疗法或放射疗法都会严重影响精子的生成，有时甚至可能导致永久不育，患者可选择精子冷冻保存以备后用。

3. 其他

精子冷冻保存还适用于男性精子数量不够时，采取一次或多次冷冻精子富集法而将冷冻－解冻的精子与新鲜的精子混合进行人工授精或体外受精。另外，在男方由于各种原因不能在女方人工授精或体外受精当天提供新鲜精子时，可以预先冷冻保存足够的精子以备后需。

在患者接受昂贵的体外受精治疗时，如果预先冷冻保存足够的精子备用，可以保障在体外受精治疗时因意外情况而没有新鲜精子使用时，至少有冷冻精子可以使用。精子冷冻保存技术也使采精时间更加灵活，男性不必在有时间压力的情况下采精。同时，冷冻精子比新鲜精子更容易运输。精子冷冻保存技术为供体捐献精子提供了方便，是建立精子库的基础。

（二）方法

目前临床上最常用的精子冷冻液是添加了 12% 甘油的冷冻保存液（TEST-yolk buffer，TYB）。冷冻精子具体操作如下：

采集的精样液化后，直接或经过清洗处理后，按体积比 1∶1 缓慢加入精子冷冻液，用冷冻细管或小瓶冷冻分装并标记姓名、时间、代号等，随之迅速降温至 0～4℃。可以用冷冻仪控制降温，将分装好的细管或小瓶装入冷冻仪，从 0℃起以 1℃/min 的速率降温至 –30℃，再以 5℃/min 的速率降温至 –80℃，随后迅速将细管或小瓶投入液氮保存；也可以不用冷冻仪而用液氮蒸气，将分装好的细管或小瓶固定在距离液氮表面 9cm 处停留 15 分钟，然后降至距液氮表面 1.5cm 处停留约 2 小时，随后迅速将细管或小瓶投入液氮保存。

人精子冷冻保存技术已经成为辅助生殖领域的一个常规技术并被广泛使用，有着稳定的冷冻解冻效果。除精子活动力一般会减少 30%～50% 外，与使用新鲜的精子相比，使用经过冷冻、解冻的精子不会影响体外受精－胚胎移植治疗的成功率。

二、卵母细胞冷冻保存（oocyte cryopreservation）

与精子细胞相比，卵母细胞的体积大、含水多，成熟卵子染色体排列有规律、纺锤体极易被细胞内形成的冰晶破坏，因而冷冻卵子相对困难得多。

自人类在 1986 年首例从慢速冷冻－快速解冻卵子经体外受精－胚胎移植获得后代以来，卵母细胞冷冻保存技术开始被广泛关注。在卵母细胞冷冻保存最初应用的十几年里，人们将胚胎冷冻的方法直接或稍加修改地应用到卵母细胞冷冻上，虽然获得了一些成功，但总体效率非常低。直到 1999 年玻璃化冷冻（vitrification）技术在人卵母细胞冷冻上获得成功后，卵母细胞冷冻的效率相比慢速冷冻（slow freezing）有了突破性提高。随着玻璃化冷冻－解冻液和冷冻载具在全球范围内商业化，卵母细胞冷冻保存已经成为体外受精－胚胎移植中一项常规技术在临床中应用。目前，使用冷冻卵子的体外受精－胚胎移植的养囊率已经可以达到与使用新鲜卵子相似的水平。越来越多的健康女性选择冷冻卵子以保持生育能力。虽然冷冻卵子已经开始被广泛应用于临床，但仍需大量临床数据及随访数据来跟踪冷冻－解冻卵子出生后代的发育情况。从有限的 6 年随访数据中还没有发现由冷冻卵子出生的儿童群体有任何异常。

（一）临床意义

卵母细胞冷冻保存具有重要的临床意义，主要表现在以下几个方面：

1. 为建立卵子库提供了基础，卵供体可以在方便的时间取卵进行冷冻保存。

2. 为想要延迟生育的妇女提供了冷冻保存卵子的机会。

3. 为需要接受治疗的癌症或其他疾病患者提供了冷冻保存卵子的机会。

4. 由于宗教信仰而拒绝冷冻或丢弃多余胚胎的患者，可以选择冷冻多余卵子。

5. 由于意外原因采集卵子后却必须终止治疗的患者，可以先将卵子冻存起来。

（二）方法

卵子的慢速冷冻法虽然经过改进获得了一定的成功，但其效率、稳定性和方便程度远不如玻璃化冷冻，玻璃化冷冻已成为卵母细胞冷冻保存的常规方法。玻璃化是一种介于液态与固态之间的状态，在这个状态下没有晶体结构的存在，这样可以避免冰晶对细胞内结构的破坏。玻璃化冷冻液含有高浓度的冷冻保护剂，可以在短时间内置换掉细胞内的水分，经快速降温（从室温直接将卵子载具浸没在液氮里），使细胞内外的液体进入玻璃化冷冻状态。玻璃化冷冻液包括两步液体，第一步是平衡液，包括 7.5% 二甲基亚砜（DMSO）、7.5% 乙二醇（ethylene glycol）和含有 20% 血清蛋白的 N-2-羟乙基哌嗪 –N′-2- 乙磺酸（HEPES）缓冲培养液；第二步是玻璃化冷冻液，包括 15% DMSO、15% 乙二醇、0.5mmol 蔗糖和含有 20% 血清蛋白的 HEPES 缓冲培养液。平衡过程中将卵子经两步从培养液进入平衡液，之后将卵子在平衡液里再平衡 8～12 分钟，然后将每 1～3 个卵子同时转移到第二步玻璃化冷冻液中，10 秒钟后，开始操作卵子，使其充分在玻璃化冷冻液中平衡，然后将卵子及其携带的极少量液体装在冷冻载具上，立即投进液氮中。从卵子进入第二步玻璃化冷冻液到浸入液氮中需要在 1 分钟内完成。

三、胚胎冷冻保存（embryo cryopreservation）

继人类第一例冷冻解冻胚胎移植在 1983 年获得成功后，胚胎冷冻保存就成为了体外受精 – 胚胎移植中一项非常重要的衍生技术。这项技术的临床应用可以把多余的胚胎冷冻保存起来。人胚胎冷冻也经过了慢速冷冻为主的时期，随着玻璃化冷冻液和冷冻载具的商业化，玻璃化冷冻已经取代了慢速冷冻，成为目前临床应用的主要胚胎冷冻方法。

（一）临床意义

随着超促排卵技术在体外受精 – 胚胎移植中的应用，一次治疗周期有时会得到 10 个以上，甚至 20 个成熟卵子，继而得到多于可以一次移植完的胚胎。如果没有胚胎冷冻保存技术，未能移植的胚胎会因为不能被保存而遭到浪费，胚胎冷冻保存技术的成功应用避免了浪费多余的胚胎，这个意义非常重大。患者在一次新鲜胚胎移植后，还可以利用冷冻保存的多余胚胎做 1 次或多次的冷冻胚胎移植，提高了一次体外受精治疗的效率、增加了妊娠的机会。目前，早期人胚胎可以成功地在不同发育阶段被冷冻，而囊胚期胚胎冷冻技术的建立为囊胚期胚胎移植提供了方便，因而对减少移植胚胎数目继而降低多胎妊娠概率起到了积极的推动作用。同时，如果在体外受精治疗过程中出现意外情况，以致患者无法接受胚胎移植时，可以通过胚胎冷冻保存技术，将胚胎保存以备后用。同样，对于癌症或其他疾病患者，在开始接受治疗前，也可以通过体外受精获得胚胎，然后将胚胎冷冻保存以备后用，为患者保留了日后生育的希望。

（二）方法

目前，临床常用的胚胎冷冻法主要包括两种——慢速冷冻法和玻璃样化冷冻法。这两种方法都可以对处于不同发育阶段的胚胎 [包括原核期胚胎（受精卵）、分裂期（二细胞至八细胞期）、桑椹胚期和囊胚期] 进行冷冻。由于玻璃化冷冻胚胎存活率可以达到 90% 以上，所以其已经取代了慢速冷冻，成为临床上体外受精治疗中胚胎冷冻的常规方法。

1. 慢速冷冻

包括以丙二醇（propanediol，PROH）为冷冻保护剂和以甘油（glycerol）为冷冻保护剂的慢速冷冻法。这两种方法的冷冻、解冻溶液都含有 20% 的血清蛋白。以 PROH 为冷冻保护剂的方法适用于原核期胚胎和分裂期胚胎的冷冻；以甘油作为冷冻保护剂的方法适用于囊胚期胚胎的冷冻。慢速冷冻需要有胚胎冷冻的仪器，其过程长达 2 小时甚至更长。囊胚冷冻的胚胎成活率只有 70%～80%。

2. 玻璃化冷冻

由于玻璃化冷冻胚胎成活率可以稳定保持在 90% 以上，而且不需要冷冻仪器，过程也非常快速简单，再加上胚胎玻璃化冷冻液及冷冻载具的商业化，使其取代了慢速冷冻而成为了常规胚胎冷冻方法，被广泛应用于体外受精临床治疗中。胚胎玻璃化冷冻液和卵子玻璃化冷冻液是一样的，其冷冻方法也几乎一样，只是胚胎玻璃化冷冻的第一步平衡更加简单，只需要把胚胎直接移入平衡液即可，6～10 分钟后再移入玻璃化冷冻液中，然后将胚胎装到冷冻载具上 1 分钟左右直接投入液氮。解冻液和解冻过程与卵子解冻没有区别。解冻后的胚胎可放入培养液，在 37℃、7% CO_2、5% O_2 培养箱中培养 2～4 小时直至胚胎移植。

第八节　影响体外受精－胚胎移植成功率的因素

体外受精－胚胎移植的最终目的是使患者成功怀孕并生产，这是一个环节很多、影响因素复杂的过程。只有把可能影响体外受精－胚胎移植的因素都考虑周全，才能明确从哪些方面努力以提高成功率。现将影响体外受精－胚胎移植成功率的因素总结如下：

一、女方年龄或卵子供体的年龄

通常来说，女方年龄在 24～34 岁时，生育力是最旺盛的。当女方年龄到了 40 岁，成功率就会明显下降。

二、卵子、精子和胚胎的质量

卵母细胞、精子细胞和胚胎的质量也取决于本节所列出的其他因素。女方年龄、卵巢储备和刺激方案等都会影响卵子和胚胎的质量。如果男方精子质量差，那么治疗的成功率也会受到影响。

如果女方由于年龄或其他因素造成卵子质量受到影响以至于没有合格卵子可用时，使用供体卵子就不得不成为一种选项，以增加成功的概率。

三、既往妊娠史

通常有成功妊娠史者接受体外受精－胚胎移植治疗妊娠的概率会相对更高。有多次流产史和与生育相关的病史者，可能意味着其体外受精－胚胎移植治疗的难度更大。与生育相关的问题包括子宫异常、卵巢功能障碍、长期被不孕症困扰等。

四、控制性卵巢刺激方案

医生应根据患者的情况确定适当的超促排卵方案，如药物的种类、用药的方式及给药的时间等。超促排卵需要在密切监控下调整药量和用药时间，才能达到取得最多成熟卵子的目的。

五、子宫或子宫内膜对胚胎的容受性

即使有了质量好的胚胎，如果没有健康的子宫或子宫内膜来接受胚胎，胚胎也不能顺利着床，或者即使着床了也容易出现流产，如子宫内膜厚度不够、有免疫排斥因素等。

六、胚胎移植

胚胎移植程序是整个辅助生殖过程中最重要的环节之一。有了良好的胚胎和子宫，还需要完善的胚胎移植才能给胚胎着床的机会。如果胚胎移植的时机不对，或胚胎移植在子宫的位置不对，或胚胎移植过程中损伤了子宫内膜引起出血，都会影响成功率。

七、患者的生活方式

患者的生活方式决定了是否能为胚胎着床发育创造一个健康的环境，患者应在取卵手术前至少 3 个月停止吸烟和饮酒。研究表明，吸烟和饮酒会降低体外受精－胚胎移植的成功率。同时，患者也应该注意休息和保持规律的作息。

八、体重

体重应保持在健康范围内。已有数据表明肥胖会导致影响生育的生殖激素分泌紊乱，有可能成为造成不孕的直接因素，所以患者应该通过控制饮食和增加运动，维持体重在健康范围内。

九、实验室培养环境

很多因素固然取决于患者，但胚胎实验室是否能提供一个好的培养环境从而最大限度保护卵子、精子及胚胎本身蕴藏的生命力，也是影响成功率的重要因素。因此，胚胎实验室要有细致、全面的质量监控，以确保各环节不出纰漏。如果出现问题可以及时发现，并及时加以修正。

第九节　体外受精－胚胎移植并发症

体外受精－胚胎移植可能发生的并发症归纳如下：

一、卵巢过度刺激综合征

有些患者在体外受精－胚胎移植治疗过程中可能发生卵巢过度刺激综合征（ovarian hyperstimulation syndrome，OHSS）的并发症，其症状包括卵巢疼痛肿胀，并可能导致卵巢囊肿。在极少数情况下还可能有卵巢痉挛、卵巢供血阻断，或者导致血块产生。在最严重的情况下，患者需要住院治疗以减轻 OHSS 的症状。

二、对生殖激素类药物的不良反应

某些患者可能对在体外受精－胚胎移植治疗过程中使用的生殖激素类药

物产生一些不良反应。这些反应大部分是轻微的，如轻度腹胀、乳房胀痛、情绪波动、潮热、便秘、头痛等。由于注射药物而产生的不良反应还包括注射处酸痛或瘀伤。

三、取卵手术和胚胎移植并发症

经阴道壁穿刺取卵手术可能引起腹痛或出血，罕见的并发症有感染及对周围脏器的损伤，还可能出现阴道分泌物变化，包括手术后有少量透明或带血分泌物等。如果使用麻醉还可能出现麻醉并发症等。一些学者认为胚胎移植本身的风险很低，这些风险主要随着激素刺激的增加而增高，如可能出现血凝块阻塞血管。

四、异位妊娠及流产

一些证据表明，与体外受精相关的、高于平均风险的并发症是宫外孕。如果发生宫外孕，受精卵会被阻留在输卵管内。这时，发育中的胚胎必须通过手术取出，以防止进一步出现威胁生命的并发症。流产风险与自然受孕时面临的风险大致相同。

五、多胎妊娠

胚胎移植的最大风险是多胎妊娠。当1个以上的胚胎被移植到患者的子宫内，患者可能生出双胞胎，甚至三胞胎。多胎妊娠一般会给怀孕中的母亲和发育中的胎儿带来高风险，包括严重的多胎妊娠并发症，如流产、妊娠毒血症、死产、先兆子痫、早产和出生缺陷等，这在 IVF 妊娠中比自然受孕更常见。当前常规的做法是每次移植 1 枚经基因检测确定为正常的冷冻胚胎，这样这类风险会大幅度降低。

六、严重的需要立即告知医生的并发症

一些不能被忽视的、需要立即告知医生的并发症包括骨盆疼痛、尿血、阴道大量出血、发热超过 38℃等。

七、治疗屡次失败导致的抑郁症

经过反复尝试体外受精－胚胎移植治疗但屡次失败，可能对患者的情感

造成很大的打击，可能导致抑郁症等。

第十节　胚胎移植术后注意事项及饮食调理

　　胚胎移植术一般在超声监控下进行，过程中一般不会有疼痛，不需要麻醉，顺利的情况下在几分钟内即可完成胚胎移植。有时由于女性子宫位置或子宫颈的结构位置特殊，需要在麻醉下进行胚胎移植。胚胎移植结束后可以立即下床行走和如厕，子宫内膜是绒毛状的，胚胎进入宫腔就藏在了子宫内膜的皱褶之中，即使移植后就站立起来行走，胚胎也不会掉下来。胚胎移植后要尽量保持身体和思想放松，可进行日常生活，如沐浴、洗发。没有证据显示卧床可以增加妊娠率。对于少数在胚胎移植后可能发生卵巢过度刺激综合征的患者，卧床反而会增加血栓的风险。乘坐汽车、飞机等也不会影响胚胎着床，但是应避免剧烈运动，如跑步、游泳、打球等，也要避免提重物，还要避免接触有害物体，如装修房屋油漆污染的气体、蚊香、农药、杀虫剂等。胚胎移植后需要继续用药保存黄体支持。尤其鲜胚移植或者人工周期的冻胚移植，因为黄体功能不足或者无自身黄体形成，必须借助外源黄体酮来"保胎"。需要注意的是，如果在胚胎移植后出现腹胀、恶心、呕吐、尿少、呼吸困难等症状，应立即告知医生或至医院就诊。有些女性患者在胚胎移植后7~9天有少量阴道出血，这可能是胚胎移植所导致的，属于正常现象。

　　胚胎移植后由于需要持续注射和口服黄体酮来"保胎"，可能使肠道平滑肌松弛，肠蠕动减慢而增加便秘的可能，所以可以适当吃一些高纤维的食物，如芹菜、白菜、菠菜等。这个时期应避免吃辛辣刺激或油腻的食物。患者应尽量选择在家吃饭以确保饮食卫生，避免食入不利于健康、不利于胚胎发育的不明成分的食物。另外，不食用有活血化瘀作用的食物，尽量少吃有祛湿排毒功能的食物和性寒凉的食物，如藕、麻油、山楂、西洋菜、黑木耳、薏米、柿子、菠萝、山竹、木瓜、香蕉等；要戒烟、酒、浓咖啡和浓茶等。

　　在胚胎移植10~14天后可以抽血测定血清hCG，以确认是否妊娠成功。在胚胎移植后21天再次测血清hCG，以了解胚胎发育的情况。在胚胎移植后30天经阴道超声检查，确定是否宫内妊娠、有无胎心搏动。

　　在确认成功妊娠之后，饮食应规律，尽量以清淡营养为主，尤其要远离烟、酒、咖啡等不利于胎儿健康发育之品，少吃或不吃辛辣、油炸、生冷食物，多食用新鲜的蔬菜、水果、瘦肉和适合孕妇的鱼类。同时，要尽可能调整心态，通过户外散步、听优美放松的轻音乐、阅读积极向上的书籍等排解不良情绪，保持愉快的心情。这些都与胎儿的健康发育密不可分。

【**本章作者**】韩燕清，高昌恒。

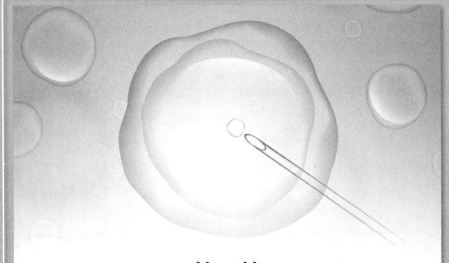

第二篇

牛氏中医妇科助力
体外受精－胚胎移植辨治思想

第一章

理论思想

第一节 概　述

中医药在不孕不育的治疗方面有着悠久的历史。近年来，结合现代辅助生殖技术，在诱导排卵、改善子宫内膜容受性、提高妊娠率、有效降低西药毒副作用等方面有了长足的发展。一方面，充分发挥中医药整体调节之优势，扬长避短，寻找中西医结合位点，努力提高临床治疗效果；另一方面，借助人类辅助生殖技术，探讨中医药的自身作用机理，丰富中医药研究路径，使中医妇科理论研究进一步深入，发挥传统中医调经种子理论在辅助生殖技术中的指导价值，进而为现代辅助生殖技术治疗开辟新途径。

第二节　中医理论依据

一、月经规律是女性受孕的根本

《素问·上古天真论》曰："女子七岁，肾气盛，齿更发长；二七而天癸至，任脉通，太冲脉盛，月事以时下，故有子。"中医学认为，肾气盛，天癸至，冲任通盛，则月经如期，孕育正常。《女科要旨·种子》云："夫人无子，皆由经水不调……种子之法，即在于调经之中。"《济阴纲目》亦云："求子之法，莫先调经。"皆强调了规律的月经与女性受孕的关系密切。女性的月经具有周期节律性，正如《本草纲目·妇人月水》中记载："女子，阴类也，以血为主。其血上应太阴，下应海潮，月有盈亏，潮有朝夕，月事一月一行，与之相符，故谓之月水、月信、月经。"正常、规律的月经是女子发育成熟的标志，也是保证女性经、带、胎、产、乳正常生理状态的基础，故月经调畅是女性受孕的根本。

二、分期治疗的中医理论依据

月经周期分为行经期、经后期、经间期和经前期四个时期，其中包含着肾之阴阳消长、气血盈亏的变化。行经期是子宫由满而泻，排出经血，渐至空虚，重阳转阴的过程；经后期血海空虚渐复，子宫藏而不泻，呈阴长的状态；经间期是重阴转阳、阴盛阳动之际，此期阴阳转化、阳气发动，为交合种子之良时，故称为"氤氲之时"；经前期阴盛阳生渐至重阳，此时阴阳俱盛，气血充盈，以备子育胎，若已受孕，则经血聚集以养胎，若未受孕，则旧去新生出现月经。

第三节　配合体外受精－胚胎移植的分期论治方法

牛建昭教授依据月经各期的生理特点提出了中医调经配合体外受精－胚胎移植的诊疗思路，指出 IVF-ET 术前应使用中药对女性周期进行调控，在时相上与中医对女性月经周期变化的认识相对应，强调中医在辅助 IVF-ET 的过程中，应积极配合西医共同致力于女性周期的构建，以提高反复 IVF-ET 失败的妊娠率。具体治疗方法如下：

一、降调期

此期相当于上一个月经周期的黄体中期，根据患者情况使用促性腺激素释放激素（GnRH）抑制垂体功能，使垂体处于脱敏状态，当 Gn 分泌处于低水平，利用垂体的降调节，有效防止过早出现 LH 峰，改善卵子质量，使卵泡发育同步化，募集更多成熟卵泡，从而提高 IVF-ET 的成功率。牛建昭教授认为此时所处的特殊病理阶段，在临床上有对应的特征性症状，中医辨证有一定的规律可循，强调此期的主导病机为肾精亏虚、肾气不足。卵子属生殖之精的范畴，先天生殖之精藏于肾，肾之阴精滋长是卵子发育成熟的基础，冲任经脉气血和畅是排卵的条件。肾藏精，主生殖，卵泡的成熟和排卵与肾的关系密切。《素问·六节藏象论》曰："肾者主蛰，封藏之本，精之处也。"《诸病源候论·虚劳病诸候下》亦云："肾藏精，精者，血之所成也。"《灵枢·经脉》云："人始生，先成精。"《灵枢·决气》云："两神相搏，合而成形，常先身生，是谓精。"提示生命由男女媾精而成。肾精化肾气，女子到二七之年，肾气盛实，促使天癸成熟，任通冲盛，月经来潮，故有"经水出诸肾"之说。本期应重视补益肝肾、调理心脾，为下一周期的取卵、受精、胚胎着床等做好准备。

推荐用药：党参 15g，当归 12g，山药 15g，菟丝子 12g，巴戟天 10g，枸杞子 12g，淫羊藿 10g，炒杜仲 12g。每日 1 剂，连续服用 7 剂。方中菟丝子味辛、甘，性微温，归肝、肾、脾经，可补肾益精；枸杞子味甘，性平，归肝、肾经，可滋补肝肾、益精明目。两者合用以滋肝肾、益精血，为下一周期卵泡发育做好准备。淫羊藿味辛、甘，归肝、肾经，温补肾阳、益精气；炒杜仲味甘，温补肝肾；巴戟天味甘、辛，性微温，归肝、肾经，补肾阳，《神农本草经》言其"安五脏，补中，增志，益气"。三者合用育阴以涵阳。党参性平，味甘，归脾、肺经，有补脾肺气、补血、生津之功，常用于气虚不能生血，或血虚无以化气；山药味甘，性温，入脾、肾经，补脾胃之气，养脾胃之阴，且补益肾精；当归味甘、辛、苦，性温，入肝、心经，可养血和血，补而不滞。三药合用，气血同补，精卵得养。诸药合用，以健脾益气、益精养肝、温补肾阳，为取卵、受精、着床做好准备。

二、月经期

牛建昭教授认为，此期治疗关键在于"通"，因势利导，治法以养血活血、祛瘀生新为主，方用桃红四物汤加党参、丹参、益母草等，促进子宫内膜脱落。月经规律、自然周期取卵者，在月经来潮后推荐用药：党参 15g，丹参 15g，当归 12g，桃仁 10g，红花 10g，熟地黄 15g，川芎 10g，牛膝 10g，赤芍 12g，益母草 15g。每日 1 剂，于月经来潮第 1 天开始服用，连服 5～7 剂。

三、卵泡发育期

肾气盛，肾精足，则肾主生殖的功能正常，卵子才能正常发育、成熟而排出。肾气包含肾阴和肾阳，肾阴是卵子发育的物质基础，肾阳是卵子生长的动力。肾阴不足，卵子因缺乏物质基础而不能成熟；肾阳亏虚，不能鼓舞肾阴的生化和滋长，也会导致卵子发育不成熟，更不会排卵。因此，肾气旺盛、肾精充足是卵巢功能正常和排卵的基础，肾精亏损、肾气不充则会影响生殖轴的调节，导致排卵障碍。此期是卵子生长发育的重要阶段。

推荐用药：党参 12g，当归 12g，枸杞子 12g，菟丝子 12g，女贞子 12g，淫羊藿 10g，黄精 15g，刺五加 10g。每日 1 剂，经净后服用至排卵。此期以补肾养阴、益气养血为主，以促进卵子生长。在补肾的基础上加入黄精，其味甘性平，入脾、肺、肾经，可补气养阴、健脾润肺益肾。《本草纲目》记载："黄精补诸虚，止寒热，填精髓。"牛建昭教授对于反复 IVF–ET 失败、周期前焦虑紧张、夜寐不安者，酌加刺五加，其味辛、微苦，性温，归脾、肾、心经，具有益气健脾、补肾安神、益精壮骨之功。现代药理研究表明黄精和刺五加均可抗衰老、抗疲劳、抗氧化、调节免疫，且刺五加还可对抗有害刺激（如辐射、病毒感染、细菌感染、应激反应）。

四、排卵期／取卵期

此期是卵泡发育成熟排出阶段，属中医氤氲期，推荐患者口服用药或者注射 hCG。破卵前后推荐用药：党参 12g，丹参 15g，当归 12g，羌活 10g，菟丝子 12g，淫羊藿 10g，黄精 15g，盐杜仲 10g。方中丹参、当归活血而不伤血；羌活搜风通络，促进卵泡排出；菟丝子补肾益精。共奏疏肝行气、活血破卵之功。此期可针灸治疗 1 次，选取子宫、关元、三阴交、血海、太冲、合谷等穴，平补平泻，子宫穴采用疏密波，强度以患者能耐受为宜，持续 20 分钟，留针 30 分钟，以促进卵泡发育成熟并在最佳时机排出，争取好的妊娠结局。

五、着床期

此期相当于经前期，排卵后由于黄体生成，女性基础体温升高，子宫内膜进一步增厚，为受精卵在宫内着床做好准备。推荐用药：党参 15g，当归 12g，山药 15g，巴戟天 10g，枸杞子 15g，菟丝子 12g，淫羊藿 10g，盐杜仲 10g。同时可配合针灸治疗，选取中脘、气海、关元、足三里、太溪等穴，中脘平补平泻，余穴用补法，静留针 30 分钟，足三里用温针灸。此期针药合用以促进卵巢及子宫的血液循环，提高子宫内膜的容受性，以助受精卵着床。

六、胚胎着床成功

两周后若妊娠试验阳性则确定生化妊娠。选取中脘、气海、足三里，平补平泻，静留针 20 分钟，并服用菟丝子 12g、白术 6g、桑寄生 9g、川续断 9g、阿胶 9g、苏梗 8g、炙甘草 4g，以补肾益气，固养胎元，兼以健养脾胃。气阴不足者加太子参 15g、五味子 10g、石斛 8g，血热明显者加黄芩 10g、苎麻根 10g。对于曾接受过人类辅助生殖技术（ART），确定生化妊娠、胚胎停止发育或自然流产者，应服用中药积极养胎安胎，直至超过上次妊娠的时间。

七、胚胎着床失败

如妊娠试验阴性，则积极予化瘀生新、益气通经之法，促进子宫内膜脱落，为下一个周期子宫内膜的生长打好基础。月经来潮后即可服用全当归 12g、黄芪 10g、川芎 8g、桃仁 10g、炙甘草 6g、柴胡 6g、丹参 10g、鸡血藤 15g，并配合针灸。嘱患者切不可急于行下一 ART 周期，而应积极进行中医调养，以理气血冲任、补益肝肾，消除因大量激素药物及手术操作对身体造成的损害。

【本章作者】何军琴，女，主任医师，教授，博士研究生导师，博士后合作导师，首都中青年名中医，第六批北京市级中医药专家学术经验继承工作指导老师，第六批全国老中医药专家牛建昭教授学术经验继承人，就职于首都医科大学附属北京妇产医院。

第二章

体外受精－胚胎移植技术难点的
中医干预方法

第一节 提高卵母细胞质量

一、提高卵细胞质量的理论基础

在中医古籍中，没有"卵细胞""卵细胞发育障碍"等称谓，依其症状而言，偶见于"无子""断续"及多种月经不调疾病中，如闭经、月经先期、月经后期等。《素问·上古天真论》云："女子七岁，肾气盛，齿更发长；二七而天癸至，任脉通，太冲脉盛，月事以时下，故有子。"冲脉为月经之本，而冲任之本在肾，肾的阴阳动态平衡遭到破坏，阴精失于润泽，阳气不能施化，天癸艰于泌至，冲任之气行涩，故致不孕。中医学强调"有诸内者，必形之于外"，《万氏女科》言："女子不孕，多因经候不调。"月经正常是卵细胞正常发育、成熟及逸出的临床表现，也是形成胎孕的前提条件。若卵细胞发育不良、成熟延迟、萎缩及排出障碍等，可引起诸多月经失调病症。而在月经产生的机制中，肾所藏精气之作用一直为历代医家所重视。《傅青主女科》云："经水出诸肾。"《女科经纶》云："月水全赖肾水施化。"均强调月经的产生以肾为主导。肾与月经的密切关系体现在以下两个方面：一方面，肾主藏精，《素问·六节藏象论》曰："肾者主蛰，封藏之本，精之处也。"《诸病源候论·虚劳病诸候下》亦称："肾藏精，精者，血之所成也。"就女子而言，肾所藏之精，包括其本身生殖之精。《灵枢·经脉》云："人始生，先成精。"《灵枢·决气》云："两神相搏，合而成形，常先身生，是谓精。"提示生命由男女媾精而成，所述之精，似与西医学之"卵"同属。精血同源，肾精化血，形成月经的物质基础。另一方面，肾精化气，精气即肾气，肾气充盛，封藏有权，则天癸产生，而达冲任，使任通冲盛，聚阴血以注于胞宫，周而复始形成一月一行之月经，因此，肾气不足即成为卵细胞发育障碍的基础病机。一般认为，经后期血海空虚，为阴血的恢复和滋长期，在肾气作用下逐渐蓄积精血，故此期病理以阴精亏虚为主，兼见肾气不足，尽管病机尚可有血瘀、痰湿等多种不同，但也多为精气亏虚所衍生之病理产物。

二、中医治则治法

（一）治则——调经种子

中医认为，女子妊娠与月经有密切关系，早在隋代《诸病源候论》中就论述不孕症的病因是劳伤气血。六淫邪气直中胞宫，可致闭经、崩漏等妇产科疾病，为后世治疗不孕症的"调经为要"法则提供了理论依据。《济阴纲目》云："求子之法，莫先调经。"《女科要旨》亦云："夫人无子，皆由经水不调……种子之法，即在于调经之中。"说明正常的月经是女性具备生殖功能的生理基础，月经不调是女性不孕症的主要原因，调整月经是治疗女性不孕症，尤其功能性不孕症的重要环节，因此牛建昭教授认为调经种子是中医治疗女性不孕症的重要治则，并体现在临证的各个阶段。

（二）治法——补肾调周

"经水出诸肾""养肾气以安血之室"，调经之本，以肾为主。肾藏精，主生殖，为先天之本。肾精是肾气的物质基础，肾气是肾精的功能体现，两者相互为用，肾气充盛，则开阖有节，月经按时而至并能够受精妊娠。通过补肾使精气充足，阳得阴生，阴得阳化，阴阳平衡，进而保证天癸按时泌至，任脉通畅，太冲脉充盛，血海蓄溢有常而能有子。牛建昭教授在临床四期治疗中各有侧重，但总以补肾为核心，补肾法为妇科调经种子的治本之法。参照女性月经周期的生理改变而创立的中药调周法，将辨证与辨病有机结合，是中西医理论结合临床治疗较为成功的尝试。尤其对于反复IVF-ET失败患者，牛建昭教授认为进行中药调周显得尤为重要。针对月经周期中阴阳转化的规律及临床常见分型，一般认为行经期因势利导，活血调经以推动气血运行，使胞宫排经通畅；经后期在健脾滋肾的基础上，辅以助阳调气活血之品，于静中求动，以触发排卵；经间期着重重阴转阳，促进排卵；经前期着重补肾助阳，维持黄体功能。辨证地调节阴阳平衡，体现中医学整体治疗特色，提高机体固有的调节能力，使内在因素正常发挥作用而达到治疗目的，是中药调周法区别于外源性激素替代疗法的关键。

三、中西医结合治疗现状

近年来，有学者在辅助生殖技术促排卵治疗中尝试应用中西医结合的方法，联合用药之优势主要体现在中医药的整体调节方面，与西药发挥协同作用，能降低或消除西药不良反应，减少促性腺激素用药量，降低费用，并可调整患者免疫功能，不易产生耐药性等，但不足之处亦较为突出，表现为临床观察多、机理探讨少、缺少不同中西医结合治疗方案间的对比分析研究。

第二节　改善子宫内膜容受性

子宫内膜容受性指子宫内膜接受胚胎的能力，是子宫内膜处于一种允许囊胚定位、黏附、侵入，并使内膜腺体间质发生改变从而导致胚胎着床的状态，它是胚胎成功着床的前提。当子宫内膜容受性存在缺陷，会影响受精卵的着床，导致不孕症，并影响辅助生殖技术的成功率。因此，对子宫内膜容受性进行正确的评估与合理的干预、改善是生殖医学界研究的热点。但是，子宫内膜不是任何时候都接受胚胎的，它只有一个短暂的"种植窗"，那就是在黄体中期，只有在这段时间内，子宫内膜才向胚胎伸出橄榄枝。子宫内膜分为两层——基底层和功能层，基底层是不变的，但是功能层会随着月经周期变化。从月经开始到下一次来月经前，子宫内膜要经历三种变化，即月经期、增殖期和分泌期。牛建昭教授认为，从生殖的角度，尤其在 IVF-ET 中，中医药可渗透体现于子宫内膜容受性的各个阶段，具体思路与实践如下：

一、子宫内膜容受性的评估

大量研究表明，胞饮突是子宫内膜容受性建立和植入窗开放的重要形态学指标，成熟期胞饮突的出现标志着子宫内膜处于最佳状态。扫描电镜对子宫内膜连续监测显示：自然周期中胞饮突于月经周期第18~19天开始出现，成熟时间为月经周期第 20～21 天，持续时间 ≤ 48 小时，与子宫内膜最大容受性出现时间一致，因此，胞饮突被认为是子宫内膜容受性的形态学标志。有研究显示，在 IVF 助孕周期中，妊娠组和非妊娠组妇女子宫内膜厚度有显著差异，内膜厚度<6mm 时妊娠率明显下降，胚胎移植日和移植后内膜厚度在 6～17mm 时与妊娠率呈线性增高关系。多数学者认为，IVF 助孕周期 hCG 日子宫内膜的类型与胚胎植入率相关，具有三线型内膜的妇女妊娠率显著高于均质型内膜的妇女，取卵时内膜的类型比厚度更能代表子宫内膜的容受性。

二、中药调节子宫内膜

动物实验研究表明，中医药可以改善实验动物子宫内膜胞饮突的发育，增加子宫内膜的厚度，改善子宫内膜血流，并通过调节多种细胞因子、活性蛋白的功能以提高雌激素受体的敏感性，提高受孕率。须知血虚则无子，血滞亦可无子，若徒补其血，血则愈滞，宿瘀积于胞宫，气滞血涩，冲任不利则无子。故牛建昭教授在临证中注重观察患者腹痛情况、经量多少、血块多少、脉象虚涩等。她认为妇人种子，宜乎血液循环，周流迅速，庶能化机勃发，生气裕如，故临证擅于运用养血活血之品，达到对子宫内膜的刺激作用，常用当归、赤芍、丹参、桃仁、杜仲、牛膝、车前子、制香附、陈皮、茯苓、紫石英、益母草等，以活血祛瘀之药调经种子。

第三节　提高高龄产妇活产率

中国高龄不孕女性辅助生殖临床实践指南指出，年龄是影响女性生育力及妊娠结局的独立危险因素，并将 35 岁定为女性生殖高龄的分界线。35 岁及以上女性，其发生不孕症、自然流产的风险随年龄的增长而显著增加。行 ART 时，其妊娠率和活产率也开始显著下降，各种妊娠合并症、并发症及新生儿出生缺陷的发生风险不断上升。

一、高龄女性在 ART 过程中存在的问题

1. 卵巢储备功能减退

主要表现为卵泡数量少，卵子质量低下，卵母细胞对促性腺激素敏感性

下降。且研究表明，对于高龄女性，促排卵治疗对卵巢储备功能有一定的负面效应。

2. 子宫内膜功能减退

研究表明，年龄是影响子宫衰老的直接因素。随着年龄的增长，卵巢分泌雌、孕激素的功能逐渐减退，进而使子宫内膜逐渐萎缩，表现为子宫内膜容受性下降。但一些研究表明，衰老的子宫内膜上皮和间质细胞有雌激素和孕激素受体的存在，说明衰老的子宫内膜基底层在雌激素的作用下能够再生为增生期的子宫内膜，在孕激素的作用下由增生期转为分泌期。

3. 子宫疾病发生率增加

子宫肌瘤、子宫腺肌病、子宫内膜病变等发生率随年龄增加而增加，也是降低妊娠率的重要原因。

4. ART 助孕妊娠后流产率增加

流产的主要原因是染色体的非整倍体改变。

5. 内科合并症风险增高

高龄女性内科合并症风险增高，不少患者合并肥胖、糖尿病、高脂血症、高血压等，其可影响 ART 的进程。

6. 不良的心理情绪

高龄不孕女性有较为强烈的生育意愿，对 ART 的态度较为谨慎。研究报道，高龄不孕女性焦虑、抑郁的检出率分别可达 36.0% 和 33.0%。

二、中医药治疗提高高龄产妇活产率

提高高龄产妇活产率已经成为 ART 领域的主要挑战。中医辅助治疗可贯穿高龄女性 ART 的全过程，表现出多环节、多靶点的作用特点，从改善高龄女性卵巢储备功能、增加超促排卵期间的获卵率及卵子质量、提高子宫内膜容受性等方面提高高龄产妇活产率。治疗主要从以下几个方面着手：

1. 从肾论治

《素问·六节藏象论》云："肾者主蛰，封藏之本，精之处也。"高龄女性肾气渐衰，天癸渐竭，诸多研究证实，补肾中药在减轻高龄不孕女性卵母细胞氧化应激损伤、抑制颗粒细胞凋亡、改善卵子质量、提高临床妊娠率等方面发挥了不容忽视的作用。

2. 从脾论治

《素问·上古天真论》云："女子……五七阳明脉衰，面始焦，发始堕。"指出女性在 35 岁左右阳明脉开始衰竭，即脾胃运化功能减退。女性的经、带、孕、产、乳皆以血为本，而脾又为气血生化之源，且"胎气本系血气"，《傅青主女科》亦云："血足则子宫易于容物。"若脾主运化功能失职，则胞宫不能载胎，血气不能养胎，最终导致高龄产妇活产率下降。

3. 从肝论治

《备急千金要方》言："女人嗜欲多于丈夫，感病倍于男子，加以慈恋爱憎嫉妒忧恚，染着坚牢，情不自抑，所以为病根深，疗之难差。"清·林佩琴云："妇科首重孕育，孕育先在调经……所重尤在调肝。"肝体阴而用阳，喜条达而恶抑郁，且易热、易亢、易虚，妇人以血为用，若七情内伤或素性易郁，则肝易失调，影响冲、任二脉，且使胞宫的藏泻功能失职。疏肝养肝之法对于调节高龄女性生殖功能有着不可或缺的作用。高龄女性在 ART 过程中易情志失调影响气机，导致胞宫气血运行不畅，胚胎失养而易堕胎、小产。此外，肝藏血的功能亦与生殖有着密切的联系。肾水生肝木，肝所藏之血注入经脉，下聚胞宫，以养胎元。肝血不足，冲任空虚，胞宫失养，易致胚胎着床困难。

4. 从心论治

心为君主之官，主血脉、主神明。《素问·评热病论》指出："胞脉者，属心而络于胞中。"心气的正常下降有助于胞宫功能维持正常。

5. 调补冲任

冲脉为血海，汇聚脏腑之血，下注胞宫；任脉为阴脉之海，使所司精、血、津液充沛。若冲任虚衰，则经断无子。

首先，对于高龄助孕患者，牛建昭教授擅于运用补肾调周序贯疗法，整体调节高龄女性肾－天癸－冲任－胞宫轴的功能。随机对照临床试验表明，补肾调周序贯疗法联合拮抗剂方案可改善高龄卵巢低反应患者卵巢储备功能，提升 IVF-ET 过程中 hCG 注射日的雌激素水平，进而提高高龄产妇活产率。此外，牛建昭教授尤为注重补益气血，她常说："人过四十天过午，气血必须补一补。"多项研究已经证明，补肾养血法可通过调节 PI3K、Akt、FoxO3A 等的表达量，提高高龄 IVF-ET 助孕患者子宫内膜的容受性、增加 IVF-ET 超促排卵期间的获卵数、提高卵子质量及激发胚胎发育潜能。其次，牛建昭教授在临床上还注重肝的疏泄，肝藏血主疏泄，体阴用阳。高龄女性患者常出现情绪失调，易愁闷不乐，肝气不舒而气机郁结，郁则经气不利，经气不利必胞脉失约，胞宫之门为之不启，欲其受孕不亦难乎？牛建昭教授治此等患者，必先以好言相慰，令其心情愉悦；于种子方中，以开郁之药为主，如香附、郁金、陈皮、佛手、绿梅花之类，故有调经先治肝之说。牛建昭教授擅用柔肝降逆之法以开肝郁，用药多疏补并进，以补为主；补中有散，散不耗气；补中有泄，泄不损阴；补以通之，散以开之，重用当归、白芍，养肝补血以柔肝体，补血以制火；配熟地黄、山茱萸、枸杞子、菟丝子等滋水涵木，水足而肝气自安；稍佐柴胡、荆芥之类疏肝气以畅肝用。从整体的动态平衡入手，灵活运用养肝疏肝法来协调诸脏间与各奇经间的生理病理关系，使气血旺而经脉畅，胞胎之门自开而子宫易于摄精成孕。

【本章作者】何军琴。

第三章

基本治疗模式

第一节 中医调周 – 促排卵 – 助孕序贯周期治疗

对于反复 IVF-ET 失败的患者，卵母细胞质量及子宫内膜容受性是重要的影响因素，两者的改善体现于中药序贯周期疗法中，依据月经周期的节律性调节，促进肾 – 天癸 – 冲任 – 胞宫轴的平衡，从而改善下丘脑 – 垂体 – 卵巢轴的功能，实现从根本上"调周 – 促排卵 – 助孕"的目标。具体方法如下：

一、行经期（月经期）

胞脉充盈，血海由满而溢，血室正开，子宫泻而不藏，经血下泄，推陈出新。此期治疗关键在于"通"，因势利导，治宜养血活血调经，方用桃红四物汤加党参、丹参、益母草等。桃红四物汤养血活血；党参益气养血，防止损伤正气；丹参、益母草活血调经。

二、经后期（增殖期、卵泡期）

子宫、胞脉相对空虚，尤以阴血不足为主，此期血室已闭，子宫藏而不泻，通过肾气的封藏蓄养阴精，使精血渐长，充盛于冲任二脉，为阴血的恢复和滋长期。在肾气作用下逐渐蓄积精血，由虚而满，就是卵泡发育期。此期治疗关键在于"补"，补虚充盈，治疗应以滋肾养血、调理冲任为主，从而改善卵巢功能，调节子宫内膜，为养精种子做准备，方用自拟滋泡饮（党参、当归、菟丝子、女贞子、枸杞子、黄精、淫羊藿、葛根、黑豆）加减。方中菟丝子、女贞子、枸杞子滋补肝肾；当归养血活血；党参益气生血；黄精补诸虚、填精髓；淫羊藿补肾温阳以达阳中求阴之效。

三、经间期（排卵期）

子宫、胞脉阴精充沛，冲任气血旺盛，已达到"重阴"的状态，而重阴必阳，阴阳开始转化，阴精化生阳气，出现氤氲之候。此期在滋泡饮的基础上酌加活血药（丹参、羌活），以扩张血管促进血液循环，促进卵泡排出。方中丹参活血，羌活开窍，与滋泡饮合用补肝肾、养血活血、破卵助孕。

四、经前期（黄体期、分泌期）

阳气渐长，子宫、胞脉逐渐达到"重阳"的状态。此期为阳长期，阴精与阳气皆充盛，子宫、胞脉、冲任的气血旺盛，血海充盈，为孕育做好准备。治疗以温养脾肾而固本，未孕能调经，已孕可养胎安胎，方用温宫饮加减（菟丝子、巴戟天、党参、山药、盐杜仲、肉苁蓉、淫羊藿、当归、锁阳、枸杞子）。方中菟丝子、肉苁蓉补肾填精，当归养血调经，巴戟天、淫羊藿温肾扶阳，党参、山药健脾益气，全方具有温补脾肾、养血填精之效。

中药序贯周期疗法通过调节下丘脑－垂体－卵巢轴的功能而发挥治疗作用，临床研究证实，中药人工周期有小剂量雌激素样作用，对月经和排卵障碍的治疗不是替代作用，而是调节作用。实验室研究证实，巴戟天、菟丝子、肉苁蓉等补肾药能增加实验大白鼠垂体和卵巢的重量，提高垂体对下丘脑促黄体素释放素（LHRH）的反应，使之分泌更多的黄体生成素（LH），又能提高卵巢 hCG/LH 受体功能，从而改善内在的神经内分泌调节机制，这就是诱发排卵的基础。

第二节　夫妻同治

受传统观念的影响，一些人认为造成不孕不育的原因都在女方，忽略了男方因素。相关调查表明，不孕不育中女方因素约占40%，男方因素占30%～40%，夫妻双方因素占10%～20%。因此，不孕不育的"男女同治"非常关键。妻子不怀孕，丈夫可能也有原因，夫妻同治在一定意义上促进双方感情，从而减少一些不必要的家庭矛盾，因此，不孕症的治疗需要夫妻双方同诊同治。

目前临床主要通过以下方式排查不孕不育的病因：

1. B 超检查

确认盆腔脏器有无异常，同时做宫颈癌筛查，以排除宫颈癌前病变或宫颈癌。

2. 内分泌检查

主要检查有无月经失调、输卵管是否畅通、排卵状况如何。

3. 免疫相关检查

包括抗精子抗体、抗子宫内膜抗体等，如果这些抗体为阳性，就是免疫性不孕不育。

4. 感染因素检查

包括支原体感染、衣原体感染、淋病奈瑟球菌感染等。

5. 必要时做遗传学检查

排查染色体及基因异常等引起不孕不育的遗传因素。

现代社会压力大，男女大多晚婚晚育，不孕因素越来越多。在女性不孕病因中，绝大部分患者有卵巢功能低下和生殖内分泌疾病，导致卵泡发育不好、排卵障碍、子宫内膜环境差、受精卵不能着床等问题，男性多存在弱精、少精、畸精等问题，致使不孕症的病因非常复杂，需要整体思维寻找解决办法，而这些恰恰就是中医药的优势。

第三节　临床辨证分型及相关因素

一、辨证分型

中医学治疗的关键在于辨证。因此，对疾病进行规范、客观的辨证分型，有助于开展治疗。经牛建昭教授研究设计，制定 IVF-ET 失败后的女性中医证型及相关因素调查表，内容包括一般资料、症状调查表、月经史、孕产史、既往史、相关因素调查表等。经聚类分析表明，行 IVF-ET 失败后女性的常见中医证型为肾虚肝郁血瘀，常见症状为月经带血块、失眠多梦、腰酸腿软、急躁易怒、恍惚健忘、脱发严重。牛建昭教授认为肾主生殖，肾气亏虚是本病最主要的病因。先天禀赋不足或后天房劳多产导致血海空虚，肾阴不足，癸水不充，不能涵养子宫使其顺应月经周期的演变，则卵子不能发育。

二、相关因素分析

（一）肾虚

肾虚是不孕症的根本原因，卵泡的成熟和排卵与肾的关系密切。而女性生殖功能的正常以肾－天癸－冲任－胞宫轴的平衡协调为前提。肾藏精，精化气，肾中精气的旺盛对于人体生长、发育起着至关重要的作用。卵子属生殖之精的范畴，先天生殖之精藏于肾，因此肾阴充沛是卵子发育成熟的必备基础，冲任经脉气血和畅则是排卵的条件。若体质羸弱，先天肾精不足，或房事不节、久病不愈损伤肾气，则"肾气渐虚，冲任虚衰，胞脉失养"，难以摄精成孕。同时，若肾气受损，"气损及阳，肾阳虚，命门火衰，不能上暖脾土，脾气亦虚，不能散精，水湿停聚，渐生痰涎"，因此，在临床研究中发现，肾虚证多与湿热、痰湿相伴出现。

（二）肝郁

肝郁是不孕症不可忽视的影响因素。肝主藏血，肝经与冲任两脉相会，冲任得其所助，血脉通畅，不仅维持周期性的阴阳消长转化，也使卵子顺利生长从而胎孕。肾主封藏，肝主疏泄，构成动静结合、相辅相成之势，有利于冲任气血之畅达，气机升降有司，子宫藏泻有度，这是卵子发育成熟并能顺利排出的条件。肝为刚脏，性喜条达而恶抑郁，肝脏与人体情绪密切相关。现代女性压力较大，一旦诊断为不孕症，受传统观念的影响，难以得到家人、社会的足够支持，容易产生抑郁、焦躁的情绪，致使肝气郁结。

（三）血瘀

中医学素有"久病致虚致瘀"的说法，久病必将伤及肾脏，而肾虚为不孕症的根本。肾为藏精之脏，五脏六腑之精皆藏于此，精可化血，故有精血同源之说。如果肾精充足，冲任胞宫得以濡养，血海依时满溢，经水调畅，如期而行，则易于受孕有子。反之，如果肾亏精少，肾气不足，则冲任胞脉失于濡养，冲任气血不畅，气血易停滞而瘀阻脉络影响二精相搏，故不孕。病程越长，年龄越大，肾气越虚。而血液循环依靠"气行"，肾气若衰，无法有力推动血液循环，则产生血瘀。随不孕病程加长，肾虚越重，发生血瘀的可能性越大。

三、基础疾病的治疗

理论上讲 IVF-ET 是一个并不复杂的过程，但这一临床应用的成功，不仅依赖于纯熟精湛的技术、相关环节准确无误的配合，还依赖于最佳的 IVF-ET 个体化方案、关键技术问题的解决和拟采取的措施以及患者的基础状况，如内分泌、卵巢储备功能、卵泡发育是否正常及子宫内膜的容受状况等。而患者的基础状况又是决定受孕成功与否的先决条件，因此对已明显存在基础疾病者，在进行调周等候期间前，应针对性地采用中医辅治调理，为施术扫清障碍。如年龄大、输卵管有积水、卵巢功能差、卵泡发育不良、子宫内膜有病变、敏感体质的患者，应认真分析其在辅助生殖治疗失败后 3 个月内的主要原因，进行针对性中医辅治调理，为下次施术扫清障碍。

第四节　常用药物

一、桃仁

桃仁性平，味苦、甘，有小毒，归心、肝、大肠经，有活血祛瘀、润肠通便、止咳平喘之功。《神农本草经读》说："（桃仁）主瘀血，血闭癥瘕，邪气，杀小虫。"《珍珠囊》谓其"治血结、血秘、血燥，通润大便，破蓄血"。《本草经疏》曰："桃仁，性善破血，散而不收，泻而无补。过用之及用之不得其当，能使血下行不止，损伤真阴。"本品味苦，入心肝血分，善泄血滞，祛瘀力强，又称破血药。现代药理研究表明，桃仁可增加动脉血流量，降低血管阻力，改善血流动力学状况，为治疗多种瘀血阻滞病证的常用药。牛建昭教授常用剂量：5～10g。

二、红花

红花性温，味辛，归心、肝经，有活血通经、祛瘀止痛之功。《唐本草》云："（红花）治口噤不语，血结，产后诸疾。"《本草衍义补遗》曰："红花，破留血，养血。多用则破血，少用则养血。"《本草汇言》言："红花，破血、行血、和血、调血之药也。"红花辛散温通，为活血祛瘀、通经止痛之要药。

现代药理研究表明，红花对子宫和肠道平滑肌有兴奋作用，是妇产科血瘀病证的常用药，善治血滞经闭、痛经、产后瘀滞腹痛。牛建昭教授常用剂量：3～10g。

三、当归

当归性温，味甘、辛，归肝、心、脾经，有补血调经、活血止痛、润肠通便之功。《神农本草经读》载其治"妇人漏下绝子，诸恶疮疡金疮"。《日华子本草》云："（当归）主治一切风，一切血，补一切劳，破恶血，养新血及主癥癖。"《医学启源》曰："当归，气温味甘，能和血补血，尾破血，身和血。"本品甘温质润，长于补血，为补血之要药，常与调经药同用以补血活血、调经止痛。现代药理研究表明，当归挥发油能对抗肾上腺素、垂体后叶素及组胺对子宫的兴奋作用，善治血虚血瘀之月经不调、经闭、痛经等。牛建昭教授常用剂量：5～15g。

四、川芎

川芎性温，味辛，归肝、胆、心包经，有活血行气、祛风止痛之功。《神农本草经》谓其"主中风入脑，头痛，寒痹，筋挛缓急，金创，妇人血闭，无子"。《本草汇言》云："（川芎）上行头目，下调经水，中开郁结，血中气药。尝为当归所使，非第治血有功，而治气亦神验也……味辛性阳，气善走窜而无阴资黏滞之态，虽入血分，又能去一切风，调一切气。"本品辛散温通，既能活血化瘀，又能行气止痛，为"血中之气药"，同时擅"下调经水，中开郁结"，具通达气血之功效，故治气滞血瘀之胸胁、腹部诸痛。现代药理研究显示其所含阿魏酸的中性成分小剂量促进、大剂量抑制子宫平滑肌收缩，为妇科要药，能活血调经，可用于治疗多种妇产科疾病。牛建昭教授常用剂量：3～9g。

五、丹参

丹参性微寒，味苦，归心、心包、肝经，有活血调经、祛瘀止痛、凉血消痈、除烦安神之功。《日华子本草》载其"破宿血，补新生血；安生胎，落死胎；止血崩带下，调妇人经脉不匀，血邪心烦"。《本草便读》云："丹参，功同四物，能去瘀以生新，善疗风而散结，性平和而走血……味甘苦以调经，不过专通于营分。丹参虽有参名，但补血之力不足，活血之功有余，为调理血分之首药。"丹参功善活血祛瘀，性微寒而缓，能祛瘀生新而不伤正，擅调经水，为妇科调经常用药。牛建昭教授常用剂量：5～15g。

六、党参

党参性平，味甘，归脾、肺经，有补脾肺气、补血、生津之功。《本草从新》云："（党参）补中益气，和脾胃，除烦渴。中气微虚，用以调补，甚为平妥。"《本草正义》曰："（党参）力能补脾养胃，润肺生津，健运中气，本与人参不甚相远。"本品以补脾肺之气为主，又能补血，常用于气虚不能生血，或血虚无以化气，而见面色苍白或萎黄、乏力头晕、心悸等气血两虚证。牛建昭教授常用剂量：9～30g。

七、益母草

益母草性微寒，味辛、苦，归心、肝、膀胱经，有活血调经、利水消肿、清热解毒之功。《本草纲目》云："（益母草）活血、破血、调经、解毒。治胎漏难产，胎衣不下，血晕，血风，血痛，崩中漏下。"《本草正》曰："益母草，性滑而利，善调女人胎产诸证，故有益母之号。"本品苦泄辛散，主入血分，善活血调经、祛瘀通经，为妇产科要药。现代药理研究表明，益母草碱对多种动物的子宫有兴奋作用，对小鼠有一定的抗着床和抗早孕作用。善治血滞经闭、痛经、经行不畅、产后恶露不尽、瘀滞腹痛。牛建昭教授常用剂量：10～30g。

八、川牛膝

川牛膝性平，味苦、甘、酸，归肝、肾经，有活血通经、补肝肾、强筋骨、利水通淋、引火（血）下行之功。牛膝有川牛膝和怀牛膝之分，两者均能活血通经、补肝肾、强筋骨、利尿通淋、引火（血）下行，但川牛膝长于活血通经，怀牛膝长于补肝肾、强筋骨。《证类本草》谓其"主寒湿痿痹，四肢拘挛，膝痛不可屈伸，逐血气，伤热火烂，堕胎"。《本草纲目》云："牛膝乃足厥阴、少阴之药，所主之病，大抵得酒则能补肝肾，生用则能去恶血。"《医学衷中参西录》曰："（牛膝）原为补益之品，而善引气血下注，是以用药欲其下行者，恒以之为引经……兼治女子月闭血枯，催生下胎。"本品活血祛瘀力较强，性善下行，长于活血通经，其活血祛瘀作用有疏利降泄之特点。现代药理研究表明，牛膝总皂苷对子宫平滑肌有明显的兴奋作用，怀牛膝苯提取物有明显的抗生育、抗着床及抗早孕作用。适用于瘀血阻滞之经闭、痛经、经行腹痛、胞衣不下及跌仆伤痛，尤多用于妇女经产诸疾。牛建昭教授常用剂量：6～15g。

九、黄精

黄精性平，味甘，归脾、肺、肾经，有补气养阴、健脾、润肺、益肾之功。《本草纲目》谓其"补诸虚……填精髓"。本品气阴双补，单用或与补气健脾药同用，既补益脾气，又养脾阴，主治脾脏气阴两虚之面色萎黄、困倦乏力、口干食少、大便干燥。本品又能补益肾精，延缓衰老，对头晕、腰膝酸软、须发早白等早衰症状有一定疗效。牛建昭教授擅用黄精补气养阴生精以改善卵巢功能，调节子宫内膜，养精种子安胎。牛建昭教授常用剂量：15～20g。

十、枸杞子

枸杞子性平，味甘，归肝、肾经，有滋补肝肾、益精明目之功。《本草经集注》云："（枸杞子）补益精气，强盛阴道。"《药性论》谓其"补益精，诸不足"。《本草经疏》曰："（枸杞子）为肝肾真阴不足，劳乏内热补益之要药。"现代药理研究表明，枸杞子对免疫功能有促进作用，同时具有免疫调节作用，可提高血睾酮水平，对造血功能亦有促进作用。本品为平补肾精肝血之品，适用于肝肾阴虚及早衰。牛建昭教授常用剂量：10～15g。

十一、菟丝子

菟丝子性平，味辛、甘，归肾、肝、脾经，有补肾益精、养肝明目、止泻安胎之功。《神农本草经》谓其"主续绝伤，补不足，益气力，肥健"。《本经逢原》云："其功专于益精髓，坚筋骨，止遗泄，主茎寒精出，溺有余沥，去膝胫酸软，老人肝肾气虚腰痛膝冷，合补骨脂、杜仲用之，诸筋膜皆属于肝也。"本品辛以润燥，甘以补虚，为平补阴阳之品，功用补肾阳、益肾精以固精缩尿。主治肾虚腰痛、阳痿遗精、尿频及宫冷不孕；与续断、桑寄生、阿胶同用，治肾虚胎元不固、胎动不安、滑胎。牛建昭教授常用剂量：10～30g。

十二、女贞子

女贞子性凉，味甘、苦，归肝、肾经，有滋补肝肾、乌须明目之功。《本草纲目》谓其"强阴，健腰膝，变白发，明目"。《本草备要》云："（女贞子）益肝肾，安五脏，强腰膝，明耳目，乌髭发，补风虚，除百病。"现代药理研究表明，女贞子可增强非特异性免疫功能，对免疫功能具有双向调节作用。本品性偏寒凉，善于补益肝肾之阴。牛建昭教授常用剂量：10～15g。

十三、淫羊藿

淫羊藿性温，味辛、甘，归肾、肝经，有补肾壮阳、祛风除湿之功。《神农本草经》谓其"主阴痿绝伤，茎中痛，利小便，益气力，绝阳不起，女子绝阴无子，筋骨挛急，四肢不任，老人昏耄，中年强志"。《日华子本草》云："（淫羊藿）治一切冷风劳气，补腰膝，强心力，丈夫绝阳不起，女子绝阴无子，筋骨挛急，四肢不任，老人昏耄，中年健忘。"现代药理研究表明，淫羊藿类植物的化学成分主要是黄酮类化合物，能增强下丘脑－垂体－性腺轴及肾上腺皮质轴、胸腺轴等内分泌系统的分泌功能，淫羊藿提取液能影响"阳痿"模型小鼠DNA合成，并促进蛋白质的合成，调节细胞代谢。本品味辛、甘，性温燥烈，长于补肾壮阳，适用于肾阳虚衰，阳痿尿频，腰膝无力。牛建昭教授常用剂量：10～15g。

十四、炒杜仲

炒杜仲性温，味甘，归肝、肾经，有补肝肾、强筋骨、安胎之功。《神农本草经》谓其"主腰脊痛，补中，益精气，坚筋骨，强志，除阴下痒湿，小便余沥"。《本草正》云："（杜仲）暖子宫，安胎气。"现代药理研究表明，炒杜仲有对抗垂体后叶素对离体子宫的作用，大白鼠离体子宫自主收缩的抑制作用显著增强，常以本品补肝肾、固冲任、安胎。牛建昭教授常用剂量：10～15g。

十五、羌活

羌活性温，味辛、苦，归膀胱、肾经，有解表散寒、祛风胜湿、止痛之功。《珍珠囊》谓其治"太阳经头痛，去诸骨节疼痛"。《本草品汇精要》云："（羌活）主遍身百节疼痛，肌表八风贼邪，除新旧风湿，排腐肉疽疮。"本品辛温发散，气味雄烈，善于升散发表，有较强的解表散寒、祛风胜湿、止痛之功。牛建昭教授常用于氤氲期（排卵期），取其辛温发散、透表解肌、促卵排出之功。牛建昭教授常用剂量：10～12g。

十六、山药

山药性平，味甘，归脾、肺、肾经，有补脾养胃、生津益肺、补肾涩精之功。《神农本草经》谓其"补中，益气力，长肌肉"。《本草纲目》云："（山药）益肾气，健脾胃。"本品味甘性平，能补脾益气，滋养脾阴，多用于脾气虚弱或气阴两虚，消瘦乏力，食少，便溏；或脾虚不运，湿浊下注之妇女带下。本品补肾气，兼能滋养肾阴，尤其适宜于肾脾俱虚者。其补后天亦有助于充养先天，适用于肾气虚之腰膝酸软，夜尿频多或遗尿，滑精早泄，女子带下清稀及肾阴虚之形体消瘦、腰膝酸软、遗精等症。牛建昭教授常用剂量：10～15g。

十七、炒枳实

炒枳实性温，味苦、辛、酸，归脾、胃、大肠经，有破气除痞、化痰消积之功。《本草纲目》云："枳实、枳壳大抵其功皆能利气，气下则痰喘止，气行则痰满消，气通则痛刺止，气利则后重除。"枳实或枳壳煎剂对已孕或未孕家兔离体和在体子宫均呈兴奋作用。本品善破气行滞而止痛，治疗气血阻滞之胸胁疼痛。行气以助活血而止痛，可与芍药等分为末服用，用治产后瘀滞腹痛、烦躁。牛建昭教授常用剂量：10～15g。

十八、厚朴

厚朴性温，味苦、辛，归脾、胃、肺、大肠经，有燥湿消痰、下气除满之功。《名医别录》云："（厚朴）主温中，益气，消痰下气，治霍乱及腹痛，胀满，胃中冷逆，胸中呕逆不止，泄痢，淋露，除惊，去留热，止烦满，厚肠胃。"本品苦燥辛散，能燥湿，又下气除胀满，为消除胀满的要药，亦可取本品燥湿消痰、下气宽中之效，用于七情郁结，痰气互阻，咽中如有物阻，咽之不下、吐之不出的梅核气。牛建昭教授常用剂量：5～10g。

十九、玉竹

玉竹性微寒，味甘，归肺、胃经，有养阴润燥、生津止渴之功。《日华子本草》曰："（玉竹）除烦闷，止渴，润心肺，补五劳七伤虚损。"《本草正义》云："（玉竹）治肺胃燥热，津液枯涸，口渴嗌干等症，而胃火炽盛，燥渴消谷，多食易饥者，尤有捷效。"本品药性甘润，能养肺阴；为微寒之品，并能清肺热；又能养胃阴，清胃热，主治燥伤胃阴，口干舌燥，食欲不振；还能养心阴，亦略能清心热。牛建昭教授常用剂量：15～20g。

二十、黄芩

黄芩性寒，味苦，归肺、胆、脾、胃、大肠、小肠经，有清热燥湿、泻火解毒、止血、安胎之功。《滇南本草》云："（黄芩）上行泻肺火，下降泻膀胱火，男子五淋，女子暴崩，调经清热，胎有火热不安，清胎热，除六经实火实热。"本品具清热安胎之功，用治血热胎动不安。清热多生用，安胎多炒用，清上焦热可酒炙用，止血可炒炭用。牛建昭教授常用剂量：10～12g。

二十一、郁金

郁金性寒，味辛、苦，归肝、胆、心经，有活血止痛、行气解郁、清心凉血、利胆退黄之功。《本草纲目》云："（郁金）治血气心腹痛，产后败血冲心欲死，失心癫狂。"《本草汇言》曰："郁金清气化痰散瘀血之药也，其性轻扬，能散郁滞，顺逆气，上达高巅，善行下焦，为心肺肝胃，气血火痰郁遏不行者最验。故治胸胃膈痛，两胁胀满，肚腹攻疼，饮食不思等证；又治经脉逆行，吐血衄血，唾血血腥。此药能降气，气降则火降，而痰与血亦各循其安所之处而归原矣。"《本草备要》载："（郁金）行气，解郁，泄血，破瘀。凉心热，散肝郁，治妇人经脉逆行。"现代药理研究表明，郁金有抗早孕的作用。本品味辛能行能散，既能活血，又能行气，故治气血瘀滞之痛证。性寒清热，味苦能降泄，入肝经血分而能凉血降气止血，用于气火上逆之吐血、衄血、倒经。牛建昭教授常用剂量：10～12g。

二十二、火麻仁

火麻仁性平，味甘，归脾、胃、大肠经，有润肠通便之功。《神农本草经》谓其"补中益气，久服肥健"。《药品化义》云："麻仁，能润肠，体润能去燥，专利大肠气结便秘。凡年老血液枯燥，产后气血不顺，病后元气未复，或禀弱不能运行者皆治。"本品甘平，质润多脂，能润肠通便，且兼有滋养补虚作用，适用于老人、产妇及体弱津血不足的肠燥便秘。牛建昭教授常用剂量：10～15g。

二十三、莱菔子

莱菔子性平，味辛、甘，归肺、脾、胃经，有消食除胀、降气化痰之功。《本草纲目》云："（莱菔子）下气定喘，治痰，消食，除胀，利大小便，止气痛，下痢后重，发疮疹。"《医林纂要》曰："（莱菔子）生用，吐风痰，宽胸膈，托疮疹；熟用，下气消痰，攻坚积，疗后重。"本品味辛行散，消食化积之中尤善行气消胀，又能降气化痰、止咳平喘。牛建昭教授常用剂量：10～12g。

二十四、芡实

芡实性平，味甘、涩，归脾、肾经，有益肾固精、补脾止泻、祛湿止带之功。《神农本草经》谓其"主湿痹，腰脊膝痛，补中，除暴疾，益精气，强志，令耳目聪明"。《本草纲目》云："（芡实）止渴益肾，治小便不禁，遗精，白浊，带下。"《本草求真》曰："（芡实）味甘补脾，故能利湿，而使泄泻腹痛可治。味涩固肾，故能闭气，而使遗带小便不禁皆愈。"生品性平，涩而不滞，补脾肾而兼能祛湿，常用于白浊、带下、遗精、小便不禁兼湿浊者。本品甘涩收敛，能益肾固精，治肾虚不固之腰膝酸软、遗精滑精。牛建昭教授常用剂量：10～15g。

二十五、赤芍

赤芍性微寒，味苦，归肝经，有清热凉血、散瘀止痛之功。《神农本草经》谓其"主邪气腹痛，除血痹，破坚积，寒热疝瘕，止痛，利小便"。《本草求真》云："赤芍与白芍主治略同，但白则有敛阴益营之力，赤则止有散邪行血之意；白则能于土中泻木，赤则能于血中活滞。故凡腹痛坚积，血瘕疝瘕，经闭目赤，因于积热而成者，用此则能凉血逐瘀，与白芍主补无泻，大相远耳。"本品苦寒入肝经血分，有活血散瘀止痛之功；善清泻肝火，泄血分郁热而奏凉血止血之功。牛建昭教授常用剂量：10～12g。

二十六、熟地黄

熟地黄性微温，味甘，归肝、肾经，有补血养阴、填精益髓之功。《医学启源》云："熟地黄……补血虚不足，虚损血衰之人须用，善黑须发。"《本草纲目》谓其"填骨髓，长肌肉，生精血，补五脏内伤不足，通血脉，利耳目，黑须发，男子五劳七伤，女子伤中胞漏，经候不调，胎产百病"。《药品化义》曰："熟地，借酒蒸熟，味苦化甘，性凉变温，专入肝脏补血。因肝苦急，用甘缓之，兼主温胆，能益心血，更补肾水。凡内伤不足，苦志劳神，忧患伤血，纵欲耗精，调经胎产，皆宜用此。安五脏，和血脉，润肌肤，养心神，宁魂魄，滋补真阴，封填骨髓，为圣药也。"本品甘温质润，补阴益精以生血，为养血补虚之要药。质润入肾，善滋补肾阴，填精益髓，为补肾阴之要药。古人谓之"大补五脏真阴""大补真水"。熟地黄炭用止血，可用于崩漏等血虚出血。牛建昭教授常用剂量：10～30g。

二十七、黄芪

黄芪性温，味甘，归脾、肺经，有补气升阳、益卫固表、利水消肿、托疮生肌之功。《本草正》云："其所以止血崩血淋者，以气固而血自止也，故曰血脱益气。"《中国药典》载："（黄芪）用于气虚乏力，食少便溏，中气下陷，久泻脱肛，便血崩漏，表虚自汗，气虚水肿，内热消渴，血虚萎黄，半身不遂，痹痛麻木，痈疽难溃，久溃不敛。"黄芪补气以摄血，同时可升举阳气，常与党参、白术、煅龙骨、煅牡蛎、仙鹤草等配伍，治疗气虚不摄、冲任不固所致的月经过多、崩漏下血；与党参、炒白术、艾叶、鹿角胶、炮姜、益母草、山楂炭等配伍，治疗产后气血不足、胞宫虚寒所致的恶露不绝等。牛建昭教授常用剂量：15～30g。

二十八、乌药

乌药性温，味辛，归胃、肾经，有行气止痛、温肾散寒之功。《本草求真》云："凡一切病之属于气逆而见胸腹不快者，皆宜用此。功与木香、香附同为一类。但木香苦温，入脾爽滞，每于食积则宜；香附辛、苦，入肝胆二经，开郁散结，每于忧郁则妙。此则逆邪横胸，无处不达，故用以为胸腹逆邪要药耳。"《药品化义》曰："乌药，气雄性温，故快气宣通，疏散凝滞，甚于香附。外解表而理肌，内宽中而顺气。以之散寒气，则客寒冷痛自除；驱邪气则天行疫瘴即却；开郁气，中恶腹痛，胸膈胀满，顿然可减；疏经气，中风四肢不遂，初产血气凝滞，渐次能通，皆借其气雄之功也。"该药性温祛寒，用于寒凝气滞之胸腹诸痛，与炮姜、桂枝、艾叶、川芎、羌活、独活等配伍治疗产后受寒、气血不畅所致之产后身痛，以及寒凝气滞、胞脉不通之痛经等。牛建昭教授常用剂量：6～10g。

二十九、艾叶

艾叶性温，味辛、苦，归肝、脾、肾经，有散寒止痛、温经止血、调经安胎、除湿杀虫之功。《本草纲目》云："（艾叶）温中、逐冷、除湿。"《药性论》曰："（艾叶）止崩血，安胎止腹痛。止赤白痢及五脏痔泻血。长服止冷痢。"《本草从新》载："（艾叶）逐寒湿，暖子宫，止诸血，温中开郁，调经安胎。"归纳之，艾叶有止血、安胎、止痛、调经、助孕、止带、杀虫、止痢之功，尤宜于虚寒性疾病。本品常与炮姜炭、巴戟天、补骨脂、炒川续断等配伍，治疗肾阳不足、冲任不固所致的崩漏下血、月经过多、经期延长等；与菟丝子、桑寄生、川续断、仙鹤草等配伍，治疗肾气不足、胞宫虚寒所致的胎漏下血、胎动不安；与肉桂、干姜、吴茱萸、乌药等配伍，治疗阳气不足、胞宫寒冷之痛经；与巴戟天、淫羊藿、枸杞子、菟丝子、杜仲等配伍，治疗肾阳亏虚、胞宫虚寒之不孕症；与白鲜皮、地肤子、百部、花椒、苍术、苦参等配伍，煎汤熏洗坐浴，治疗外阴瘙痒等。艾叶炭温经止血的作用较艾叶强，温经止血宜炒炭用，其余生用。牛建昭教授常用剂量：3～9g。

三十、刺五加

刺五加性温，味辛、微苦，归脾、肺、肾、心经，有益气健脾、补肾安神、益精壮骨之功。本品长于补气，兼能助阳。如治脾气虚弱、食欲不振等，可与黄芪、太子参、白术同用；用于心脾两虚、心神失养的失眠、多梦、健忘等，常与酸枣仁、远志、石菖蒲同用。《东北药用植物志》言其

"为强壮剂，有驱风、化湿、利尿、健胃之效"。现代药理研究表明，刺五加与黄精均可抗衰老、抗疲劳、抗氧化、调节免疫力，且刺五加还可抗有害刺激。

三十一、浮小麦

浮小麦性凉，味甘，归心经，有益气除热止汗之功。本品甘能益气，入心经，益气除热止汗是其所长，盖汗为心之液，养心退热，津不为火扰，则自汗盗汗可止，又可治疗骨蒸虚热。牛建昭教授擅用浮小麦配黄芪，是治疗气虚自汗的常用对药。黄芪甘温，补中益气，入表固卫，能固护卫阳而止汗；浮小麦甘凉，入心经，敛液止汗，质轻而浮，又固表止汗。两药合用，相辅相成，标本兼顾，善益气固表，敛液止汗，最宜用于诸虚劳损、卫气失固、腠理不密之自汗证，对于盗汗属气虚者也可选用。浮小麦配伍酸枣仁，酸枣仁既能养心血而宁心神，又能敛心液而止虚汗，浮小麦枯浮体轻，最善走表止汗，且可除虚热骨蒸，两药合用，养心敛汗之功更著，宜用于心气不足、体倦汗出之证。妇人脏躁属心阴血虚之证，可见烦躁、多汗、失眠等，浮小麦甘凉入心，滋心阴、益心气，配伍大枣甘温入心养血，辅以甘草调和药性，三药合用，即为名方"甘麦大枣汤"，为治疗心阴血虚脏躁证之良方。

【本章作者】何军琴。

第四章

牛氏中医妇科助力
体外受精－胚胎移植医案

第一节　卵巢功能低下案

随着现代社会生产方式的进步，女性在社会生产劳动中的重要性越来越高、晚婚、晚育妇女数量不断增加，2018 年中国高龄妊娠女性人口占比已升高至 16.2%。女性的生育能力会随着年龄增长而下降，其重要的原因就是卵母细胞的数量和质量下降。西医学关于卵巢功能低下的相关定义包括卵巢储备功能减退（DOR）、早发性卵巢功能不全（POI）、卵巢早衰（POF）、卵巢低反应（POR），几种概念的诊断标准、应用场景及病情程度有所不同，但都是卵巢功能低下的表现。导致卵巢功能低下的病因复杂且不明确，但高龄是首要原因。卵巢功能减退直接导致了卵母细胞质量下降、排卵功能障碍、受孕困难、易早期流产、反复自然流产、对促排卵药物反应性差等，对女性身心健康都造成比较严重的影响。西医学治疗卵巢功能低下的方法可以大致总结为应用各类促排卵药物（包括枸橼酸氯米芬、来曲唑、促性腺激素等）的同时配合自然受孕或辅助生殖，但各种类型的促排卵药物并不能从源头上改善卵巢储备功能，促排卵的过程本质上是过度激发卵巢自身的功能，对于已经存在卵巢功能低下的患者，经历过多次促排卵后，自身的卵巢功能必定会受到打击。

人的生长发育是有一定周期的，女子的生长发育周期以"七"为段。随着年龄的增长，颗粒细胞凋亡、卵泡闭锁加快，卵泡产生的数量和质量逐渐下降，最终导致卵巢储备功能减退，直至衰竭。《素问·上古天真论》曰：

"女子……五七阳明脉衰，面始焦，发始堕。"女性机体功能走向衰老的分水岭是 35 岁，衰老的原因是阳明脉衰竭，也就是脾胃（后天之本）运化功能的衰减。卵巢功能也不例外，35 岁是一个拐点，由鼎盛走向衰败，40 岁以上妇女卵泡密度更是急剧降低，大约只剩 1/4 的受孕能力，45 岁以上则几乎丧失受孕能力。女子以血为本，脾为后天之本，主运化，为气血生化之源、孕育之泉；肾为先天之本，主生殖，受五脏六腑之精而藏之，为孕育之根；肝藏血、主疏泄；心主血、主神志。故心、肝、脾、肾四脏与女子的经、带、胎、产、杂病密切相关。王冰注《内经》云："肝藏血，心行之，人动则血运于诸经，人静则血归于肝脏。"

牛建昭教授认为：气（肝郁气滞）、累（脾虚气弱）、寒（脾肾阳虚）影响肝、脾、肾、心的脏腑功能，是引起卵巢功能过早减退的三大原因。脾为水谷之海，生血之源，如脾虚及肾，或肾阳虚而火不生土，脾肾阳虚，则致气血虚弱，无血化精；或肾精亏损，精血不足，冲任失滋，胞宫精血枯竭，肾阴亏损，不能上滋心阴，心肾失交可致失眠；或阴虚火旺，血海太热，而致血海不宁。肝为机体调节气血的枢纽，若素性忧郁，或七情内伤，致使肝失条达，气机郁滞，肝气郁结，疏泄失常，则气滞血瘀致经前乳胀；气为血帅，血赖气行，郁而不舒，气血失和，冲任不能相资而月事不调。又肝郁克伐脾土，脾伤不能通任脉而达带脉，任带损伤，胎孕不受；或肝郁化火，郁热内蕴，伏于冲任，胞宫血海不宁，以致月经失调。卵巢功能减退，心、肝、脾、肾四脏均有涉及，但肾气不足、肾精亏耗是本病发病的基本病机。肾为先天之本，元气之根，藏精气，是人体生长、发育和生殖的根本，且精为化血之源，精气直接为胞宫的行经、胎孕提供物质基础。故肾气的旺盛和肾精的充足对天癸的成熟、功能的发挥起直接的影响作用，对月经的产生起着主导作用和决定作用，肾中精气衰少致天癸充养、行经、孕胞功能减退、衰竭。综上所述，冲任失调，胞宫胞脉失养，肾 – 天癸 – 冲任 – 胞宫轴功能紊乱，从根本上导致本病的发生。

牛建昭教授学贯中西，在临床诊疗中形成了"以西辨病、以中辨证论治、中西参合"的特色。本着继承中医、发展中医的思想，与时俱进，以中医四诊（望、闻、问、切）为法、八纲（阴阳、表里、寒热、虚实）辨证为纲，同时将先进的现代诊疗技术作为中医望诊、切诊方法的延伸和发展，实现了中医的现代化。同时，综合诊查资料，锁定中医诊疗切入点，在遣方用药理论指导下，实现诊疗的个体化，体现中医的诊疗特色——根据患者的年龄、月经周期中冲任气血盛衰生理变化的特点，顺势、顺期、顺季实施"一轴（肾 – 天癸 – 冲任 – 胞宫）四期（经后期、经间期、经前期、行经期）"为核心的治疗方案，取得良效。在治疗时，重视补肾，同时结合月经周期注意顾护脾胃和调达肝气。也就是在中医妇科理论指导下，根据西医对卵巢生理周期的认识，借鉴其相应疗法，在女性月经期、经后期、氤氲期、经前期的不同周期中气、血、阴、阳变化特点的基础上，给予相应的方药进行周期治疗。补肾调周法是顺应月经周期的变化而设立的，立方以补肾为主，经后期加滋补肾阴、调养冲任之品，如女贞子、菟丝子、枸杞子；排卵前期加理气活血之品，如丹参、羌活；排卵后期加补肾阳之品，如用巴戟天、炒杜仲、肉苁蓉；月经期酌加活血化瘀之药，如桃仁、红花。该法中补肾养阴可奠定物质基础，促进卵泡发育和尽早成熟，行气活血化瘀可推动卵巢活动，促进排卵；经前期补肾助阳，辅助阳长，可以温煦子宫，促进子宫内膜利于胚胎着床和孕育。牛建昭教授主张用药平和柔缓、安全味佳，认为中医治病的精髓是"顺""和""调"。"顺"指顺势，包括顺自然环境之势、顺个体身体之势；"和"指气血平和；"调"指调理阴阳。体现了天人合一的整体思想。

病案一

张某，女，34 岁。初诊日期：2018 年 11 月 17 日。

主诉：未避孕未孕 2 年，人工授精失败 3 次，IVF–ET 失败 2 次，要求中医调理。

现病史：患者 2011 年人工流产 1 次，后有正常性生活未避孕未孕近 2 年，2013 年输卵管造影显示左输卵管通而不畅。2017 年 3 次人工授精均未孕，2018 年 2 次 IVF–ET 均失败，基础内分泌检测 FSH 10.07mIU/mL。既往经期 3 天，月经周期 28 天，末次月经（LMP）：2018 年 10 月 31 日，量少，有血块。刻下症见：纳少，乏力，眠差，多梦，急躁易怒，咽干痛，二便调，舌红，少苔，脉细。$G_1P_0A_1$。

既往史：否认慢性病史，否认食物及药物过敏史。

辅助检查：B 超：子宫、双附件未见异常。

西医诊断：①继发性不孕症；②卵巢功能减退；③反复 IVF–ET 失败。

中医诊断：不孕症（脾肾两虚，冲任不调）。

治则治法：健脾补肾，调理冲任。

处方：生黄芪 20g，醋柴胡 10g，郁金 10g，青果 8g，青皮 6g，陈皮 6g，紫草 9g，党参 15g，当归 12g，山药 15g，巴戟天 10g，枸杞子 15g，菟丝子 15g，淫羊藿 10g，盐杜仲 12g，桔梗 10g，炒酸枣仁 20g，制远志 10g，麦冬 20g，生黄芪 15g，牛蒡子 10g。3 剂。

二诊：2018 年 11 月 20 日

月经周期第 21 天。咽痛好转，眠差多梦，口干，纳可，二便调，舌红，少苔，脉细。

处方：党参 15g，当归 12g，山药 15g，巴戟天 10g，枸杞子 15g，菟丝子 15g，淫羊藿 10g，盐杜仲 12g，炒酸枣仁 20g，制远志 10g，炒白术 20g，炙黄芪 15g，北沙参 15g。7 剂。

三诊：2018 年 11 月 26 日

月经周期第 27 天。近日感冒、咳嗽，头痛，咽痛，痰多，胸闷，舌红，苔薄黄，脉浮细弦。

处方：醋柴胡 10g，郁金 10g，青皮 6g，陈皮 6g，全瓜蒌 15g，玉竹 20g，炒山栀 10g，川楝子 10g，防风 10g，茯苓 30g，陈皮 10g，桔梗 10g，青果 10g，炙枇杷叶 15g，牛蒡子 10g，白芷 10g，射干 10g，生黄芩 15g，浙贝母 15g，法半夏 10g，炙麻黄 4g，党参 15g，丹参 15g，当归 15g，川芎 10g，熟地黄 15g，牛膝 12g，赤芍 12g，桃仁 10g，益母草 15g，红花 10g。7 剂。

四诊：2018 年 12 月 3 日

LMP：2018 年 12 月 1 日，月经周期第 3 天。患者要去国外生活，请牛建昭教授制定治疗方案，由家人为其代诊。

牛建昭教授建议：

处方一：党参 12g，丹参 15g，当归 15g，羌活 10g，枸杞子 15g，菟丝子 15g，黄精 15g，淫羊藿 10g，盐杜仲 10g。在月经干净后开始服用，连续服用 15 天。

处方二：党参 15g，当归 12g，山药 15g，巴戟天 10g，枸杞子 15g，菟丝子 15g，淫羊藿 10g，盐杜仲 12g。可接处方一连续服用 20 天，或一直服用至下次月经期；若月经量不多，经期也可服用。

嘱患者按此方案连续服药 3 个月，白带出现透明拉丝状可同房，同时可配合排卵试纸检测，若检测到怀孕即停服。患者服药 2 个月经周期即怀孕，并顺利分娩。

2020 年患者欲备二胎，未避孕未孕 1 年，准备再次接受 IVF–ET，因其卵巢功能减退，不符合 IVF–ET 要求，于 2020 年 9 月继续就诊于牛建昭教授调理卵巢功能。2020 年 12 月采用微刺激方案取卵 3 枚，配成 1 个囊胚，2021 年 2 月 15 日人工周期移植囊胚 1 枚，成功着床，其间血 hCG 值稳定上升，2021 年 3 月 16 日超声下见胚胎原始心管搏动，于 2021 年 12 月 30 日顺产一健康婴儿。

按语　本例患者为卵巢储备功能减退（DOR）所致不孕。卵巢储备功能指卵巢内存留卵泡的数量和质量，其反映女性的生育潜能和生殖内分泌功能。卵巢储备功能减退则卵巢产生卵子的能力减弱，卵泡质量下降，导致女性生育能力下降及性激素缺乏，表现为不孕、月经稀发、闭经等，进一步可发展为卵巢早衰（POF）。辅助生殖技术（ART）的发展，有效解决了很多不孕症患者的生育需求，激素替代疗法（HRT）可以使患者出现规律的月经周期，改善生殖器官萎缩、性冷淡等症状，但是 ART 远远没有达到人们期望的治疗效果。

中医将卵巢储备功能减退归属于"血枯""闭经""不孕"等范畴。牛建昭教授认为，肾虚是卵巢功能减退的主要病因。肾为先天之本，主藏精气，肾中精气（阴、阳）的盛衰，主宰着人体的生长发育及生殖功能，肾中精气充盛，天癸成熟，月经来潮而有子，标志着女性卵巢周期性生殖活动的开始；肾中精气衰退，天癸耗竭，月经闭绝，提示女性卵巢生殖功能的结束。所以，肾与女性卵巢生理功能密切相关，主宰着女性生殖功能的发育、旺盛与衰退，对女性卵巢生理功能的实现起着决定性作用。针对本例患者，牛建昭教授强调以补肾调周治疗为主线，通过调节卵巢功能，改善卵巢功能低下状态，恢复患者的生育能力。

首诊时，月经周期第 18 天，适逢黄体期。此期以温肾助阳、维持黄体功能为主，方中温肾（巴戟天、淫羊藿、盐杜仲）与滋肾（菟丝子、枸杞子、山药）同用，如《景岳全书》所言："善补阳者，必于阴中求阳，则阳得阴助而生化无穷；善补阴者，必于阳中求阴，则阴得阳升而源泉不竭。"补气（生黄芪、党参）与养血（当归）同用，取精血同源、气血相生、益气养血生精之意；佐以疏肝理气（柴胡、郁金、青果、青皮）之品，理气活血，疏肝调经，祛瘀生新；眠差多梦，加炒酸枣仁、制远志、麦冬滋阴养心安神；方中所用紫草，入心、肝经，有凉血活血、透疹解毒之功，现代药理研究提示可抑制垂体分泌促性腺激素，降低卵泡刺激素和黄体生成素，从而促进性腺轴负反馈，达到恢复卵巢功能的作用。在卵泡期检测基础内分泌，FSH 降至 10mIU/mL 以下则停服。

三诊时，月经周期第 27 天，为经前期，血海即将由满而溢，血室正开，此时子宫泻而不藏，经血从子宫下泄，推陈出新。牛建昭教授认为此期治疗关键在于"通"，因势利导，治宜养血活血调经，方用桃红四物汤加党参、丹参、益母草等。

四诊时，月经周期第 3 天，处于经后期（卵泡发育期），此时子宫、胞脉空虚，阴血不足。治疗应以滋肾养血、调理冲任为主，以促进卵泡发育与卵子成熟，方用牛建昭教授自拟滋泡饮加减（党参、当归、菟丝子、女贞子、枸杞子、黄精、淫羊藿、葛根、黑豆）。方中菟丝子、女贞子、枸杞子滋肾填精，当归养血活血，党参益气生血，黄精益气养阴，淫羊藿补肾温阳以达阳中求阴之效。因患者要出国定居，牛建昭教授模拟西医周期疗法，制定周期治疗的两步协定处方。处方一：党参 12g，丹参 15g，当归 15g，羌活 10g，枸杞子 15g，菟丝子 15g，黄精 15g，淫羊藿 10g，盐杜仲 10g，嘱患者在月经干净后开始服用，连续服用 15 天，滋肾填精，养血活血，促进卵泡发育。处方二：党参 15g，当归 12g，山药 15g，巴戟天 10g，枸杞子 15g，菟丝子 15g，淫羊藿 10g，盐杜仲 12g，嘱患者接处方一连续服用 20 天，温肾扶阳固本，促进胎孕所成。

本例卵巢功能减退患者，牛建昭教授在临床四期治疗各有侧重，但以补肾为核心，重肾补肾的"调周"过程中，始终注意滋阴不忘助阳、补阳不忘滋阴，在辨证分期的基础上，合理地选方用药，辨证地处理调节阴阳与治病的相互关系，体现了中医学整体治疗的特色，这才是"调周"的治本之策，提高机体固有的调节能力，使内在因素能正常发挥作用而达到治疗目的，这是中药调周法区别于外源性激素替代疗法的关键。

病案二

张某，女，33 岁。初诊日期：2020 年 10 月 17 日。

主诉：未避孕未孕 1 年余。

现病史：患者未避孕未孕 1 年余，双方筛查病因，男方精液未见异常。2020 年 4 月于当地某院行体外助孕，获卵 3 枚，受精（2PN）2 枚，受精后第 5 天（D5）移植 1 枚囊胚，生化妊娠流产。2020 年 8 月再次移植 1 枚囊胚，生化妊娠流产。当前无冻胚，遂希望通过中药调节卵巢功能以助孕。既往月经规律，5～7/26～27 天，LMP：2020 年 9 月 25 日，量多，色红，有血块，痛经可忍。刻下症见：乏力困倦，纳眠可，二便调，舌暗红，苔薄，脉弦。G_0P_0。

既往史：2019 年行腹腔镜下卵巢子宫内膜异位囊肿剥除术；2020 年 4 月、8 月分次移植囊胚，均生化妊娠。

辅助检查：B 超示子宫肌层多发肌瘤，最大者 1.7cm×0.9cm，位于子宫后壁。

西医诊断：①原发性不孕症；②子宫肌瘤；③ IVF–ET 失败。

中医诊断：①不孕症；②癥瘕（气虚血瘀）。

治则治法：补肾活血，化瘀消癥。

处理：

1. 处方：熟地黄 15g，覆盆子 15g，山药 15g，菟丝子 15g，制首乌 15g，炙淫羊藿 15g，枸杞子 15g，续断 15g，甜叶菊 2g，百合 20g，白芍 15g。7 剂。

2. 检测抗米勒管激素。

二诊：**2020 年 10 年 26 日**

乏力困倦，纳眠可，二便调，舌红，苔薄，脉沉。

处理：

1. 处方：熟地黄 15g，覆盆子 15g，山药 15g，菟丝子 15g，炙淫羊藿 15g，枸杞子 15g，续断 15g，甜叶菊 2g，百合 20g，白芍 15g，党参 15g。9 剂。

2. 监测基础体温（BBT），试纸 /B 超监测排卵，指导同房。

3. 测定女性激素两项（FSH、LH）、血清促甲状腺素。

三诊：**2020 年 11 月 25 日**

LMP：2020 年 11 月 22 日，月经周期第 4 天，量多，色红，有血块，痛经可忍。刻下症见：纳眠可，二便调，舌暗红，苔薄，脉沉。

辅助检查：

1. 女性激素两项：FSH 6.87mIU/mL，LH 3.24mIU/mL。

2. 抗米勒管激素（AMH）：0.44ng/mL。

3. 血清促甲状腺素（TSH）：3.02μIU/mL。

补充诊断： 西医诊断：卵巢储备功能减退。

处理：

处方一：左甲状腺素钠片 75μg/d。

处方二：丹参 20g，川芎 10g，桃仁 10g，三棱 10g，莪术 10g，苏木 10g，生牡蛎 30g（先煎），鸡血藤 15g，红藤 15g，忍冬藤 15g，路路通 15g，菟丝子 30g，煅紫石英 30g（先煎），补骨脂 30g，甜叶菊 2g，赤芍 10g，白芍 10g。7 剂。

四诊：2020 年 12 月 7 日

乏力，纳眠可，小便调，大便 2～3 次 / 日、质软，舌暗红，苔薄，脉沉。

辅助检查：

1. 经阴道超声检查（2020 年 12 月 2 日）：内膜厚 0.6cm，双侧卵巢见多个卵泡样无回声，右侧卵巢最大卵泡 1.0cm×0.7cm，左侧卵巢最大卵泡 0.8cm×0.7cm。

2. 经阴道超声检查（2020 年 12 月 4 日）：内膜厚 1.0cm，双侧卵巢见多个卵泡样无回声，右侧卵巢最大卵泡 1.8cm×1.4cm，左侧卵巢最大卵泡 0.8cm×0.7cm。

处理：

1. 处方：熟地黄 15g，覆盆子 15g，山药 15g，炙淫羊藿 15g，菟丝子 15g，枸杞子 15g，续断 15g，甜叶菊 2g，百合 20g，白芍 15g，党参 15g，巴戟天 15g，砂仁 6g（后下），沉香曲 12g。7 剂。

2. 监测 BBT，试纸 /B 超监测排卵，计划 2020 年 12 月 5 日同房。

3. 检测血清孕酮（P）。

五诊：2020 年 12 月 14 日

乏力较前改善，纳果，食后腹胀，眠安，小便调，大便质软，舌暗红，苔薄，脉沉。

辅助检查（2020 年 12 月 13 日）：血清孕酮（P）18.03ng/mL。

处理：

处方一： 菟丝子 30g，续断 15g，党参 15g，白芍 15g，桑寄生 15g，炒白术 15g，炒扁豆 15g，莲子肉 15g，木香 10g，百合 15g，炙甘草 6g，紫灵芝 6g，甜叶菊 2g，山药 15g。7 剂。

处方二： 黄体酮胶囊，口服，早晚各 1 次，每次 50mg。

六诊：2020 年 12 月 21 日

LMP：2020 年 12 月 19 日，月经周期第 3 天，量多，色红，血块减少，痛经可忍。刻下症见：乏力改善，纳眠可，二便调，舌暗红，苔薄，脉沉。

处方： 菟丝子 30g，巴戟天 15g，当归 15g，熟地黄 15g，党参 15g，炒白术 15g，大枣 6g，砂仁 6g（后下），续断 15g，枸杞子 15g，补骨脂 30g，煅紫石英 30g（先煎），甜叶菊 2g。9 剂。

七诊：2020 年 12 月 30 日

乏力较前改善，纳少，食后腹胀，多梦，小便调，大便 2～3 次 / 日、质软，舌暗红，苔薄，脉沉。

辅助检查： 外院 B 超监测显示排卵。

处方： 菟丝子 30g，巴戟天 15g，熟地黄 15g，党参 15g，炒白术 15g，大枣 6g，砂仁 6g（后下），续断 15g，枸杞子 15g，补骨脂 30g，煅紫石英 30g（先煎），甜叶菊 2g，茯苓 15g，远志 10g，生姜 10g。7 剂。

八诊：2021 年 1 月 25 日

月经逾期未至，查 B 超示宫内早孕，血 hCG 1142.29mIU/mL，P 37.85ng/mL，确诊宫内早孕。

电话随访，足月分娩一 2710g 健康活婴。

按语 卵巢子宫内膜异位囊肿手术可促使患者卵巢功能减退，导致卵母细胞和胚胎质量低下，成为取卵和配对数目少的原因；子宫多发肌瘤和卵巢功能减退可以导致子宫内膜容受性差，是移植早期流产率增高的根本原因。本例患者首诊时，月经周期第 23 天，适逢阳长期（黄体期），此期以温肾助阳、维持黄体功能为主。二诊时，患者乏力困倦，酌加党参，健脾补中益气。三诊时，月经周期第 4 天，为行经期，以桃红四物汤为底方，养血活血调经；并配伍三棱、莪术等以增强行气活血调经之效。四诊时，为月经周期第 16 天，属经间期（排卵期），患者诸症好转，已达到"重阴"的状态，重阴必阳，阴阳开始转化，阴精化生阳气，出现氤氲的候，应当顺势而为，继以补肾调周为主，提升卵子质量和数量，为下一周期的卵泡发育做准备，酌加补脾运脾之品以助气血生化。五诊时，为月经周期第23天，治疗原则同初诊。患者纳呆、食后腹胀、乏力，加炒白术、炒扁豆等以助脾胃健运。六诊时，为月经周期第3天，恰逢行经期，宜活血调经，促进行经，然活血之功用已经在前次治疗中到达预期，患者本次月经色红，几乎无血块，故去活血之品，以补肾中之阴阳为主。七诊时，为月经周期第12天，治疗大法同前诊。因患者多梦，故予远志宁心安神。使患者肾中阴阳和调，气血生化有源，津液输布得常，脏腑功能和调，方可在氤氲之时受精成孕。

病案三

郑某，女，33岁。初诊日期：2015年12月3日。

主诉： IVF前发现卵巢功能低下。

现病史： 患者因双侧输卵管阻塞拟行试管婴儿手术，促排卵时发现卵巢功能低下，促排卵卵泡数少（AFC 1～2个），遂要求中医调理。月经初潮15岁，周期4～5/28～30天。近1年月经周期较前缩短至23～25天，经期5天。LMP：2015年12月3日，月经周期第1天，量中偏少，轻度经行腹痛，喜暖，经前乳胀。平素入睡困难，易早醒，情绪波动大，纳可，二便调。舌紫，苔薄，脉沉细两尺弱。G_3P_0。

既往史： 否认传染病及内科疾病史。

辅助检查： AMH 0.58ng/mL，FSH 7.31mIU/mL，LH 2.7mIU/mL，E_2 25pg/mL。

西医诊断： ①继发性不孕症；②卵巢功能减退。

中医诊断： 断绪（肾虚肝郁）。

治则治法： 补肾益精，疏肝调经。

处理：

1. 处方：党参12g，当归12g，枸杞子15g，菟丝子15g，女贞子15g，淫羊藿10g，黄精15g，紫草10g，枳壳10g，佛手10g，刺五加10g，郁金10g，青皮6g，陈皮6g，茯苓30g，桑寄生30g，川续断15g，炒酸枣仁20g，远志10g。7剂。

2. 嘱患者注意饮食调理，摄入足够的营养成分，多食黑豆、黄豆及其他豆制品，以及蜂产品（如蜂王浆等）。

二诊：2015 年 12 月 10 日

患者月经 5 天干净，入睡仍慢，夜间醒来次数减少，多梦，复睡已不困难，情绪较前平稳，纳可，二便调，舌紫，苔薄，脉沉细两尺弱。继续予补肾益精、疏肝理气，佐以活血促排卵。

处理：

1.处方：党参 12g，当归 12g，枸杞子 15g，菟丝子 15g，女贞子 15g，淫羊藿 10g，紫草 9g，枳壳 10g，佛手 10g，刺五加 10g，郁金 10g，青皮 6g，陈皮 6g，茯苓 30g，桑寄生 30g，川续断 15g，炒酸枣仁 20g，远志 10g，丹参 15g，羌活 10g，石菖蒲 10g，百合 20g，盐杜仲 10g，珍珠母 30g。7 剂。

2.注意事项：睡前做呼吸运动，吸气 5 秒—憋气 7 秒—呼气 8 秒，连续 3 次，帮助睡眠；禁食辛辣刺激之品；调畅情志。

三诊：2015 年 12 月 17 日

患者入睡已改善，偶多梦，情绪平稳，纳可，二便调，基础体温未见明显升温，舌紫，苔薄，脉沉细两尺弱。继续予滋补肝肾、理气调经。

处方：党参 15g，当归 15g，赤芍 15g，川芎 10g，桃仁 10g，红花 10g，丹参 15g，益母草 15g，枸杞子 15g，菟丝子 15g，淫羊藿 10g，紫草 9g，枳壳 10g，青皮 6g，陈皮 6g，熟地黄 15g，白芍 15g，川牛膝 15g，柴胡 10g。7 剂。

四诊：2016 年 1 月 15 日

LMP：2015 年 12 月 30 日，行经 5 天，量略增，现月经已干净。基础体温呈不典型双相高温爬升缓降 8 天。

五诊至十六诊：2016 年 2—5 月

根据月经的不同时期运用滋泡饮、促泡饮、温宫饮、调宫饮随症加减治疗 3 个月后，患者 BBT 已出现典型双相，月经周期第 2 天复查妇科 B 超示双侧卵巢内 AFC 增至 5～6 个，准备促卵取卵，进入试管周期。电话随访，患者于 2016 年 7 月移植成功，2017 年 4 月顺利分娩一健康婴儿。

按语　紫草是牛建昭教授常用于治疗卵巢功能低下的一味中药，现代药理研究证实，紫草能抗菌消炎、改善微循环。对于卵巢功能减退，尤其卵泡生长发育障碍的患者，此药是牛建昭教授必用之药，临床观察确实能促进卵泡生长，降低 FSH 水平。牛建昭教授往往于方中加入健脾药，这不仅体现了以后天资先天的学术思想，还体现了中医治未病的思想，此类患者往往思虑过度、情志不遂，久之导致肝郁克脾而使脾胃功能紊乱。本案患者AMH 0.58ng/mL，FSH 7.31mIU/mL，LH 2.7mIU/mL，FSH/LH＞2，AFC 1～2个，可明确诊断为卵巢功能低下。年龄、FSH、AMH是现代判断卵巢功能的常用指标，也是评估试管婴儿入选资格的重要指标。对于卵巢功能低下患者，补肾疏肝健脾是治疗大法，同时应根据月经周期中肾阴阳消长、气血盈亏规律性变化而分为4个不同时期配伍用药。

病案四

刘某，女，32岁。初诊日期：2017年3月12日。

主诉： 结婚3年未避孕未孕。

现病史： 患者29岁结婚，婚后正常性生活，未避孕未孕。外院检查诊断为双侧输卵管通而不畅，卵巢功能减退，窦卵泡少；配偶精子异常（少弱精子症）。计划IVF，要求中药调理。平素畏寒，手足冷，乏力，腰酸痛，纳眠可，二便调。月经后错，7/40～60天，量少色黑，血块较多，LMP：2017年2月27日。舌淡，苔白，脉沉细。G_0P_0。

既往史： 否认传染病及内科疾病史。

妇科检查： 子宫、附件未及异常。

辅助检查：

1. 子宫输卵管造影（2016年12月）：双侧输卵管通而不畅。

2. 月经周期第3天性激素六项＋AMH（2017年3月1日）：FSH 10.24mIU/mL，LH 5.64mIU/mL，E_2 30.78pg/mL，P 0.11ng/mL，PRL 10.24ng/mL，T 0.78ng/mL，AMH 1.02ng/mL。

3. B超（2017年3月1日）：子宫后位，大小5.4cm×4.5cm×3.6cm，子宫肌层回声均匀，子宫内膜厚0.43cm。右卵巢大小2.2cm×1.5cm，其内可见3个卵泡回声，最大者直径0.27cm。左卵巢大小2.3cm×1.6cm，内可见2个卵泡，最大者直径0.25cm。

4. 生化检查、血常规、尿常规无明显异常。

西医诊断： ①原发性不孕症；②卵巢储备功能减退。

中医诊断： ①不孕症；②月经后期（肾阳虚）。

中医治疗方案：

1. 月经期

予调经饮行气活血，因势利导。

2. 卵泡期

予滋泡饮加覆盆子 15g、紫石英 20g（先煎）、枳壳 10g。

3. 排卵期

予促泡饮滋养肾阴精血，行气活血，宣散脉络，以助卵泡的顺利排出。

4. 黄体期

予温宫饮加茯苓 15g、桑寄生 30g、续断 15g、炙黄芪 15g、太子参 15g、北沙参 15g、紫石英 20g（先煎）、覆盆子 15g、枳壳 10g，滋阴助阳，先后天同补，维持黄体，备子育胎。

按照上述周期疗法调理 2 个月，2017 年 6 月复查月经周期第 3 天性激素六项：FSH 7.34mIU/mL，LH 7.56mIU/mL，E_2 45.38pg/mL，P 2.02ng/mL，PRL 12.84ng/mL，T 0.69ng/mL。之后于石家庄当地医院进行长方案 IVF-ET，月经周期第 20 天肌注醋酸曲普瑞林 1.875mg，次月月经周期第 3 天开始肌注重组人促卵泡激素（r-FSH）225IU/d 5 天，之后肌注重组人促卵泡激素（r-FSH）225IU/d+ 人绝经期促性腺激素（hMG）75IU/d 10 天，促排卵 15 天时肌注人绒毛膜促性腺激素（hCG）10000U，取卵 16 枚，配成 12 个胚胎，鲜胚移植 2 个，移植 14 天后验孕成功。2018 年分娩一健康活婴。

按语　月经后期—月经量少—闭经—不孕往往是早发性卵巢功能不全由轻到重的演变过程。《女科撮要·经候不调》："其过期而至者，有因脾经血虚，有因肝经血少，有因气虚血弱。主治之法……脾经血虚者，人参养荣汤；肝经血少者，六味地黄丸。"牛建昭教授在治疗此类患者时多从脾肾入手，以健脾补肾为主，并结合月经周期，重视调周治疗。本案患者肾阳不足，命门火衰，冲任失于温煦，不能摄精成孕，故致不孕；阳虚气弱，不能生血行血，冲任空虚，血海不按时满，故使月经后期，月经量少；肾阳不足，命门火衰，胞脉失煦，故腰痛、腹冷、肢寒；阳气虚弱，气失推动，血失生化，血脉不充，运化无力，故舌淡、脉沉无力。因此，牛建昭教授在调周治疗的基础上，均配伍覆盆子、紫石英等温肾阳之品以温肾助阳，暖宫散寒，维持黄体，为孕育种子做准备。

病案五

裴某，女，39 岁。初诊日期：**2022 年 1 月 7 日**。

主诉：IVF–ET 失败 1 次，促排取卵 1 次未成功，培养囊胚 1 次未成功。

现病史：LMP：2021 年 12 月 27 日，5/29～30 天，量中，色暗，有血块，偶有痛经，腰酸，腹冷，无便稀。刻下症见：纳可，入睡困难，眠浅易醒，二便调，乏力，脾气急，舌紫黯体胖，苔薄黄略腻，脉弦细。

既往史：否认慢性病史，否认食物及药物过敏史。

辅助检查（2021 年 8 月 2 日）：AMH 0.38ng/mL。

西医诊断：①卵巢功能减退；②原发性不孕症；③ IVF–ET 失败。

中医诊断：不孕症（肾虚肝郁）。

治则治法：补肾疏肝。

处方：党参 15g，当归 15g，菟丝子 15g，枸杞子 12g，炙淫羊藿 12g，酒黄精 15g，郁金 12g，麸炒枳壳 10g，丹参 15g，羌活 10g，盐杜仲 15g，制远志 10g，炒酸枣仁 30g，首乌藤 30g，麦冬 20g，紫草 10g，炙黄芪 20g，太子参 15g，升麻 6g。7 剂。

二诊：**2022 年 1 月 14 日**

月经周期第 19 天，纳可，眠差好转，眠浅易醒，入睡困难，二便调，脾气急，舌紫黯体胖，苔薄黄略腻，脉弦细。

处方：党参 15g，当归 15g，菟丝子 15g，枸杞子 12g，炙淫羊藿 12g，酒女贞子 12g，郁金 12g，麸炒枳壳 10g，麸炒山药 15g，锁阳 10g，盐杜仲 15g，制巴戟天 12g，制远志 10g，炒酸枣仁 30g，首乌藤 30g，麦冬 20g，桑寄生 15g，炙黄芪 20g，太子参 15g，酒苁蓉 10g，续断 15g。10 剂。

三诊：**2022 年 1 月 24 日**

月经周期第 29 天，纳可，眠差好转，二便调，乏力，脾气急，舌紫黯体胖，苔薄黄略腻，脉弦细。

处方：党参 15g，当归 15g，菟丝子 15g，枸杞子 12g，炙淫羊藿 12g，酒女贞子 12g，郁金 12g，麸炒枳壳 10g，麸炒山药 15g，丹参 15g，盐杜仲 15g，制巴戟天 12g，制远志 10g，炒酸枣仁 30g，首乌藤 30g，赤芍 12g，桑寄生 15g，炙黄芪 20g，太子参 15g，白芍 12g，续断 15g，川芎 10g，燀桃仁 10g，红花 10g，醋香附 12g，醋延胡索 12g，生艾叶 9g，乌药 12g。

7剂。

四诊：2022 年 2 月 7 日

LMP：2022 年 1 月 30 日，6/30 天，量中，色暗，少量血块，痛经，腰酸，腹冷，无便稀。刻下症见：纳可，眠差好转，二便调，乏力，脾气急，舌紫黯体胖，苔薄黄略腻，脉弦细。

处方： 党参 15g，当归 15g，菟丝子 15g，酒女贞子 12g，枸杞子 12g，炙淫羊藿 12g，酒黄精 15g，郁金 12g，麸炒枳壳 10g，煅紫石英 15g（先煎），石楠叶 15g，制远志 10g，炒酸枣仁 15g，炙黄芪 20g，太子参 15g，北沙参 15g。7剂。

五诊：2022 年 2 月 18 日

纳可，眠差好转，二便调，乏力，脾气急，舌紫黯体胖，苔薄黄略腻，脉弦细。

处方： 党参 15g，当归 15g，菟丝子 15g，酒女贞子 15g，枸杞子 10g，炙淫羊藿 12g，盐杜仲 15g，麸炒山药 15g，制巴戟天 12g，锁阳 10g，酒苁蓉 10g，郁金 12g，麸炒枳壳 10g，桑寄生 15g，续断 15g，炙黄芪 20g，太子参 15g，北沙参 15g。7剂。

六诊：2022 年 3 月 4 日

现孕 4^{+5} 周，无阴道出血，伴腹痛，无腰酸，纳可，眠差好转，二便调，乏力好转，脾气急明显改善，舌紫黯体胖，苔薄黄略腻，脉弦细滑。3 月 4 日外院查 β–hCG 1169.28IU/L，P 26.38ng/mL。

处理：

处方一：地屈孕酮片，口服，每日 2 次，每次 10mg。

处方二：党参 15g，当归 12g，菟丝子 15g，桑寄生 15g，续断 15g，盐杜仲 15g，麸炒山药 15g，砂仁 6g（后下），麸炒枳壳 10g，石莲子 15g，苎麻根 30g，麸炒椿皮 30g，川芎 10g，益母草 12g，醋青皮 6g，陈皮 6g，黄芩 15g，麸炒白术 20g，炙黄芪 20g，太子参 15g，制远志 10g，炒酸枣仁 20g，麦冬 10g。7剂。

2022 年 3 月 15 日随访，超声下可见胎心胎芽，患者已于附近医院产科建档。电话随访，患者于 2022 年 12 月 15 日顺产一健康活婴。

按语 抗米勒管激素（AMH）是卵巢窦前卵泡和小窦卵泡的颗粒细胞分泌的一种糖蛋白，与窦卵泡的数目呈正相关。在生育期间，卵巢里的卵泡数随着年龄增长而逐渐减少，AMH 随之下降，因此，AMH 作为评估卵巢储备功能的敏感指标。欧洲人类辅助生殖协会（ESHRE）制定的卵巢低反应博洛尼亚标准指出，AMH 及 AFC 是卵巢储备功能相关性最强的独立预测因素，其阈值分别为 AMH＜0.5～1.1ng/mL，AFC＜5～7 枚，同时，这 2 个指标数值下降也预示着卵巢反应下降。

本例患者年过五七，AMH 仅为 0.38ng/mL，IVF-ET 失败 1 次，促排卵1 次无可用卵，培养囊胚 1 次失败，均说明患者卵巢功能减退，卵巢储备不足，卵子质量欠佳。从中医辨证分析看，肾虚肝郁为主要病机。治疗以补肾调周为主线，通过调节卵巢功能，改善卵巢功能低下状态，提高卵子质量，改善患者生育力。反复 IVF 及促排卵失败导致肾气损伤，肾精失司，阴阳不调。多年不孕，IVF 失败，致肝气郁结，疏泄失常，气血失和，治疗以补肾疏肝调周为原则。患者入睡困难，眠浅易醒，以远志安神定志，酸枣仁养心补肝、宁心安神，首乌藤养血安神；脾气急躁，以郁金行气解郁，青、陈皮行气理气；同时嘱患者见透明拉丝白带可同房试孕。六诊时患者睡眠改善，情绪向好，自测尿 hCG 阳性，轻微腹痛，治以补肾健脾、疏肝理气、养血安胎，同时口服地屈孕酮片，监测血 hCG 及孕酮，孕 6 周复查 B 超，见胎心胎芽后于产科建档。

【本节作者】何军琴，王燕霞。

王燕霞，女，副主任医师，第五批全国老中医药专家牛建昭教授学术经验继承人，就职于北京中医药大学东直门医院。

第二节　卵巢低反应案

卵巢低反应（POR）属于卵巢功能低下范畴，指接受体外受精－胚胎移植（IVF-ET）的人群中卵巢对促性腺激素刺激反应不良的病理状态，主要表现为卵巢刺激周期发育卵泡少、血雌激素峰值低、Gn 用量多、周期取消率高、获卵数少、临床妊娠率低等。2011 年 ESHRE 和美国生殖医学会（ASRM）制定了首个有关 POR 的诊断共识：①高龄（≥40 岁）或存在卵巢反应不良的其他危险因素；②前次 IVF 周期卵巢低反应，常规方案获卵数≤3 个；③卵巢储备下降（AFC＜5～7 个或 AMH＜0.5～1.1mg/L）。至少满足以上 3 条中的 2 条即可诊断为 POR；如果年龄＜40 岁或检测卵巢储备功能正常，患者连续 2 个周期应用最大化的卵巢刺激方案仍出现卵巢低反应也可诊断。POR 的治疗在现代生殖医学研究领域仍存在一定的突破瓶颈，无论改良控制性卵泡刺激方案还是激素添加的预治疗，都很难从根本上改变由于卵巢功能减退导致的促排后低反应。

中医学认为，女子妊娠与月经有密切关系，早在隋代《诸病源候论》中就认识到不孕症的病因是劳伤气血。六淫邪气直中胞宫，可致闭经、崩漏等妇产科疾病，为后世治疗不孕症的"调经为要"法则提供了理论依据。《济阴纲目》云："求子之法，莫先调经。"《女科要旨》亦云："夫人无子，皆由经水不调……种子之法，即在于调经之中。"说明正常的月经是女性具备生殖功能的生理基础，月经不调是女性不孕症的主要原因，调整月经是治疗女性不孕症，尤其是功能性不孕症的重要环节，因此，牛建昭教授认为调经种子是中医治疗女性不孕症的重要治则，并体现在临证的各个阶段。卵巢低反应的本质是生殖之精不足，"经水出诸肾""养肾气以安血之室"，调经之本，以肾为主。肾藏精，主生殖，为先天之本。肾精是肾气的物质基础，肾气是肾精的功能体现，两者相互为用，肾气充盛，则开阖有节，月经按时而至并能够受精妊娠。通过补肾使精气充足，阳得阴生，阴得阳化，阴阳平衡，进而保证天癸按时泌至，任脉通畅，太冲脉充盛，血海蓄溢有常而能有子。由于肾在女性生理病理中的特殊作用，补肾法即成为妇科调经种子的治本之法。尤其对于反复 IVF-ET 失败患者，牛建昭教授认为给予中药调周显得尤为重要。

病案一

陈某，女，39 岁。初诊日期：2017 年 8 月 26 日。
主诉： 未避孕未孕 4 年，IVF-ET 失败 2 次。
现病史： 患者未避孕未孕 4 年，双方筛查病因，男方因素及输卵管因素未见异常，女方基础内分泌 FSH＞12mIU/mL，考虑高龄状态，遂于 2016—2017 年施行 IVF-ET 2 次，均未成功。后经黄体期促排卵及微刺激方案促排卵，B 超显示两侧卵巢窦卵泡数量及优势卵泡数量少于 3 个，且取卵 3 次均为空卵泡。患者本月肌注尿促性素和卵泡刺激素 5 天，拟 8 月 21 日取卵，但当日 B 超显示卵泡已排出，右卵巢无卵泡样回声，左卵巢有 2 个卵泡样回声，当前无冻胚。患者拟下月继续微刺激方案促排卵，考虑此前 3 次取卵均出现空卵泡，经人介绍求诊于牛建昭教授，希望通过调节卵巢功能以助孕。既往经期 3 天，月经周期 20 天，LMP：2016 年 8 月 13 日，经量少，经色暗，腰酸，近日感冒后咽痛。刻下症见：纳可，眠安，二便调，舌淡紫，苔薄黄，脉沉细。G_0P_0。

既往史：否认慢性病史，否认食物及药物过敏史。

辅助检查：

1. B 超：子宫、双附件未见异常。

2. 内分泌：FSH 12mIU/mL。

西医诊断：①原发性不孕症；②卵巢功能减退；③反复 IVF–ET 失败；④卵巢低反应。

中医诊断：①不孕症；②月经先期（脾肾不足，冲任不固）。

治则治法：健脾补肾，益气固冲。

处方：党参 12g，丹参 15g，当归 15g，羌活 10g，枸杞子 15g，菟丝子 15g，黄精 15g，淫羊藿 10g，盐杜仲 10g，金银花 10g，炒栀子 10g，桔梗 10g，陈皮 6g，郁金 10g。7 剂。

二诊：2017 年 9 月 9 日

LMP：2017 年 8 月 13 日，月经周期第 28 天，生殖中心本周期继续黄体期促排卵，8 月 30 日 B 超检查见左卵巢内 2 个卵泡样回声，直径分别为 15mm 和 12mm，9 月 1 日 B 超检查见左卵巢卵泡直径分别为 18mm 和 15mm，肌注人绒毛膜促性腺激素，9 月 3 日取卵。

处方：党参 12g，当归 12g，枸杞子 15g，菟丝子 15g，女贞子 15g，淫羊藿 10g，黄精 15g，防风 10g，桔梗 10g，黄连 3g，炒栀子 10g，醋柴胡 10g。7 剂。

三诊：2017 年 9 月 16 日

LMP：2017 年 9 月 12 日，月经周期第 5 天，本周期经期 3 天，月经周期 27 天，经量少，经色暗，腰酸。月经周期第 3 天查性激素：FSH 12mIU/mL，LH 1mIU/mL，E_2 35pg/mL。纳可，眠安，二便调，舌淡紫，苔薄黄，脉细。

处方：党参 12g，丹参 15g，当归 15g，羌活 10g，枸杞子 15g，菟丝子 15g，黄精 15g，淫羊藿 10g，盐杜仲 10g，生地黄 15g，青皮 6g，陈皮 6g。7 剂。

四诊：2017 年 9 月 30 日

月经周期第 19 天，近日睡眠欠安，早醒，醒后不易再次入睡，急躁易怒，纳可，便秘且黏，舌尖红，苔薄白，脉沉细。

处方：党参 15g，当归 12g，山药 15g，巴戟天 10g，枸杞子 15g，菟丝子 15g，淫羊藿 10g，盐杜仲 12g，刺五加 10g，牡丹皮 10g，炒栀子 10g，茯苓 30g，炒白术 30g。14 剂。

五诊：2017 年 10 月 14 日

月经周期第 33 天，患者昨日及今日查尿 hCG 均阴性，腰酸，乳胀，纳可，眠安，二便调。

处方：党参 15g，山药 15g，巴戟天 10g，枸杞子 15g，菟丝子 15g，淫羊藿 10g，盐杜仲 12g，桑寄生 15g，川续断 15g，茯苓 30g，芡实 15g。7 剂。

六诊：2017 年 10 月 19 日

月经周期第 38 天，尚未转经，近日咳嗽，睡眠浅易醒。

处方：党参 15g，丹参 15g，当归 15g，川芎 10g，熟地黄 15g，牛膝 12g，赤芍 12g，桃仁 10g，益母草 15g，红花 10g，淫羊藿 15g，紫苏子 10g，北沙参 15g，浙贝母 10g，陈皮 6g，炒栀子 10g，首乌藤 30g，延胡索 10g。7 剂。

七诊：2017 年 11 月 9 日

LMP：2017 年 10 月 28 日，月经周期第 13 天，本周期经期 3 天，月经周期 46 天。月经周期第 3 天查性激素：FSH 6.35mIU/mL，P 2.92ng/mL，AMH 0.5ng/mL。B 超：左卵巢 2 个卵泡，右卵巢 1 个卵泡。

处方：党参 12g，丹参 15g，当归 15g，羌活 10g，枸杞子 15g，菟丝子 15g，黄精 15g，淫羊藿 10g，盐杜仲 10g，桑寄生 15g，川续断 15g，炙甘草 8g，大枣 10g。14 剂。

八诊：2017 年 11 月 23 日

LMP：2017 年 11 月 19 日，月经周期第 5 天，经期 3 天，月经周期 22 天。B 超：右侧卵巢 AFC 3 个，直径 0.6cm；左侧卵巢 AFC 2 个，直径 0.3cm。生殖中心拟于本周期取卵。

处方：党参 12g，丹参 15g，当归 15g，羌活 10g，枸杞子 15g，菟丝子 15g，黄精 15g，淫羊藿 10g，盐杜仲 10g，炙黄芪 30g，桑寄生 15g，川续断 15g, 砂仁 6g（后下）, 龙眼肉 15g, 炒酸枣仁 20g, 制远志 10g, 熟地黄 30g, 大枣 10g, 炙甘草 8g。14 剂。

九诊：2017 年 12 月 9 日

月经周期第 21 天。11 月 30 日取卵, 12 月 2 日未配成, 呈碎片化, 12 月 3 日开始黄体期促排卵, 肌注尿促性素 225IU/d 5 天。刻下症见：恶心, 纳呆, 眠差多梦, 情绪低落, 二便调, 舌尖红, 苔薄黄腻, 脉沉细。

处方：竹茹 10g, 佩兰 10g, 炒栀子 5g, 茯苓 30g, 陈皮 6g, 醋柴胡 10g, 佛手 10g, 香橼 10g, 炒酸枣仁 30g, 大枣 10g, 炙甘草 8g。7 剂。

十诊：2017 年 12 月 26 日

LMP：2017 年 12 月 23 日, 月经周期第 4 天, 经期 3 天, 月经周期 34 天。本周期黄体期促排卵, 12 月 13 日取卵 2 枚, 配成 1 个 5 细胞胚胎冻存, 等待时机移植。

处方：党参 12g, 当归 12g, 枸杞子 15g, 菟丝子 15g, 女贞子 15g, 淫羊藿 10g, 黄精 15g, 茯苓 30g, 炒白术 30g, 芡实 15g, 醋柴胡 10g, 炒栀子 3g, 大枣 10g, 炙甘草 8g。7 剂。

十一诊：2018 年 1 月 4 日

月经周期第 13 天, 纳可, 眠差多梦, 易醒, 便稀, 舌尖红, 苔薄黄腻, 脉沉细。

处方：党参 12g, 丹参 15g, 当归 15g, 羌活 10g, 枸杞子 15g, 菟丝子 15g, 黄精 15g, 淫羊藿 10g, 盐杜仲 10g, 茯苓 30g, 鸡血藤 15g, 首乌藤 30g, 珍珠母 30g, 大枣 10g, 炙甘草 8g。14 剂。

十二诊：2018 年 1 月 20 日

月经周期第 29 天, 乳胀, 小便不利、量少, 纳可, 眠差易醒, 大便调, 舌紫黯, 苔薄黄, 脉沉细。

处方：党参 15g, 当归 12g, 山药 15g, 巴戟天 10g, 枸杞子 15g, 菟丝子 15g, 淫羊藿 10g, 盐杜仲 12g, 制香附 12g, 绿萼梅 10g, 延胡索 10g, 乌药 10g, 生艾叶 9g, 紫草 10g, 海金沙 10g, 炒酸枣仁 10g, 制远志 10g, 大枣 10g, 炙甘草 8g。7 剂。

十三诊：2018 年 1 月 28 日

LMP：2018 年 1 月 24 日, 月经周期第 5 天, 经期 3 天, 月经周期 32 天。月经周期第 4 天性激素：FSH 8.37mIU/mL, LH 3.5mIU/mL, E_2

37.87pg/mL。本周期黄体期促排卵，1月27日取卵1枚，配成1个胚胎冻存。患者目前有2个冻胚，下周期拟行IVF-ET。刻下症见：纳可，眠安，二便调，舌淡紫黯有裂纹，苔薄黄，脉沉细。

　　处方： 党参12g，丹参15g，当归15g，羌活10g，枸杞子15g，菟丝子15g，黄精15g，淫羊藿10g，盐杜仲10g，生地黄15g，牡丹皮10g，大枣10g，炙甘草8g。7剂。

　　患者于2018年2月28日移植2枚冻胚，2018年3月15日血hCG1415mIU/mL，转入保胎治疗，2018年4月7日超声检查见胚胎原始心管搏动。电话随访，患者于2018年12月10日顺产一健康活婴。

　　按语　卵巢低反应是卵巢对促性腺激素（Gn）刺激反应不良的病理状态，又叫卵巢反应不良、卵巢反应低下，主要表现为卵巢刺激周期发育的卵泡数量少、血雌二醇（E_2）峰值低、Gn用量多、获卵数少、周期取消率高和很低的临床妊娠率。卵巢低反应是当今辅助生殖助孕中的难题之一，目前仍然没有比较理想的改善卵巢低反应临床结局的方法。对卵巢低反应者的促排卵方案，经过发展和进步，从大剂量促性腺激素（Gn）冲击到回归自然周期，从低剂量促性腺激素释放激素激动剂（GnRH-a）降调到促性腺激素释放激素拮抗剂（GnRH-A）的应用，从长方案刺激到短方案刺激，从黄体生成素（LH）的添加到皮下注射睾酮的补充，从氯米芬（CC）的淘汰到重新启用，从口服避孕药的预治疗到雌激素的前处理，等等，探索从来没有停止过。

　　中医学治疗不孕症有着悠久的历史，中药周期疗法以"肾－天癸－冲任－胞宫"之间的平衡为理论依据，结合西医学性腺轴卵泡发育的不同阶段，给予周期性的中药治疗，近年来越来越受到各国生殖中心的关注与认可。

　　本例患者高龄、卵巢储备功能减退、不孕，详细询问病史，其实卵泡数量<3个，2次行IVF-ET均失败，经微刺激方案促排卵后优势卵泡数量<3个，且连续3次出现空卵泡，均提示卵巢低反应状态。卵巢低反应无卵可用是IVF-ET技术面临的最棘手问题，很多生殖中心开放使用中药调节卵巢功能，希望能有好的结局。

　　牛建昭教授考虑患者高龄、卵巢储备功能减退，辨证以脾肾两虚为主，兼心肝不和。中医认为肾为生殖之本，如果先天禀赋不足、后天失养耗损太过，则致肾气亏虚、冲任失荣，性腺轴功能低下，卵巢产生卵子和排出卵子的功能发生障碍，肾虚胎孕难成；脾胃为后天气血生化之源，"精血同源"，在卵泡期血转化为精，供卵子生长发育所需；在排卵期，血资助精转化为肾气而触发排卵，脾虚冲任失养胎孕难成。患者高龄久不成孕往往经受来自家庭、社会等多方面的压力，极易肝气郁结，心神不宁。故牛建昭教授十分重视心、肝在卵巢低反应中的作用，治疗以补肾调周序贯疗法为主导，调整阴阳，调和肝血，交通心肾，希望提高卵子数量和质量辅助 IVF-ET 周期以助孕。

患者首诊时刚经历卵巢微刺激方案促排卵，适逢经间期，当属胞脉阴精充沛，冲任气血旺盛之"重阴"状态，而重阴必阳，阴阳开始转化，阴精化生阳气，出现氤氲之候，应当顺势而为，继以补肾调周为主，提升卵子质量和数量，为下一周期做准备。牛建昭教授在滋泡饮（党参、当归、淫羊藿、黄精、黑豆、葛根、枸杞子、菟丝子、女贞子）补气养血、阴阳双补的基础上，酌加活血开窍之丹参、羌活以促进卵泡排出；同时辅以疏肝宣散脉络之炒栀子、桔梗、陈皮、郁金，以改善卵巢血供，促进卵泡排出，且没有伤卵动血之嫌。

二诊时月经周期第27天，生殖中心本周期继续黄体期促排卵，9月3日取卵。取卵后卵泡发育开始新的周期，牛建昭教授在滋泡饮（党参、当归、菟丝子、女贞子、枸杞子、黄精、淫羊藿、黑豆、葛根）滋肾养血、调理冲任、促进卵泡发育与卵子成熟的基础上，酌加疏肝清心之黄连、炒栀子、醋柴胡，以缓解焦虑烦躁情绪。患者每于经前容易伴发感冒咳嗽，酌加防风、桔梗以益气固表、开宣肺气以止咳。

三诊时月经周期第5天，本周期第3天查内分泌：FSH 12mIU/mL，LH 1mIU/mL，E_2 35pg/mL，提示卵巢储备功能减退。牛建昭教授继在促泡饮补气养血、养精温肾的基础上，酌加羌活、枸杞子、菟丝子、盐杜仲辅以助阳活血，于静中求动，以触发排卵；生地黄、青皮、陈皮调节肝脾、养阴清心。

四诊为月经周期第19天，阳气渐长，子宫、胞脉逐渐达到"重阳"的状态，此期为阳长期，阴精与阳气皆充盛，子宫、胞脉、冲任的气血旺盛、血海充盈。牛建昭教授以温宫饮（党参、当归、菟丝子、巴戟天、盐杜仲、山药、淫羊藿、肉苁蓉、锁阳、枸杞子）温养脾肾为主；由于患者眠差早醒，醒后不易再次入睡，急躁易怒，酌加刺五加、牡丹皮、炒栀子以清泻肝火、除烦安眠；便秘且黏，酌加茯苓、炒白术以健脾益气、淡渗除湿通便。

五诊为月经周期第 33 天，患者查尿 hCG 阴性，情绪、睡眠、大便均好转，去刺五加、牡丹皮、炒栀子，继守前方。

六诊为月经周期第 38 天，尿 hCG 阴性，患者咳嗽，睡眠浅易醒，伴腹痛。牛建昭教授考虑此时为经前期，需因势利导，方用调经饮（党参、当归、赤芍、川芎、桃仁、红花、丹参、益母草、川牛膝）养血活血调经，酌加炒栀子、首乌藤清心除烦安神，延胡索疏肝理气止痛，紫苏子、北沙参、浙贝母养阴清肺、化痰止咳。

七诊为月经周期第 13 天，月经周期第 3 天查 FSH 6.35mIU/mL，AMH 0.5ng/mL。B 超显示左卵巢 2 个卵泡，右卵巢 1 个卵泡。卵巢功能明显改善，卵泡数量虽未增加，但质量可能有所提高，一个新的周期开始，牛建昭教授继以补肾调周序贯疗法治疗。

八诊为月经周期第 5 天，B 超示右侧卵巢 AFC 3 个，直径 0.6cm，左侧卵巢 AFC 2 个，直径 0.3cm，卵泡数量略有增加，生殖中心拟于本周期取卵。

九诊为月经周期第 21 天，11 月 30 日取卵，12 月 2 日未配成，呈碎片化，12 月 3 日开始黄体期促排卵，牛建昭教授嘱继遵第一周期序贯疗法配合 IVF-ET 周期。

十诊为月经周期第 4 天，本周期黄体期促排卵，12 月 13 日取卵 2 枚，配成 1 个 5 细胞胚胎冻存，等待时机移植，牛建昭教授嘱继守前法治疗。

十三诊为月经周期第 5 天，月经周期第 4 天查性激素：FSH 8.37mIU/mL，LH 3.5mIU/mL，E$_2$ 37.87pg/mL。卵巢功能持续保持良好状态，本周期黄体期促排卵，1 月 27 日取卵 1 枚，配成 1 个胚胎冻存，并于下一周期移植 2 枚冻胚后成功受孕。

对 POR 患者在进入超促排卵周期前给予中药周期治疗，可改善卵巢功能，提高卵巢对 Gn 的反应，增加卵细胞数量和提高卵细胞质量，增加获卵数，降低周期取消率，其机制可能与中药参与调节下丘脑－垂体－卵巢轴及卵巢内微环境有关。牛建昭教授诊治本病时，认为心主神明，对神具有重要的调节作用，且心为君主之官，为五脏六腑之大主，主一身血脉运行，统领五脏六腑发挥功能以保证胞胎发育。《傅青主女科·种子》言："胞胎上系于心包，下系于命门。"故心神宁静，心肾相济，胞宫才能固摄胎元。肝主藏血，主疏泄，畅达气机，理血调经。若肝气不疏，情志不畅，则致冲任不能相资，肝郁克脾，脾伤不能通任脉而带、任、督脉失调，亦胎孕不受。因此，补肾调周为本病的基本治则，同时不忘培补后天脾胃生血养精，佐以调和肝血、交通心肾之品，使肾气足，气血旺，肝气平，心肾交，胞宫充盈，血海满溢，阴阳调和，冲任得养而改善卵巢功能，提高卵子数量及质量。

病案二

李某，女，32 岁。初诊日期：2015 年 9 月 18 日。

主诉：结婚 4 年未避孕未孕，IVF–ET 失败 1 次。

现病史：患者 28 岁结婚，婚后正常性生活，未避孕未孕。于当地某院检查诊断为卵巢储备功能减退，2014 年 12 月采取长方案行 IVF–ET，月经周期第 20 天肌注醋酸曲普瑞林 1.875mg，次月月经周期第 3 天开始肌注重组人促卵泡激素（r-FSH）300IU/d 5 天，之后肌注重组人促卵泡激素（r-FSH）300IU/d+ 人绝经期促性腺激素（hMG）75IU/d 10 天，促排卵 15 天时肌注人绒毛膜促性腺激素（hCG）10000U，共取卵 14 枚，配成 2 个胚胎，因并发腹水未移植，胚胎冷冻保存，2015 年 8 月移植冻胚后生化妊娠。就诊时已无冷冻胚胎，要求中药调理。平素性情急躁，夜寐差，疲倦乏力，纳可，二便调。月经 7/28～35 天，无痛经，经前乳胀伴有头痛、腰酸，LMP：2015 年 9 月 1 日。舌暗红，苔薄，脉沉弦。G_0。自诉配偶精液检查正常。

既往史：否认传染病及内科疾病史。

妇科检查：子宫、附件未及异常。

辅助检查（2015 年 9 月 3 日）：

1. 性激素六项 +AMH：FSH 15.74mIU/mL，LH 7.64mIU/mL，E_2 34.68pg/mL，P 0.12ng/mL，PRL 9.24ng/mL，T 0.64ng/mL，AMH 1.08ng/mL。

2. B 超：子宫前位，大小 5.2cm×4.4cm×3.8cm，子宫肌层回声均匀，子宫内膜厚 0.35cm。右卵巢 2.2cm×1.0cm，内可见 3 个卵泡回声，最大者直径 0.27cm。左卵巢 2.2cm×1.3cm，内可见 1 个卵泡，直径 0.17cm。

3. 生化检查、血常规未见明显异常。

西医诊断：①原发性不孕症；②胚胎移植失败；③经前期综合征。

中医诊断：①不孕症；②月经前后诸症（肾虚肝郁）。

治则治法：补肾疏肝，调理冲任。

中医治疗方案：

1. 月经期

月经周期第 1～7 天，予调经饮（党参、当归、赤芍、川芎、桃仁、红花、丹参、益母草、川牛膝）行气活血，因势利导，在此基础上，配伍藁本 10g、陈皮 6g、佛手 10g、桑寄生 30g，使胞宫脉络通畅，改善经前头痛、乳胀、腰酸等月经前后诸症。

2. 卵泡期

月经周期第 8～14 天，予滋泡饮（党参、当归、淫羊藿、菟丝子、女贞子、枸杞子、黄精、葛根、黑豆）滋肾养阴，补气健脾，以后天资先天，填补精血，促进卵泡发育和内膜生长。因患者伴有情志不畅、失眠、腰酸等肝郁肾虚、心神不宁的症状，配伍桑寄生 30g、白芍 20g、首乌藤 30g、远志 10g、酸枣仁 30g、厚朴 10g、佛手 10g，以养心安神，滋补肝肾，调理冲任。

3. 排卵期

月经周期第 15～16 天，予促泡饮（滋泡饮加丹参、羌活、杜仲），在滋养肾阴精血的同时，加入少量行气活血之品，宣散脉络，以助卵泡的顺利排出，可随证酌加桃仁、红花、赤芍、丝瓜络、玫瑰花等。

4. 黄体期

月经周期第 17～28 天，予温宫饮（党参、当归、菟丝子、盐杜仲、巴戟天、山药、淫羊藿、肉苁蓉、锁阳、枸杞子）配伍茯苓 15g、桑寄生 30g、续断 15g、炙黄芪 15g、太子参 15g、北沙参 15g、炒酸枣仁 30g，滋补肾阴与温肾助阳同用，先后天同补，可全面调养冲任和胞宫，有益于维持黄体功能，以备种子育胎。

按照上述周期疗法调理 3 个月，2015 年 12 月复查月经周期第 3 天性激素六项：FSH 8.84mIU/mL，LH 7.76mIU/mL，E_2 48.89pg/mL，P 1.12ng/mL，PRL 10.84ng/mL，T 0.89ng/mL。

2016 年 1 月于当地某院再次进行长方案 IVF-ET，取卵 12 枚，配成 8 个胚胎，鲜胚移植 3 个，移植 14 天后查血 β-hCG 838IU/L。复诊给予嗣育保胎丸口服 2 个月。2016 年 9 月，患者分娩双胎婴儿。

按语　女子不孕，除先天病理因素影响外，主要是后天脏腑功能失常、气血失调而致冲任病变，胞宫不能摄精成孕，常见的病因有肾虚、肝郁、痰湿、血瘀等。本案患者结婚 4 年未孕，腰酸、夜寐差、疲倦乏力、急躁、乳胀、脉沉弦等为肾虚肝郁证的表现。女子劳累过度或先天肾精亏损，腰髓失养则见腰酸；精血不足，冲任失滋，不能上滋心阴，心肾失交可致失眠；素性忧郁或七情内伤，致使肝失条达，气机郁滞，肝气郁结，疏泄失常，则气滞血瘀致情绪急躁、经前乳胀；肝郁克伐脾土，脾为后天之本，主运化，气血生化不足则疲倦乏力，脾伤不能通任脉而达带脉，任带损伤，胎孕不受。牛建昭教授认为该患者以肾虚为根本，应根据月经周期中冲任气血盛衰的生理变化特点，结合女性月经周期中气、血、阴、阳的变化特点，给予相应的中药配伍进行周期治疗，调理冲任，促进胎孕。

病案三

武某，女，38岁。初诊日期：2018年4月1日。

主诉：人工流产术后5年未避孕未再孕，IVF-ET失败3次。

现病史：患者2013年行人工流产术，术后正常性生活未避孕未再孕。2017年子宫输卵管造影检查显示：右侧输卵管不通，左侧输卵管通而不畅。2017年10月长方案促排卵后行IVF-ET，月经周期第22天肌注醋酸曲普瑞林1.3mg，次月月经周期第3天开始促排卵，每日注射重组人促卵泡激素（r-FSH）300IU，促排卵5天后因卵巢反应差无卵泡，取消周期。2017年11月、2018年2月微刺激方案IVF-ET，获卵3枚，检测卵泡均为空泡。现为改善卵巢功能，要求中药调理。平素畏寒，疲倦乏力，情绪焦虑，少腹隐痛间断发作，带下色黄、有异味，腰酸耳鸣，失眠健忘。人工流产术后月经量少伴稀发，2~3/30~60天，经量少，经色黑，有血块，伴有经行腰酸腹痛，LMP：2018年3月13日。舌暗红，苔薄，脉沉弦。$G_1P_0A_1$，自诉配偶精液检查正常。

既往史：否认传染病及内科疾病史。

妇科检查：双侧附件区增厚、压痛，余无明显异常。

辅助检查（2018年3月15日）：

1. 性激素六项+AMH：FSH 12.74mIU/mL，LH 8.74mIU/mL，E_2 15.58pg/mL，P 0.15ng/mL，PRL 15.24ng/mL，T 0.34ng/mL，AMH 0.02ng/mL。

2. B超：子宫前位，大小5.5cm×4.6cm×3.8cm，子宫肌层回声不均匀，内可见多个低回声，最大者直径0.9cm，子宫内膜厚0.29cm。右卵巢大小2.9cm×1.0cm，其内可见一无回声，大小1.5cm×0.7cm，左卵巢大小

2.6cm×1.6cm，内可见 1 个卵泡，直径 0.17cm。提示：子宫多发小肌瘤，右卵巢无回声待查。

西医诊断：①继发性不孕症；②卵巢低反应；③反复胚胎移植失败；④月经紊乱；⑤女性盆腔炎后遗症。

中医诊断：①不孕症；②月经后期、过少（脾肾两虚兼湿热瘀阻）；③妇人腹痛。

治则治法：健脾补肾，化湿祛瘀。

中医治疗方案：

1. 月经期

处方：调经饮加减。

党参 15g，丹参 15g，当归 15g，川芎 10g，熟地黄 15g，川牛膝 12g，赤芍 12g，桃仁 10g，红花 10g，益母草 15g。

2. 卵泡期

处方：滋泡饮配伍自拟慢盆方。

党参 12g，当归 12g，黄精 15g，枸杞子 15g，菟丝子 15g，女贞子 15g，淫羊藿 10g，红藤 15g，败酱草 20g，地丁 10g，连翘 10g，黄柏 10g，炒椿根皮 10g，青皮 6g，陈皮 6g，郁金 10g，枳壳 10g，紫草 10g。

3. 排卵期

处方：促泡饮配伍自拟慢盆方，可酌加路路通、丝瓜络、枳壳等。

党参 12g，当归 12g，黄精 15g，枸杞子 15g，菟丝子 15g，淫羊藿 10g，丹参 15g，炒杜仲 10g，羌活 10g，红藤 15g，败酱草 20g，地丁 10g，连翘 10g，黄柏 10g，炒椿根皮 10g。

4. 黄体期

处方：温宫饮配伍自拟慢盆方。

党参 15g，当归 12g，菟丝子 15g，枸杞子 15g，女贞子 15g，淫羊藿 10g，炒杜仲 12g，山药 15g，红藤 15g，败酱草 20g，地丁 10g，连翘 10g，黄柏 10g，炒椿根皮 10g，青皮 6g，陈皮 6g，郁金 10g，枳壳 10g，紫草 10g。

按照上述周期疗法调理 3 个月，2018 年 7 月复查性激素：FSH 9.44mIU/mL，LH 7.74mIU/mL，E_2 51.53pg/mL，P 0.85ng/mL，PRL 12.24ng/mL，T 0.54ng/mL。患者诉痛经消失，带下正常，月经量较前增多，仍有乏力、疲倦，牛建昭教授嘱患者暂停慢盆方，继服周期调理方，同时配伍茯苓 15g、桑寄生 30g、续断 15g、炙黄芪 15g、太子参 15g、北沙参 15g。患者继服 3 个周期后，2018 年 11 月于国外进行 PGD，采用微刺激方案，取卵 25 枚，配成 15 个，获 7 个囊胚，其中 5 个健康，未移植。回国后继续中药周期调理，以补肾调周为主，同时配伍枳壳 10g、佛手 10g、香附 10g、茯苓 15g、桑寄生 30g、续断 15g、炙黄芪 15g、太子参 15g、北沙参 15g。

2019 年 6 月移植 2 个囊胚，2020 年 2 月分娩健康双胎活婴。

按语　患者高龄，FSH 高，AMH 低，提示卵巢功能低下；输卵管通而不畅，慢性盆腔痛，提示盆腔环境不佳。促排卵时患者卵巢反应不良，仅有 3 个卵泡生长，且为空泡，无奈之下求助中医。中医辨证既有脾肾两虚，又有湿热瘀阻。妇女年未老而经欲断，肾气早衰，天癸早竭，精血衰少，冲任二脉亏虚，脏腑失于濡养，血海蓄溢失常，故月经周期紊乱，月经量少；肾阴亏虚，水不涵木，肝失柔养，致肝肾阴虚，或阴虚阳亢，可见耳鸣、烦躁易怒；肾水既乏，不能上济于心，心肾不交，可见失眠不寐，健忘；脾主运化，脾主带脉，脾虚则运化水谷及水湿功能异常，带脉失约，水湿内停，郁久化热，故见乏力、带下量多、色黄、有异味伴腹痛。另外，本案患者人工流产后逐渐出现痛经，人工流产导致胞宫损伤，瘀血内停，冲任阻滞，不通则痛；胞脉闭阻，两精不能相交而发为不孕。西医学认为人工流产术后感染可引起输卵管炎性反应，输卵管充血、水肿、渗出甚至粘连，造成输卵管阻塞，从而导致不孕。瘀血阻滞，气血循行不畅而致月经量少。牛建昭教授认为，针对备孕日久、已采用辅助生殖技术的不孕症患者，调经种子，改善卵泡质量，帮助患者早日受孕最为重要，边调边孕，规避西医不利因素，中西医结合治疗为上策。

治疗开始以调经种子、清热利湿为主，周期调理滋补肝肾、大补精血，配伍自拟慢盆方清热解毒、活血消痛，诸药联合使用可清三焦湿热、活血祛瘀止痛。同时，牛建昭教授考虑患者情绪焦虑，肝气不舒，配伍青皮、陈皮、枳壳、郁金疏解肝气，行气活血止痛。此外，现代药理研究证实，紫草有抗菌消炎、改善微循环的作用，对于卵巢功能减退，尤其卵泡生长发育障碍的患者，此药是牛建昭教授必用之药，临床观察确实能促进卵泡生长、降低 FSH 水平。

治疗后期，患者湿热得以纠正，腹痛消失，带下正常，治疗思路以健脾补肾、调经种子为主。除此之外，慢性盆腔疼痛患者多阳气不足，无力伐邪，若一味应用苦寒药，恐邪不去而真元愈伤。因此，牛建昭教授往往加入益气养血、健脾补肾之药（如茯苓、桑寄生、续断、炙黄芪、沙参、太子参），以后天资先天，取其温通散结、软化粘连组织的作用，收效迅速。

纵观本案，气血阴阳、心肝脾肾同调，在滋补肝肾的基础上加以活血通络、健脾祛湿，可以改善盆腔环境，增加子宫血运，提高子宫内膜容受性，以调经种子为本、清热活血为辅，收效甚佳。

病案四

李某，女，38 岁。初诊日期：2020 年 7 月 15 日。

主诉：未避孕未孕 2 年，IVF–ET 失败 2 次。

现病史：患者 2018 年结婚，婚后有正常性生活未避孕未孕 2 年。2018—2019 年于当地医院控制性卵巢刺激 2 次，冷冻胚胎移植（FET）2 次未成功。2018 年 6 月查 AMH 0.72ng/mL，E_2 140pg/mL，FSH 13.1mIU/mL，LH 2.92mIU/mL，P 2.1ng/mL，肌注 GnRH 拮抗剂（尿促卵泡素＋尿促性素＋生长因子）9 天，获卵 4 枚，未成熟 1 枚，受精 2 枚，获受精后第 3 天（D3）胚胎 1 枚，移植未成功。2018 年 8 月出现月经后期、阴道不规则出血和未破卵泡黄素化综合征，2018 年 11 月予 1 次肌注 GnRH 3.75mg，1 个月后复查 FSH 1.56mIU/mL，LH 0.38mIU/mL，E_2 101pg/mL，P 1.072ng/mL，2018 年 12 月 15 日开始超长方案促排卵（重组人促卵泡激素＋生长因子），卵泡生长缓慢，获卵 4 枚，未成熟 2 枚，常规体外受精 1 枚，分裂异常，鲜胚移植失败。初潮 12 岁，周期 5/24～28 天，LMP：2020 年 6 月 15 日。刻下症见：舌淡红，苔薄白。G_0P_0。

既往史：2016—2018 年月经先期和闭经各 3 个月，口服地屈孕酮后好转。

辅助检查：

1. 女性激素六项（2020 年 6 月 17 日）：FSH 11.74mIU/mL，LH 3.26mIU/mL，E_2 28.75pg/mL，P 0.137ng/mL，PRL 28.9ng/mL，T 0.11ng/mL。

2. AMH（2020 年 6 月）：1ng/mL。

西医诊断：①卵巢低反应；②原发性不孕症；③ IVF–ET 失败。

中医诊断：不孕症（肾虚肝郁）。

治则治法：补肾疏肝，调理冲任。

处方：党参 15g，当归 12g，炒山药 15g，制巴戟天 10g，枸杞子 15g，女贞子 10g，菟丝子 15g，炙淫羊藿 10g，盐杜仲 12g，酒苁蓉 15g，锁阳 15g，绿萼梅 10g，制香附 10g，首乌藤 30g，炒酸枣仁 30g，制远志 10g。7 剂。

二诊：**2020 年 7 月 29 日**

LMP：2020 年 7 月 21 日，月经量少，色可，无血块及痛经。刻下症见：纳寐可，大便干燥，小便正常，舌胖大，苔薄白根部腻，脉沉细滑。

处方：党参 12g，丹参 15g，当归 15g，羌活 10g，枸杞子 15g，菟丝子 15g，酒黄精 15g，淫羊藿 10g，盐杜仲 10g，火麻仁 20g，太子参 15g，玉竹 20g，炒酸枣仁 20g。7 剂。

三诊：**2020 年 9 月 2 日**

LMP：2020 年 8 月 18 日，量可，色可，无血块。刻下症见：纳可，多梦，大便干燥。

处方：党参 15g，当归 12g，炒山药 15g，制巴戟天 10g，枸杞子 15g，女贞子 10g，菟丝子 15g，炙淫羊藿 10g，盐杜仲 12g，酒苁蓉 15g，锁阳 15g，北沙参 15g。14 剂。

四诊：**2020 年 10 月 21 日**

本周期行高孕激素状态下促排卵（PPOS）方案促排卵。LMP：2020 年 10 月 19 日，量少，色可，无血块，轻微腹痛。刻下症见：纳可，多梦易醒，二便调。

辅助检查（2020 年 10 月 20 日）：FSH 12.2mIU/mL，LH 3.3mIU/mL，P 0.76ng/mL，E_2 < 20pg/mL。

处理：

处方一：党参 12g，当归 12g，枸杞子 15g，菟丝子 15g，女贞子 15g，淫羊藿 10g，酒黄精 15g，炒枳壳 10g，郁金 10g，酸枣仁 30g，制远志 10g，石菖蒲 15g，首乌藤 30g。7 剂。

处方二：地屈孕酮，口服，每日 2 次，每次 20mg。

处方三：尿促卵泡素，肌注，300IU/d。

五诊：**2020 年 10 月 28 日（PPOS 促排周期）**

纳可，眠稍有改善，二便调，舌紫黯体胖，苔薄黄略腻。

辅助检查（2020 年 10 月 27 日）：E_2 364.9pg/mL，FSH 23.3mIU/mL，

LH 2.3mIU/mL，P 1.07ng/mL。

处方： 炒酸枣仁30g，制远志10g，石菖蒲15g，郁金10g，炒枳壳10g，首乌藤15g，太子参15g，党参15g，当归15g。7剂。

六诊：2021年1月27日

LMP：2020年12月13日，量少，色可，无血块，轻微腹痛。刻下症见：纳可，多梦易醒，二便调。

处方： 党参15g，炒山药15g，制巴戟天10g，枸杞子15g，女贞子10g，菟丝子15g，炙淫羊藿10g，盐杜仲12g，酒苁蓉15g，锁阳15g，酸枣仁30g，制远志10g，石菖蒲15g，郁金10g，熟地黄20g，煅紫石英20g（先煎）。10剂。

七诊：2021年4月21日

LMP：2021年4月15日，前次月经（PMP）：2021年3月5日，量可，色可，无血块，轻微腹痛。刻下症见：纳可，多梦，大便干，2日一行，面部痤疮，舌紫黯体胖，苔薄黄略腻。

辅助检查：

1. B超（2021年2月26日）：子宫常大，右卵巢可见2.7cm×2.3cm类圆形无回声，壁薄而光滑。

2. B超（2021年4月1日）：子宫大小4.6cm×4.9cm×3.0cm，内膜厚0.61cm，左卵巢可见4.3cm×2.9cm网格状絮状回声。

3. 月经周期第3天性激素六项（2021年4月17日）：E_2 11.21pg/mL，FSH 15.22mIU/mL，LH 2.8mIU/mL，P 0.22ng/mL，PRL 20.76ng/mL，T 0.2ng/mL。

处方： 煅龙牡各30g，火麻仁20g，炒酸枣仁30g，制远志10g，首乌藤30g，百合10g，合欢皮15g，石菖蒲10g，砂仁6g（后下），茯苓30g，仙鹤草30g。7剂。

八诊：2021年4月28日

纳可，多梦，二便调，舌紫黯体胖，苔白腻。

辅助检查（2021年4月28日）：B超示子宫大小3.8cm×4.3cm×3.7cm，内膜厚0.9cm。

处方： 党参12g，丹参15g，当归15g，羌活10g，枸杞子15g，菟丝子15g，酒黄精15g，淫羊藿10g，盐杜仲10g，炒酸枣仁20g，制远志10g，生麦芽 15g。7 剂。

九诊：2021 年 5 月 19 日

LMP：2021 年 5 月 14 日，量较前增多，色红，轻微腹痛。刻下症见：纳可，多梦，大便干，2 日一行，舌紫黯体胖，苔薄黄略腻。

辅助检查：

1. B 超（2021 年 5 月 7 日）：子宫大小 4.6cm×4.9cm×4.0cm，内膜厚 0.64cm，右侧卵巢 3 个卵泡，最大者 0.7cm×0.5cm，左侧卵巢 4 个卵泡，最大者 0.5cm×0.4cm，盆腔游离液 2.0cm。

2. 性激素（2021 年 5 月 16 日）：E_2 135.93pg/mL，FSH 13.53mIU/mL，LH 3.79mIU/mL，P 0.233ng/mL，PRL 20.76ng/mL。

处方：党参 12g，丹参 15g，当归 15g，羌活 10g，枸杞子 15g，菟丝子 15g，酒黄精 15g，淫羊藿 10g，盐杜仲 10g，火麻仁 15g，玉竹 20g，首乌藤 30g，炒酸枣仁 20g。14 剂。

十诊：2021 年 6 月 2 日

畏寒，入睡困难，舌紫黯体胖，苔薄黄。

处方：党参 15g，炒山药 15g，制巴戟天 10g，枸杞子 15g，女贞子 10g，菟丝子 15g，炙淫羊藿 10g，盐杜仲 12g，酒苁蓉 15g，锁阳 15g，桑寄生 20g，川续断 20g，合欢皮 15g，玉竹 20g，柏子仁 10g，炒酸枣仁 20g，醋柴胡 6g，煅紫石英 20g（先煎）。7 剂。

十一诊：2021 年 6 月 16 日

LMP：2021 年 6 月 9 日，量中等偏少，色红，痛经，腰酸，无乳胀。刻下症见：畏寒，入睡困难，舌紫黯体胖，苔薄黄。

辅助检查（2021 年 6 月 11 日）：

1. 性激素：E_2 19.79pg/mL，FSH 18.6mIU/mL，LH 4.4mIU/mL，P 0.98ng/mL。

2. B 超提示窦卵泡 1 个。

处方：女贞子 10g，菟丝子 15g，炙淫羊藿 10g，盐杜仲 12g，酒苁蓉 15g，锁阳 15g，桑寄生 20g，川续断 20g，合欢皮 15g，玉竹 20g，柏子仁 10g，炒酸枣仁 20g，醋柴胡 6g，煅紫石英 20g（先煎）。7 剂。

十二诊：2021 年 6 月 30 日

晨起口干，畏寒，入睡困难，眠浅，二便调，舌紫黯体胖，苔薄黄。

处方：女贞子 10g，菟丝子 15g，炙淫羊藿 10g，盐杜仲 12g，酒苁蓉

15g，锁阳 15g，当归 15g，延胡索 10g。7 剂。

十三诊：2021 年 7 月 10 日

LMP：2021 年 7 月 6 日，量可，色红，无血块。舌紫黯体胖，苔薄黄。

辅助检查：

1. 月经周期第 3 天（2021 年 6 月 11 日）：E$_2$ 19.79pg/mL，FSH 18.6mIU/mL，LH 4.4mIU/mL，P 0.98ng/mL。

2. 性激素（2021 年 7 月 8 日）：E$_2$ 19.79pg/mL，FSH 18.6mIU/mL，LH 4.4mIU/mL，P 0.72ng/mL。

3. B 超：左卵巢内窦卵泡 3 枚，右卵巢内窦卵泡 3 枚。

处理：

处方一：酸枣仁 30g，制远志 10g，石菖蒲 15g，郁金 10g，炒枳实 10g，厚朴 10g，玉竹 20g，茯苓 30g，黄精 10g，生黄芩 15g，火麻仁 20g，太子参 15g，麦冬 10g，莱菔子 10g，生黄芪 10g。7 剂。

处方二：枸橼酸氯米芬，口服，100mg/d+ 注射用尿促性素，肌注，225IU/d，连用 3 天。

十四诊：2021 年 7 月 17 日

纳可，多梦，大便 2 日一行，舌紫黯体胖，苔薄黄。

处理：

处方一：炒酸枣仁 30g，刺五加 20g，火麻仁 20g，玉竹 20g，茯苓 30g，太子参 15g，当归 15g，麦冬 10g，合欢皮 15g，百合 20g，佛手 10g，炒枳壳 10g。7 剂。

处方二：枸橼酸氯米芬，口服，100mg/d+ 注射用尿促性素，肌注，225IU/d，连用 3 天。

十五诊：2021 年 8 月 7 日

7 月 20 日取卵 4 枚，受精 2 枚，全部冷冻保存。LMP：2021 年 8 月 2 日，量可，色红，无血块。刻下症见：纳可，眠浅多梦，大便 2 日一行，舌紫黯体胖，苔薄黄。

处方：党参 12g，丹参 15g，当归 15g，羌活 10g，枸杞子 15g，菟丝子 15g，酒黄精 15g，淫羊藿 10g，炒酸枣仁 30g，首乌藤 30g，火麻仁 20g，生黄芪 15g，升麻 10g，太子参 15g，麦冬 10g，醋五味子 10g，盐杜仲 10g。14 剂。

十六诊：2021 年 9 月 4 日

LMP：2021 年 8 月 30 日，量可，色红，无血块。刻下症见：纳可，眠浅多梦，大便 2 日一行，舌紫黯体胖，苔薄黄。患者分别使用高孕激素状态下促排卵方案及控制性卵巢微刺激方案促排卵 1 次，共获得 4 枚胚胎，所有胚胎均冷冻保存，拟 3 个月后移植。

处方：党参 12g，丹参 15g，当归 15g，羌活 10g，枸杞子 15g，菟丝子 15g，酒黄精 15g，淫羊藿 10g，盐杜仲 10g，炒酸枣仁 30g，首乌藤 30g，火麻仁 20g，佛手 10g。14 剂。

十七诊：2021 年 10 月 9 日

LMP：2021 年 9 月 25 日，量多，色红，无血块，无痛经。刻下症见：纳可，多梦，无其他特殊不适，大便日一行，干燥，小便正常，舌紫黯体胖，苔薄黄。

处方：女贞子 10g，菟丝子 15g，炙淫羊藿 10g，盐杜仲 12g，酒苁蓉 15g，锁阳 15g，当归 15g，炒酸枣仁 30g，首乌藤 30g，火麻仁 20g。14 剂。

十八诊：2021 年 10 月 21 日

LMP：2021 年 10 月 22 日，量多，色红，无血块，无痛经，乳胀。刻下症见：纳可，多梦，无其他特殊不适，大便日一行，干燥呈球状，小便正常，舌紫黯体胖，苔薄黄。

处方：党参 12g，当归 12g，枸杞子 15g，菟丝子 15g，女贞子 15g，淫羊藿 10g，酒黄精 15g，炒酸枣仁 30g，首乌藤 30g，火麻仁 20g，玉竹 20g，柏子仁 10g。7 剂。

十九诊：2021 年 11 月 6 日

上午及傍晚困倦，纳可，眠可，无其他特殊不适，大便日一行，干燥呈球状，小便正常，舌紫黯体胖，苔薄黄。

处方：党参 12g，丹参 15g，当归 15g，羌活 10g，枸杞子 15g，菟丝子 15g，酒黄精 15g，淫羊藿 10g，盐杜仲 10g，炒酸枣仁 30g，莱菔子 15g，火麻仁 20g，玉竹 20g，生白术 40g，茯苓 30g，生黄芩 15g。14 剂。

二十诊：2021 年 11 月 24 日

LMP：2021 年 11 月 12 日，量多，色红，无血块，无痛经，乳胀。刻下症见：眠浅易醒，纳可，二便正常，舌紫黯体胖，苔薄黄。

处方：党参 12g，丹参 15g，当归 15g，羌活 10g，枸杞子 15g，菟丝子 15g, 酒黄精 15g, 淫羊藿 10g, 盐杜仲 10g, 炒酸枣仁 30g, 延胡索 10g, 制香附 10g, 炒酸枣仁 30g, 合欢皮 15g, 刺五加 10g。7 剂。

二十一诊：2022 年 1 月 19 日

LMP：2022 年 1 月 5 日，量少，色红，无血块，无痛经，乳胀。PMP：2021 年 12 月 5 日，量可，色红，无血块，带下色偏黄质稠，无异味，阴痒。刻下症见：眠浅易醒，纳可，二便正常，舌紫黯体胖，苔薄黄。

处方： 女贞子 10g, 菟丝子 15g, 炙淫羊藿 10g, 盐杜仲 12g, 酒苁蓉 15g, 锁阳 15g, 当归 15g, 炒酸枣仁 20g, 首乌藤 30g。14 剂。

二十二诊：2022 年 2 月 9 日

LMP：2022 年 2 月 2 日，量少，色红，无血块，无痛经，乳胀。刻下症见：眠浅易醒，纳可，大便日一行，偏干呈球状，舌紫黯体胖，苔薄黄。

处方： 党参 12g, 当归 12g, 枸杞子 15g, 菟丝子 15g, 女贞子 15g, 淫羊藿 10g, 酒黄精 15g, 火麻仁 20g, 首乌藤 30g。7 剂。

二十三诊：2022 年 2 月 16 日

睡眠改善，纳可，大便日一行，偏干，舌紫黯体胖，苔薄黄。

处方： 女贞子 10g, 菟丝子 15g, 炙淫羊藿 10g, 盐杜仲 12g, 酒苁蓉 15g, 锁阳 15g, 当归 15g, 火麻仁 20g, 炒酸枣仁 30g, 佛手 10g, 合欢皮 15g。14 剂。

二十四诊：2022 年 3 月 9 日

LMP：2022 年 3 月 3 日，量少，色红，无血块，无痛经，乳胀。刻下症见：睡眠改善，纳可，多梦，大便日一行，偏干、排不净，舌紫黯体胖，苔薄黄。

处方： 党参 12g, 当归 12g, 枸杞子 15g, 菟丝子 15g, 女贞子 15g, 淫羊藿 10g, 酒黄精 15g, 火麻仁 20g, 炒酸枣仁 30g, 炒枳实 10g, 制远志 10g, 刺五加 10g。7 剂。

二十五诊：2022 年 3 月 16 日

睡眠改善，纳可，多梦，大便日一行，偏干、排不净，舌紫黯体胖，苔薄黄。

处方： 党参 12g, 丹参 15g, 当归 15g, 羌活 10g, 枸杞子 15g, 菟丝子 15g, 酒黄精 15g, 淫羊藿 10g, 盐杜仲 10g。7 剂。

2022 年 3 月 18 日移植 2 枚冻胚受孕成功，2022 年 4 月 19 日超声下见胚胎原始心管搏动。电话随访，患者于 2022 年 12 月 25 日顺产一健康婴儿。

按语　本例患者素体脾肾气虚，脏腑、天癸、气血、冲任不调，肾虚精亏血少、冲任不足，导致卵巢反应低下。IVF-ET 患者多求子心切，身心压力巨大，气郁气滞者居多，气结伤肝，肝郁乘脾，后天生化乏源；气机不畅亦导致水湿内聚成痰，加重病情。故本病主要病机为肾虚肝郁夹湿，为虚实夹杂之证。病机关键在肾虚和气滞，肝肾不足为本，气滞湿阻为标。治疗上以补脾益肾为主，不忘疏肝理气。本案依据补肾调周序贯疗法，以补肾为本，兼顾阴阳气血，统调全身，用药兼顾活血化瘀、疏肝通络，有助于促进盆腔血液循环、疏通经络，改善子宫内膜微环境、促进新陈代谢及增强免疫功能。经过中西医结合治疗，最大化完善移植前子宫内膜和性激素准备，患者气血充足、阴阳平衡，在不懈努力之下成功受孕。

【本节作者】王燕霞，李思瑶。

李思瑶，女，住院医师，就职于首都医科大学附属北京妇产医院。

第三节　多囊卵巢综合征案

多囊卵巢综合征（PCOS）是育龄期女性常见的生殖内分泌疾病，以稀发排卵或无排卵、卵巢多囊样改变、高雄激素血症为主要临床特征，还会出现胰岛素抵抗、肥胖、脂代谢异常，其发病机制与遗传、胎儿时期暴露环境等因素相关，近年来临床越来越多地出现由于肥胖导致的年轻 PCOS 患者。临床研究统计表明，有 30%～40% 的 PCOS 患者出现过自然流产，其引发自然流产的主要机制有：①高雄激素血症状态影响卵泡的募集－选择过程，导致优势卵泡不能产生，多个不成熟的卵泡停滞在一种不成熟的状态中，同时，过高的雄激素水平使卵泡的形态异常率升高，严重地影响胚胎质量，这也是多囊卵巢综合征患者即使通过促排卵，并应用辅助生殖技术，依旧有很高流产率的原因之一；②多囊卵巢综合征患者的胰岛素抵抗状态会引起血中胰岛素水平升高，过高的胰岛素水平可以影响卵泡的正常发育，影响形成胚胎的质量，还可能导致体内产生高凝状态，通过影响胎儿的血供导致流产。

牛建昭教授认为 PCOS 应归属于中医学闭经、月经后期、崩漏、不孕等范畴，病机为肾、肝、脾三脏功能失调，肾－天癸－冲任－胞宫轴功能紊乱，形成痰湿、瘀血等病理产物，临床多见虚实夹杂证。肾主生殖，为天癸之源、冲任之本，故肾精亏虚、肾阳不足为发病之根本；脾为后天之本，脾虚不健，运化失司，湿聚成痰，痰湿脂膜下注，壅塞冲任、胞宫为病；肝为将军之官，主疏泄、调节情志，若肝气郁结，情志抑郁，气滞血瘀，则冲任不调。接受辅助生殖治疗的患者普遍心理压力较大，肝郁气滞，致血停于脉内而成瘀；若形体偏胖，则脾失健运而成痰，痰瘀互结，胞脉受阻，气血运行不畅，血海不能按时满溢。因此，牛建昭教授治疗多囊卵巢综合征以补肾调周为大原则，调肝为重，肝、脾、肾三脏同治。

病案一

关某，女，31 岁。初诊日期：2018 年 4 月 6 日。

主诉：闭经半年，IVF-ET 失败 2 次，未避孕未孕 5 年。

现病史：患者未避孕未孕近 5 年，因肥胖控制饮食减肥，一年内体重下降 40kg，出现月经稀发、闭经。服用黄体酮后可转经。2017 年 12 月行 IVF-ET 失败，2018 年 3 月再次行 IVF-ET，控制性超促排卵后取卵 6 枚，配成 5 个，移植 2 枚未果，冻存 2 枚，等待时机移植。输卵管造影提示左输卵管上举，右输卵管通畅。既往经期 3～5 天，周期 40～60 天，就诊前因闭经半年，外院给予黄体酮口服 6 天，停药后转经。LMP：2018 年 4 月 5 日，月经量少，经色暗褐，有血块，伴腹胀痛、腰酸，平素怕冷，手足凉，纳可，眠差多梦，二便调。舌淡紫，苔薄黄，脉沉细。G_0P_0。

既往史：否认慢性病史，否认食物及药物过敏史。

辅助检查：

1. B 超：双侧卵巢多囊样改变。

2. 宫腔镜：未见异常。

西医诊断：①继发性闭经；②多囊卵巢综合征；③原发性不孕症。

中医诊断：①闭经；②不孕症（脾肾不足，冲任失调）。

治则治法：健脾补肾，调理冲任。

处方：党参 15g，丹参 15g，当归 15g，川芎 10g，熟地黄 15g，牛膝 12g，赤芍 12g，桃仁 10g，益母草 15g，红花 10g，补骨脂 10g，覆盆子 15g，茯苓 30g，桑寄生 15g，川续断 15g，炙黄芪 20g，太子参 15g，北沙参 15g，炒白术 30g，莱菔子 15g。7 剂。

二诊：**2018 年 4 月 13 日**

月经周期第 9 天，患者诉服药后排气多，平时仍觉手足凉，纳可，眠安，便溏，脉沉细。

处方：党参 12g，当归 12g，枸杞子 15g，菟丝子 15g，女贞子 15g，淫羊藿 10g，黄精 15g，茯苓 30g，桑寄生 15g，川续断 15g，炙黄芪 20g，太子参 15g，北沙参 15g，覆盆子 15g，补骨脂 10g。7 剂。

三诊：**2018 年 4 月 27 日**

月经周期第 23 天，患者无特殊不适，纳可，眠安，二便调，舌淡红，苔薄白，脉沉细。嘱患者观察到透明拉丝状白带时可安排同房。

处理：

处方一：党参 15g，当归 12g，山药 15g，巴戟天 10g，枸杞子 15g，菟丝子 15g，淫羊藿 10g，盐杜仲 12g，茯苓 30g，桑寄生 15g，川续断 15g，炙黄芪 20g，太子参 15g，北沙参 15g，补骨脂 10g，郁金 10g，陈皮 10g。7 剂。

处方二：黄体酮胶囊，口服，每日 1 次，每次 200mg，连服 5 天。

四诊：**2018 年 5 月 11 日**

月经周期第 37 天。5 月 9 日 B 超显示子宫内膜厚 1.1cm，尿 hCG（-），因出现便溏，患者未服用黄体酮。平素经行腹冷腹痛，余无不适，舌脉同前。

处方：党参 15g，丹参 15g，当归 15g，川芎 10g，熟地黄 15g，牛膝 12g，赤芍 12g，桃仁 10g，益母草 15g，红花 10g，茯苓 30g，桑寄生 15g，川续断 15g，炙黄芪 20g，太子参 15g，北沙参 15g，延胡索 10g，绿萼梅 10g，肉桂 10g。7 剂。

五诊：**2018 年 5 月 18 日**

月经周期第 44 天。5 月 17 日查尿 hCG（-），AMH 2.5ng/mL。近日白带量多，呈透明拉丝状，睡眠轻浅，易醒，气短，多汗，舌淡红，苔薄白，脉沉细。嘱患者监测排卵，适时安排同房。

处方：党参 12g，丹参 15g，当归 15g，羌活 10g，枸杞子 15g，菟丝子 15g，黄精 15g，淫羊藿 10g，盐杜仲 10g，茯苓 30g，炒白术 30g，生黄芪 20g，浮小麦 60g，百合 20g，合欢皮 15g，柏子仁 20g。7 剂。

六诊：**2018 年 6 月 8 日**

6 月 7 日患者自测尿 hCG（+），6 月 8 日测血 hCG（+）。

处理：

1. 定期复查 B 超。

2. 禁食山楂、肉桂、薏苡仁及寒凉食物等。

3. 必要时服嗣育保胎丸。

4. 若出现腹痛、出血随诊。

患者于 2019 年 4 月顺利分娩。

按语　本例患者素体肥胖，脾肾两虚，因减肥不当致气血精微亏损，加之反复促排卵，致卵巢功能衰退，出现闭经及不孕。牛建昭教授诊后认为，患者属痰湿之体，复因减肥耗伤气血，损及脾肾，气郁不畅，升清降浊不顺，精微化生失常，湿聚痰盛，流注胞脉，致月事不调及不孕。西医学认为体重下降25% 以上，下丘脑功能受抑制，垂体分泌促性腺激素不足，导致无排卵，出现闭经或者不孕。故牛建昭教授要求患者恢复正常饮食，同时配合中药，以益肾健脾、化痰利湿、养血调冲为主，再予疏肝解郁，调畅情志。不急于恢复周期，而徐徐长养卵泡、滋养内膜，历时 3 个月，恢复排卵功能以助孕。

患者首诊时，因闭经半年口服黄体酮后月经周期第 2 天，本属正气亏虚，精血不足，血海失于充盈，黄体酮撤退性出血后，血海益虚，非满而溢。牛建昭教授认为此时宜通补结合，"通"取因势利导之意，排出宫内残留瘀血浊液，以祛瘀生新；"补"取健脾补肾，益气养血生精，在活血逐瘀的同时扶正。方用调经饮（党参、当归、赤芍、川芎、桃仁、红花、丹参、益母草、川牛膝）合固本养精汤（茯苓、桑寄生、川续断、炙黄芪、太子参、北沙参）加减。方中取桃红四物汤之意养血活血调经；为避免活血太过，耗伤气血，加党参、丹参、益母草、牛膝，以补气养血、引经下行，通补结合；因患者闭经日久，气血阴精亏虚，同时辅以固本养精汤，通过健脾补肾、益气养阴生精达到扶正调冲之效；因脾虚湿困，脘腹胀闷，加炒白术、莱菔子以健脾理气、宽中除胀。

二诊时，为月经周期第 9 天，患者诉服药后排气多，便溏，平时仍觉手足凉。因素体脾虚，健脾理气后腑气下泄故排气多；脾阳不足，运化失司，则便溏；脾肾阳虚，失于温煦，故体寒不暖、手足凉。此时患者为经后期，子宫、胞脉空虚，阴血不足，治疗当以滋肾养血、调理冲任为主，促进内膜长养与卵泡发育。方用滋泡饮（党参、当归、菟丝子、女贞子、枸杞子、黄精、淫羊藿、葛根、黑豆）合固本养精汤（茯苓、桑寄生、川续断、炙黄芪、太子参、北沙参）加减。滋泡饮以党参、当归补气养血，菟丝子、女贞子、枸杞子滋补肾阴，淫羊藿温补肾阳，黄精一味补诸虚，诸药配伍，肾阴肾阳双补，在滋阴中佐以补阳，以"阳中求阴"，在补阳中佐以滋阴，以"阴中求阳"，则阳得阴助而生化无穷，阴得阳升而泉源不竭。固本养精汤加强健脾补肾、益气养阴生精之效。患者阳虚明显，酌加覆盆子补肾壮阳，固摄阴精。《开宝本草》言"覆盆子，补虚续绝，强阴健阳"，其补肾却无燥热之偏，固精而无凝涩之害。酌加补骨脂，补肾壮阳、温脾止泻，善治女子五劳七伤，下元久冷。

三诊时，为月经周期第23天。患者诸症好转，问询未见白带量多，纳可，眠安，二便调。此时当属经间期，子宫、胞脉阴精充养，冲任气血充盛，患者白带未见增加，尚未达到"重阴"的状态，仍以滋泡饮合固本养精汤加减，等待氤氲的候，佐以郁金、陈皮疏肝气、理脾气，使枢机开阖通达，促进阴阳转化。嘱患者观察到透明拉丝状白带时可安排同房，另加黄体酮口服，促进子宫内膜由增生期向分泌期转化，利于孕卵着床或者转化月经。

四诊时，为月经周期第37天。B超显示子宫内膜厚1.1cm，尿hCG（－）。患者因出现便溏症状未服黄体酮。此时患者无不适，白带无异常，依据子宫内膜厚度判断，患者此时当属经前期，因阳气渐长，子宫、胞脉逐渐达到"重阳"的状态，此期为阳长期，阴精与阳气皆充盛，子宫、胞脉、冲任的气血旺盛，血海充盈，为孕育做好准备。治疗以温养脾肾、调经固本为主，方用调经饮合固本养精汤加减。调经饮养血活血调经，固本养精汤健脾益气、补肾调经；患者平素经行腹部冷痛，加用延胡索、肉桂温经通络、止痛调经，绿萼梅疏肝解郁、活血调经。全方共奏补气健脾、疏肝解郁、温肾活血、止痛调经功效，促进内膜转换，至阳转阴，为月经的来潮和卵泡的发育做好准备。

五诊时，为月经周期第44天，查尿hCG（－），AMH 2.5ng/mL。患者诉近日白带量多，呈透明拉丝状，眠浅易醒，气短乏力，多汗，舌淡红，苔薄白，脉沉细。依据白带分析，此时当属经间期，子宫、胞脉阴精充沛，冲任气血旺盛，已达到"重阴"的状态，而重阴必阳，阴阳开始转化，阴精化生阳气，出现氤氲的候，此期在滋泡饮的基础上酌加活血开窍之丹参、羌活，以促进卵泡排出。患者眠浅易醒为心血不足，心神失养，加百合、合欢皮、柏子仁以养心安神；乏力气短多汗，乃脾虚气血生化不足，濡润固摄不及，加炒白术、生黄芪、浮小麦益气生血敛汗。嘱患者监测排卵，适时安排同房。

六诊时，患者尿 hCG（＋）、血 hCG（＋），成功受孕。

病案二

关某，女，31 岁。初诊日期：2016 年 4 月 6 日。

主诉： 未避孕未孕 5 年，IVF-ET 1 次失败。

现病史： 患者 26 岁结婚，婚后 5 年正常性生活，未避孕未孕。3 年前过度减肥（3 个月减重 20kg）后出现内分泌紊乱，月经先后不定期，监测排卵半年提示排卵不规律，双侧输卵管形态欠佳。2015 年 12 月于当地某医院进行长方案 IVF-ET，取卵 6 枚，配成 4 个，鲜胚移植 2 个未着床，剩余 2 个囊胚。为求进一步诊治，要求中药调理。身高 1.58m，体重 70kg，BMI 28.04kg/m^2。平素畏寒，手足冷，乏力，纳眠可，大便溏。月经先后不定期，5/20～60 天，量少，经行腰酸，LMP：2016 年 2 月 27 日。舌淡，苔白微腻，脉沉细。G_0P_0。自诉配偶精液正常。

既往史： 否认慢性病史，否认食物及药物过敏史。

妇科检查： 子宫、附件未及异常。

辅助检查：

1. 子宫输卵管造影（2015 年 6 月）：双侧输卵管通畅，形态欠佳。

2. 月经周期第 3 天性激素六项 +AMH（2016 年 2 月 29 日）：FSH 8.24mIU/mL，LH 7.54mIU/mL，E_2 48.98pg/mL，P 1.98ng/mL，PRL 9.94ng/mL，T 0.67ng/mL，AMH 2.87ng/mL。

3. B 超（2016 年 3 月 15 日）：子宫后位，大小 5.6cm×4.8cm×3.6cm，子宫肌层回声均匀，子宫内膜厚 0.48cm。右卵巢大小 3.8cm×2.5cm，左卵巢大小 4.1cm×2.6cm，双侧卵巢内卵泡数量均大于 12 个。提示：双侧卵巢多囊样改变。

西医诊断： ①原发性不孕症；② IVF-ET 失败；③多囊卵巢综合征。

中医诊断： ①不孕症；②月经先后无定期（脾肾阳虚）。

治则治法： 温肾健脾，益气调经。

处方：党参 15g，当归 15g，赤芍 15g，川芎 15g，桃仁 10g，红花 10g，益母草 12g，川牛膝 12g，补骨脂 10g，覆盆子 15g，炒白术 30g，莱菔子 15g，茯苓 15g，桑寄生 30g，续断 15g，炙黄芪 15g，太子参 15g，北沙参 15g。7 剂。

二诊：**2016 年 4 月 13 日**

LMP：2016 年 4 月 9 日，月经量增多，色红，仍有乏力、畏寒，大便溏好转。

处方：党参 15g，当归 15g，菟丝子 15g，女贞子 15g，枸杞子 15g，黄精 12g，淫羊藿 10g，补骨脂 10g，覆盆子 15g，茯苓 15g，桑寄生 30g，续断 15g，炙黄芪 15g，太子参 15g，北沙参 15g。14 剂。

三诊：**2016 年 4 月 27 日**

患者服药后诸症好转，急躁易怒，情绪不稳定。

处方：菟丝子 15g，巴戟天 12g，党参 15g，山药 15g，杜仲 15g，肉苁蓉 12g，淫羊藿 10g，当归 10g，锁阳 10g，肉苁蓉 10g，补骨脂 10g，郁金 10g，陈皮 10g，茯苓 15g，桑寄生 30g，续断 15g，炙黄芪 15g，太子参 15g，北沙参 15g。14 剂。

四诊：**2016 年 5 月 11 日**

患者服药后无特殊不适，现稍感小腹坠胀。

处方：党参 15g，当归 15g，赤芍 15g，川芎 15g，桃仁 10g，红花 10g，益母草 12g，川牛膝 12g，茯苓 15g，桑寄生 30g，续断 15g，炙黄芪 15g，太子参 15g，北沙参 15g，延胡索 10g，白梅花 10g，肉桂 10g。7 剂。

五诊：**2016 年 5 月 18 日**

LMP：2016 年 5 月 13 日，大便溏稀，心情低落，夜寐差。

处方：党参 15g，当归 15g，菟丝子 15g，女贞子 15g，枸杞子 15g，黄精 12g，淫羊藿 10g，益母草 15g，茯苓 30g，炒白术 30g，生黄芪 20g，百合 20g，合欢皮 20g，柏子仁 20g。14 剂。

六诊：**2016 年 7 月 30 日**

LMP：2016 年 6 月 15 日，现停经 46 天，无不适，自测尿 hCG（＋）。B 超检查见胎芽 0.4cm，有胎心搏动，提示宫内早孕，单活胎。

随访，患者于 2017 年 3 月顺产一健康活婴。

按语　本案患者 IVF-ET 失败，体型肥胖，排卵异常，月经不规律，但输卵管通畅，配偶精液正常，检查发现卵巢多囊样改变，但激素水平尚正常，经过中药调理 3 个月后喜获妊娠。牛建昭教授指出"肾为先天之本"，一方面由于肾藏先天之精，又称生殖之精，它禀受于父母，与生俱来，出生之前是形成生命的根本物质；另一方面，肾之先天对人体的禀赋及后天的发展起到"决定性的作用"。女子肾气充盛才能够促使天癸成熟泌至，从而使任脉畅通，冲脉旺盛，血海充盈，溢于胞宫而产生月经。禀赋素弱，肾气未充导致经血不足，故血海不能按时满溢；肾精可化生气血，肾精亏虚无以化生则冲任、血海空虚，气血欠荣，调和失运。在后天生长发育的过程中，无论青春期少女，还是成年女性，因嗜食肥甘厚腻、辛辣刺激，导致形体肥胖，或过度减肥、形体消瘦，或精神压力过重，导致情志异常，或生活习惯不规律，或感受寒邪、过服寒凉，寒邪搏于冲任，血为寒凝，运行迟滞，胞脉不畅，致血海不能按时满溢，或劳逸过度、饮食不节，损伤脾气，脾失健运，痰湿内生，下注冲任，壅滞胞脉，致使气血运行缓慢，血海不能按时满溢，或平素情志不遂，气郁不宣，血为气滞，均会导致五脏功能失调，气血津液运化失常，冲任失养或不畅，血海日耗而渐枯，出现月经先后无定期。

本案患者备孕 5 年，有过度减肥史，肾气受损，脾气不足，故大便溏稀，疲倦乏力；冲任虚衰，不能摄精成孕；冲任失调，血海失司，故月事不调；加之求子心切，情志不舒，肝失条达，冲任不能相资，故不孕。另外，患者精神压力较大，肝郁气滞，经络不通，故见情绪烦躁，夜不得安。患者体型肥胖，B 超检查发现卵巢多囊样改变。《丹溪心法》云："肥盛妇人，禀受甚浓，恣于饮食，经水不调，不能成胎，谓之躯脂满溢，闭塞子宫，宜行湿燥痰。"肥人多痰多湿，肥胖的主要原因为痰湿停聚，痰湿的产生与脾肾阳虚有关，"脾为生痰之源"，脾气偏虚，水液精微失运，停聚而成痰湿；或由于平时饮食不当，嗜食膏粱厚味，损伤脾胃而产生痰湿，痰湿留聚胞宫胞脉，阻碍气机，经脉气血流通受阻，冲任不调而使月经紊乱。因此，对于肥胖型多囊卵巢综合征患者，牛建昭教授擅用健脾利湿法，常用药物有茯苓、白术、山药等，以健脾益气、除湿消脂。同时，水液的运化还需得到肾阳的温煦，若肾阳不足，命门火衰，脾阳不振，则无法健运水谷精微，而生痰湿。因此，在健脾利湿的同时，还需运用温补肾阳之品，如覆盆子、菟丝子、锁阳等。

患者初诊时处于月经后期，否认妊娠，故予调经饮配伍白术、茯苓等活血调经、利湿通络；二诊时月经来潮，仍有乏力、畏寒，大便溏，予滋泡饮配伍补骨脂、覆盆子、茯苓、桑寄生等滋补肝肾、健脾除湿，促进卵泡发育；三诊时患者情绪不稳定，为黄体期，予温宫饮配伍郁金、陈皮、茯苓、桑寄生、续断、炙黄芪等温肾利湿除烦；四诊时处于经前期，稍感小腹坠胀，再次给予调经饮活血通络，因势利导。周期调理2个月后，患者自然受孕。牛建昭教授调经促排卵常用当归、党参、枸杞子、菟丝子、炙淫羊藿、酒黄精、丹参、羌活、葛根。方中炙淫羊藿补益肾阳，强筋健骨；菟丝子补肾阳、益肾阴、益肝阴，还可益全身之力气；枸杞子滋补肝肾，益精滋阴；党参补中益气，养血生津，健脾养血，《本草正义》言"其尤可贵者，则健脾运而不燥，养血而不滋腻。"当归补血止痛，调经活血，党参、当归为气血同补之药，气化则生精，精血同源，精可化血，血可化精；酒黄精补肾益气血，滋而不腻。党参、当归、酒黄精补后天之气血，以气血化源肾精，与淫羊藿、菟丝子等补肾壮阳益阴之品相调和，阴阳并补，气血兼顾。此外，丹参、羌活活血调经、祛瘀止痛，为佐药。全方以温肾益精为主，辅以调补气血、活血调经，诸药合用，阴阳并补，气血兼顾，标本同治。患者症状改善后治以补肾调周，兼以辨证加减，以恢复肾－天癸－冲任－胞宫轴的平衡，达到恢复月经周期、促进卵巢排卵、治疗不孕症的目的。

病案三

王某，女，28岁。初诊日期：2015年6月13日。

主诉： 月经稀发、闭经14年余，未避孕未孕2年余。

现病史： 患者14岁初潮，既往月经不规律，6～7/90～180天，偶闭经1～2年，经量中等，色暗红，有血块，无痛经。LMP：2015年6月7日（口服黄体酮，撤退性出血）。身高160cm，体重90kg。患者平素大便偏稀，舌淡黯，舌体胖大有齿痕，苔白腻，脉沉滑。G_0P_0。

既往史： 患者曾于外地行IVF助孕，出现卵巢过度刺激而失败。

辅助检查：

1. 性激素六项：E_2 56.15pg/mL，FSH 7.47mIU/mL，LH 10.53mIU/mL，PRL 7.95ng/mL，T 35.24ng/mL。

2. B超：卵巢增大、双卵巢卵泡数多。

3. 胰岛素释放试验：高胰岛素血症，胰岛素抵抗。

4.甲状腺功能正常。

西医诊断：①不孕症；②多囊卵巢综合征；③高胰岛素血症；④肥胖。

中医诊断：①不孕症；②闭经（痰瘀互结）。

治则治法：补肾化痰，活血化瘀。

处理：

1.予补肾调周序贯疗法，从滋泡饮开始口服，按照"滋泡饮—促泡饮—温宫饮—调经饮"的顺序，每剂方药中加苍术 10g、法半夏 10g、茯苓 15g、炒白术 20g、生山楂 20g、泽泻 10g，共服 1 个月，每日 1 剂，水煎服，早晚饭后半小时温服。

2.自测基础体温。

3.加强运动、改变生活方式，减轻体重，每周减重 0.5kg。

4.定期随诊。

二诊：**2015 年 7 月 10 日**

月经尚未来潮，基础体温提示未排卵，舌脉同前。

处理：

1.继服中药温宫饮，经期换服调经饮，每剂方药中加苍术 10g、法半夏 10g、茯苓 15、炒白术 20g、生山楂 20g、泽泻 10g。

2.黄体酮胶囊，口服，每日 1 次，每次 200mg，连服 5 天。

三诊：**2015 年 7 月 25 日**

月经来潮，便溏改善。

处理：

1.予补肾调周序贯疗法，按照"滋泡饮—促泡饮—温宫饮—调经饮"的顺序，每剂方药中加苍术 10g、法半夏 10g、茯苓 15g、炒白术 20g、生山楂 20g、泽泻 10g，每日 1 剂，水煎服，早晚饭后半小时温服，共 1 个月。

2.随餐加服二甲双胍，每日 1 次，每次 0.5g。

3.自测基础体温。

4.加强运动、改变生活方式，减轻体重，每周减重 0.5kg。

四诊：**2015 年 8 月 25 日**

LMP：2015 年 8 月 19 日，月经周期第 7 天，量少，色暗，无明显痛经，大便稀溏明显改善，舌质淡，苔白，脉沉滑。体重 85kg。患者运用中药治疗近 3 个月，体重减轻 5kg。嘱患者按照前次方案继续治疗 1 个月。复查时 B 超提示卵巢体积减小、卵泡数减少，高胰岛素血症治愈，雄激素水平下降。患者有怀孕要求，后续治疗以妊娠为目的，继予中药，配合促排卵、超声监测卵泡、指导性生活。

2015 年 11 月，患者自然妊娠，并于 2016 年 8 月顺产一健康活婴。

按语　本例患者因在外地就诊不便，要求简单方药、中西医结合治疗，且自诉需药物辅助控制体重。因此，选用中药周期序贯疗法，配合西药辅助改善代谢、控制体重。月经后胞宫、血海空虚渐复，阴精逐渐蓄积，治疗以滋补肾阴、填精养血为主，促进卵泡发育；排卵期阳气升腾，重阴转阳，治以滋阴补肾、活血通络，促进卵泡排出；黄体期阴盛阳生，渐至重阳的阶段，阴阳俱盛，冲任气血旺盛，治疗以温补肾阳、调气活血，促使黄体发育；经期在避孕的前提下，以养血活血、祛瘀生新为主，因势利导、促进行经。另外，患者体胖，肾阳虚弱、气化不利，气不行血，日久痰凝血瘀，阻滞冲任、闭塞胞宫胞脉，而见卵巢增大、卵泡数多；肾虚气化不利，加之脾气受损，水湿不化，聚而成痰，变生痰脂，蓄积于肌肤之中而发肥胖。因此，"培先天、补后天"，补肾同时健脾利湿、化痰通络。

病案四

刘某，女，26 岁。初诊日期：2012 年 10 月 28 日。

主诉： 月经稀发 12 年，IVF-ET 失败 2 次，人工授精失败 2 次。

现病史： 患者月经稀发，周期 3～6 个月，外院诊断为"多囊卵巢综合征"，现口服去氧孕烯炔雌醇片调整月经周期、二甲双胍对症治疗。2011 年于外院行 2 次人工授精、2 次 IVF-ET 均失败，剩余 2 枚冻胚。LMP：2012 年 9 月 30 日，月经量少，经色暗，有血块，伴腹胀痛。平素怕冷，纳差，眠差多梦，便秘，2～3 日一行，舌红胖大，苔薄白，脉弦细。$G_2P_0A_0$。

既往史： 甲状腺功能减退？

妇科检查： 外阴已婚未产型；阴道畅，黏膜光滑，少量白色分泌物；宫颈光滑，正常大小，质中，无举痛，无触血；子宫前位，正常大小，质中，活动度可，无压痛；双附件未扪及包块，无压痛。

辅助检查：

1. B 超（2012 年 7 月）：双卵巢多囊样改变。

2. 空腹胰岛素测定：27mIU/L。

西医诊断：①多囊卵巢综合征；②原发性不孕症；③胰岛素抵抗。

中医诊断：不孕症（肾虚血瘀）。

治则治法：养血活血，益肾固冲。

处理：

1.处方：茯苓 15g，白术 15g，醋柴胡 10g，枳壳 10g，郁金 10g，青皮 6g，陈皮 6g，玉竹 20g，黄精 15g，酸枣仁 30g，珍珠粉 0.6g（冲服），火麻仁 20g，当归 12g，炒杜仲 12g，党参 15g，山药 15g，菟丝子 15g，枸杞子 15g，淫羊藿 10g，女贞子 15g。7 剂。

2.监测卵泡。

二诊：2012 年 11 月 4 日

LMP：2012 年 10 月 30 日，周期 4/30 天，大便干，1 次 / 日，舌红，苔薄白，脉沉细滑。

处方：醋柴胡 10g，郁金 10g，青皮 6g，陈皮 6g，火麻仁 20g，玉竹 15g，制首乌 15g，北沙参 15g，玄参 15g，枳壳 10g，大枣 10g，当归 12g，党参 12g，枸杞子 15g，黄精 15g，菟丝子 15g，女贞子 15g，淫羊藿 10g。7 剂。

三诊：2012 年 11 月 11 日

舌淡，苔薄白，脉沉弦细。

处方：覆盆子 15g，煅紫石英 30g（先煎），北沙参 15g，火麻仁 20g，当归 15g，党参 12g，杜仲 10g，菟丝子 15g，羌活 10g，丹参 15g，枸杞子 15g，黄精 15g，淫羊藿 10g。7 剂。

经中药周期序贯治疗半年，配合西药辅助以控制体重、改善代谢，患者月经 45 日一潮，超声监测排卵，指导同房，患者自然受孕，2014 年 4 月 27 日于当地医院顺产一活婴。

按语 多囊卵巢综合征的主要表现为月经稀发、闭经、不孕、多毛、肥胖等，其发病多与肾、脾、肝关系密切。牛建昭教授认为本病的基本病机为肾虚、肝郁、痰湿、血瘀，导致肾－天癸－冲任－胞宫轴功能紊乱，肾精亏虚是根本原因，而肝郁脾虚则是重要病机。本例患者月经稀发、不孕，初诊时为月经周期第 29 天，牛建昭教授以炒杜仲、菟丝子、枸杞子、女贞子、淫羊藿、黄精、玉竹等滋肾填精，温肾助阳，调经助孕；情志内伤，焦虑抑郁，气机郁结，冲任气血郁滞，或月经后期，或闭经不孕，予茯苓、白术、当归、醋柴胡、枳壳、郁金、青皮、陈皮等健脾疏肝，理气活血；酌加火麻仁润肠通便。

二诊时为月经周期第 6 天，正值重阳转阴的阴长阶段，精血由空虚渐充，予枸杞子、黄精、菟丝子、女贞子、淫羊藿补肾填精，且可滋水涵木安肝气；当归、党参活血养血益气；并继予疏肝理气、滋阴润肠通便。牛建昭教授用药多疏补并进，以补为主；补中有散，散不耗气；补中有泄，泄不损阴；补以通之，散以开之。

三诊时为月经周期第 13 天，该时期阳气升腾，治以活血通络和滋阴补肾为主，以促进卵泡排出，辅以覆盆子、煅紫石英温肾暖宫，酌加丹参、羌活活血开窍，以促进卵细胞的发育与排出。经中药治疗后，患者自然受孕，2014 年 4 月 27 日于当地医院顺产一活婴。

病案五

王某，女，38 岁。初诊日期：2019 年 5 月 9 日。

主诉：未避孕未孕 4 年，要求胚胎移植前中药调理。

现病史：患者 2015 年自然受孕 40$^+$ 天胚胎停育，行清宫术，未送检胚胎，其后有正常性生活，未避孕未孕 4 年。双方于外院筛查病因，男方弱精子症；女方多囊卵巢综合征、高催乳素血症，月经不规律，3～7 天 /40 天。1 年前，患者行子宫输卵管造影，示双侧输卵管通畅，促排卵 +IUI 2 周期未孕，随后于当地行 IVF 助孕，促排卵方案不详，获卵 19 枚，成胚 11 枚，养成 3 个囊胚，因卵巢过度刺激全胚冷冻保存，FET 2 次未孕。其后于外地某医院就诊，欲继 IVF-ET，间断促排卵。LMP：2019 年 4 月 22 日，7 天净，量少。2019 年 5 月 5 日于外地某医院取卵 39 枚，体外受精成胚 11 枚，因卵巢过度刺激未移植，全胚冷冻保存。刻下症见：腹胀、里急后重明显，胸闷烦躁，小便少，下肢轻微浮肿，情绪不佳，眠差，梦多，纳呆，大便色黑，舌淡胖，苔白，脉缓。G_1P_0。

既往史：高催乳素血症病史 3 年余，现口服溴隐亭 2.5mg/d；多囊卵巢综合征病史 4 年余。2019 年 1 月 10 日行宫腔镜下诊刮术，病理检查示子宫内膜增殖期改变，未见典型慢性非特异性子宫内膜炎。

妇科检查：腹部微膨隆，双附件轻压痛，子宫大小正常，无压痛。

辅助检查：

1. AMH（2018 年 12 月）：7.65ng/mL。

2. 性激素六项（2019 年 4 月）：FSH 4.62mIU/mL，LH 2.36mIU/mL，E$_2$ <20pg/mL，P 0.33ng/mL，PRL 75.8ng/mL。

3. B 超（2019 年 5 月 9 日）：子宫内膜厚 1.3cm，左卵巢 7.3cm×7.0cm，右卵巢 6.8cm×4.8cm，双卵巢促排卵后改变，双附件周围探及无回声，深 6.8cm。提示：盆、腹腔积液。

西医诊断：①继发性不孕症；②卵巢过度刺激综合征；③高催乳素血症；④多囊卵巢综合征。

中医诊断：①断绪；②月经后期（脾肾两虚）。

治则治法：健脾补肾，益气固冲。

处方：茯苓皮 15g，大腹皮 15g，佛手 10g，香橼 10g，车前子 30g（包煎），太子参 15g，炒酸枣仁 20g，柏子仁 10g。7 剂。

二诊：2019 年 5 月 16 日

腹胀减轻，偶有下腹坠胀，情绪、睡眠稍好转，食欲可，二便调，舌淡红，苔薄白，脉弦细。

处方：党参 15g，丹参 15g，当归 15g，川芎 10g，熟地黄 15g，川牛膝 12g，赤芍 12g，桃仁 10g，益母草 15g，红花 10g，延胡索 10g，醋香附 10g，茯苓 30g，炒白术 20g，芡实 15g，制五味子 15g，制远志 10g。7 剂。

三诊：2019 年 5 月 23 日

轻微腹胀，偶乳胀，纳眠可，二便调，舌淡，苔薄白，脉浮数。

处方：党参 15g，丹参 15g，当归 15g，羌活 10g，制首乌 12g，枸杞子 15g，菟丝子 15g，淫羊藿 10g，盐杜仲 10g，酒黄精 15g，茯苓 30g，炒白术 20g。14 剂。

四诊：2019 年 6 月 6 日

自 5 月 25 日始有间断阴道出血，量少，色褐，至今未净，现情绪烦躁，口干心烦，乳房胀，眠差，纳一般，小便黄少，大便稍干，舌红，苔薄黄，脉弦细。

处方：党参 15g，当归 12g，怀山药 15g，制巴戟天 10g，制首乌 12g，枸杞子 15g，菟丝子 15g，淫羊藿 10g，盐杜仲 12g，肉苁蓉 15g，制香附 10g，延胡索 10g，玉竹 20g，北沙参 15g，玄参 15g，夏枯草 10g，菊花 6g，柏子仁 10g，炒酸枣仁 20g。7 剂。

患者规律复诊，续服中药补肾健脾、疏肝调周（基础方：党参 15g，当归 12g，怀山药 15g，制首乌 12g，枸杞子 15g，菟丝子 15g，淫羊藿 10g，制香附 10g，延胡索 10g，玉竹 20g，北沙参 15g，玄参 15g，夏枯草 10g），月经规律来潮，2019 年 10 月 14 日在外地某医院移植 2 枚冻胚，术后予戊酸雌二醇片，每日 2 次，每次 3mg，地屈孕酮片，每日 2 次，每次 20mg，黄体酮胶囊，每日 3 次，每次 100mg。2019 年 11 月 1 日查血 hCG 415mIU/mL，顺利着床妊娠；2019 年 11 月 18 日 B 超见宫内早孕，双胎（单绒毛膜），一胎儿相当于 6^{+5} 周，二胎儿相当于 6^{+5} 周；2019 年 11 月 28 日 B 超见宫内双活胎（单绒毛膜双羊膜囊），胎芽长径均为 1.7cm，一胎儿相当于 8^{+1} 周，二胎儿相当于 8^{+1} 周。此后按时孕检，2020 年 6 月 16 日剖宫产两健康活婴，1、5、10 分钟阿普加（Apgar）评分均为 10 分，体重分别为 2720g、3130g，身长分别为 50cm、49cm。

按语　导致不孕症的因素众多，其中内分泌因素导致排卵障碍是育龄期女性不孕症的重要病因，本例患者除有多囊卵巢综合征外，还合并高催乳素血症。高催乳素血症指各种原因导致的血清催乳素（PRL）异常升高，＞25ng/mL，是临床上常见的导致不孕及月经紊乱的原因。血清中含量较高的 PRL 通过抑制下丘脑－垂体－卵巢轴，抑制排卵，进而导致闭经。

牛建昭教授认为，"女子不孕，多因经候不调"，卵子的发育与排出过程中的任一环节发生异常，均难以妊娠。对于反复 IVF-ET 失败患者而言，常见的就诊诉求是移植前调理，而良好的子宫内膜容受性是胚胎着床成功的前提，故在治疗中需重视改善胞脉气血运行，灵活运用活血祛瘀之品。

本例患者首诊时为取卵后第 4 天，发生卵巢过度刺激综合征。卵巢过度刺激综合征是多囊卵巢综合征患者在辅助生殖过程中常出现的并发症，由于医源性刺激妨碍或者破坏了正常的生理功能，导致脏腑功能失常，气血津液运行失调，影响冲任、胞脉，产生相应病变，最终水湿停滞为患。患者症见下腹胀痛，双侧卵巢增大，大量盆、腹腔积液，胸闷烦躁，少尿，"急则治其标"，当理气健脾，利水除满。方中茯苓皮、大腹皮、佛手、香橼行水消肿、理气宽中，车前子利小便渗湿，太子参健脾补气，炒酸枣仁、柏子仁安神除烦。

二诊时患者卵巢过度刺激综合征近愈，"缓则治其本"，当以调经为要。此值经前，血海满盈，蓄势以溢，应因势利导，气血以下行为顺，治宜理气活血调经，以桃红四物汤养血活血，党参益气养血以防伤正，丹参、益母草活血调经，牛膝引药下行，再加延胡索、香附疏肝理气，茯苓、白术、芡实健脾益气，以后天养先天。

三诊时患者仍未行经，考虑患者体内雌孕激素不足，治疗以调和阴阳、促进阴阳转化为主，在补肾阳的基础上酌加活血药促排卵，以菟丝子、枸杞子、制首乌、当归滋补肝肾、补益冲任，淫羊藿补肾阳、温督脉，党参、白术、茯苓健脾益气以资化源，黄精双补气阴，丹参活血，羌活开窍，诸药合用补肝肾、温养活血，促卵助孕。

用药2天后患者出现少量阴道出血，四诊以平补阴阳为原则，调和气血，同时，患者热象明显，热迫血行，治宜滋阴降火止血。方中菟丝子、肉苁蓉补肾填精，当归、枸杞子、制首乌养血调经，巴戟天、淫羊藿温肾扶阳，党参、山药健脾益气，香附、延胡索疏肝理气，夏枯草、菊花清肝火，玉竹、北沙参、玄参滋阴降火，柏子仁、炒酸枣仁宁心安神、除烦助眠。

对于多囊卵巢综合征、高催乳素血症不孕拟行辅助生殖的患者，为提高辅助生殖妊娠率，试管中心要一次性获取大量卵子，本例患者既往有卵巢过度刺激综合征病史，这次更是一次取卵39枚，大大增加了卵巢过度刺激综合征的发生率，严重甚可致死，临证急当辨病情轻重，若发生卵巢过度刺激综合征危象，急需采用西医方法抢救，勿延误病情。牛建昭教授认为此种有创操作会大大损伤卵巢功能，因患者有冻胚待移植，故治疗过程中着重提高子宫内膜容受性助胚胎种植，同时，对于高催乳素血症的治疗，应在继续服用溴隐亭的基础上加用疏肝解郁清热的药物，如香附、郁金、佛手、香橼、青皮、陈皮、夏枯草等。本例患者经补肾健脾疏肝调周序贯治疗后，IVF-ET成功，并剖宫产健康双胎。

病案六

白某，女，33岁。初诊日期：2016年12月3日。

主诉： IVF-ET失败2次，月经稀发15年。

现病史： 患者于2013年确诊多囊卵巢综合征，此后未避孕未孕3年。2015年输卵管造影显示双侧输卵管通畅；2016年3月行IVF-ET，生化妊娠；2016年10月行IVF-ET，未着床。既往经期7天，月经稀发，周期不规律。LMP：2016年11月24日，量少，痛经（2013年开始渐进性加重），有血块，经行乳胀。刻下症见：纳少，眠差，急躁易怒，大便干，便秘，

2～3 日一行，小便调，舌紫黯尖红，苔薄黄，脉弦细。G_0P_0。

既往史：否认慢性病史，否认食物及药物过敏史。

辅助检查：

1. B 超：双侧卵巢多囊样改变。

2. 糖化血红蛋白（2016 年 10 月 5 日）：6.1%。

西医诊断：①原发性不孕症；②多囊卵巢综合征；③反复 IVF–ET 失败。

中医诊断：不孕症（肝郁气滞，瘀阻冲任）。

治则治法：疏肝行气，养血活血，调理冲任。

处方：党参 12g，当归 12g，黄精 15g，枸杞子 15g，菟丝子 15g，女贞子 15g，淫羊藿 10g，茯苓 30g，炒白术 30g，陈皮 6g，青皮 6g，郁金 10g，炒栀子 10g，皂角刺 10g，川楝子 8g，紫草 10g，煅紫石英 20g（先煎），大枣 10g，枳壳 10g，炙甘草 8g。7 剂。

二诊：2016 年 12 月 10 日

月经周期第 17 天，眠差多梦，情绪波动明显，纳可，大便偏干，舌红，少苔，脉弦细。

处方：党参 15g，当归 12g，菟丝子 15g，女贞子 15g，淫羊藿 10g，盐杜仲 12g，山药 15g，首乌藤 15g，炒酸枣仁 30g，制远志 10g，青皮 6g，陈皮 6g，郁金 10g，麦冬 20g，石斛 10g，丹参 30g，怀牛膝 15g，赤芍 15g，川芎 10g，桑寄生 15g，川续断 15g，大枣 10g，炙甘草 8g。7 剂。

三诊：2016 年 12 月 17 日

月经周期第 24 天，睡眠较前改善，但仍眠浅易醒，舌脉同前。

处方：党参 15g，当归 12g，菟丝子 15g，女贞子 15g，淫羊藿 10g，盐杜仲 12g，山药 15g，麦冬 20g，炒酸枣仁 30g，制远志 10g，制香附 10g，生艾叶 9g，延胡索 12g，制乳香 30g，制没药 30g，肉桂 10g，苏木 10g，茯苓 30g，炒白术 30g，枳壳 10g，炙甘草 8g，大枣 10g。7 剂。

四诊：2016 年 12 月 24 日

月经周期第 31 天，小腹轻度不适，两胁发胀，舌暗，舌下络脉迂曲，苔薄滑，脉弦滑。

处方：党参 15g，当归 12g，赤芍 12g，川芎 15g，桃仁 10g，红花 10g，丹参 15g，益母草 15g，川牛膝 15g，制香附 10g，延胡索 10g，制乳香 5g，制没药 5g，肉桂 10g，苏木 3g，炙甘草 8g，大枣 10g。7 剂。

五诊：**2016 年 12 月 31 日**

LMP：2016 年 12 月 28 日，月经周期第 4 天，量少，颜色深，痛经较前好转。刻下症见：情绪较前舒缓，纳可，眠安，大便质可，较前好转，小便调，舌红，脉沉细。

处方：党参 15g，当归 15g，菟丝子 15g，女贞子 12g，枸杞子 12g，淫羊藿 12g，黄精 15g，桃仁 10g，红花 10g，茯苓 30g，桑寄生 15g，川续断 15g，炙甘草 8g，大枣 10g，甜叶菊 2g。7 剂。

六诊：**2017 年 1 月 7 日**

月经周期第 11 天，情绪好转，夜眠安，舌脉同前。嘱患者有透明拉丝状白带时可同房。

处方：党参 15g，当归 15g，菟丝子 15g，枸杞子 12g，淫羊藿 12g，黄精 15g，郁金 12g，枳壳 10g，丹参 15g，羌活 10g，杜仲 15g，茯苓 30g，炒栀子 10g，青皮 6g，陈皮 6g，郁金 10g，炙甘草 8g，大枣 10g。7 剂。

七诊：**2017 年 1 月 14 日**

月经周期第 18 天。

处方：党参 15g，当归 15g，菟丝子 15g，女贞子 15g，淫羊藿 12g，盐杜仲 15g，山药 15g，制香附 10g，乌药 10g，大枣 10g，炙甘草 8g。7 剂。

八诊：**2017 年 1 月 19 日**

LMP：2017 年 1 月 16 日，月经周期第 4 天，量可，色红，小腹轻度胀痛，无腰酸，无腹冷便稀，无乳胀，本周期继续备孕。刻下症见：纳可，眠安，大便质可，小便调，舌红，苔薄白，脉细滑。

处方：党参 15g，当归 15g，菟丝子 15g，女贞子 12g，枸杞子 12g，淫羊藿 12g，黄精 15g，郁金 12g，佛手 10g，天冬 10g，麦冬 10g，炙甘草 8g，大枣 10g。14 剂。

九诊：**2017 年 2 月 1 日**

月经周期第 17 天，本周期备孕中。嘱患者出现透明拉丝状白带期间同房。

处方：党参 15g，当归 15g，菟丝子 15g，枸杞子 12g，淫羊藿 12g，黄精 15g，郁金 12g，枳壳 10g，丹参 15g，羌活 10g，杜仲 15g，茯苓 30g，炒栀子 10g，青皮 6g，陈皮 6g，郁金 10g，炙甘草 8g，大枣 10g。7 剂。

十诊：**2017 年 2 月 8 日**

月经周期第 24 天，患者诉 2 月 6 日见透明拉丝状白带，已同房，舌紫红，脉沉细。

处方：党参 15g，当归 15g，菟丝子 15g，女贞子 15g，淫羊藿 12g，盐杜仲 15g，山药 15g，巴戟天 12g，锁阳 10g，肉苁蓉 10g，郁金 12g，枳壳 10g，陈皮 6g，大枣 10g，炙甘草 8g，甜叶菊 2g。7 剂。

十一诊：2017 年 2 月 18 日

月经周期第 34 天，未来潮，测血 hCG（＋）。

处理：

1. 定期复查 B 超。

2. 忌食生冷及辛辣刺激食物，严禁熬夜，保持良好心态。

3. 如出现腹痛、阴道出血及时就诊。

患者于 2017 年 12 月顺产一活婴。

按语　患者首诊时恰逢月经周期第 10 天，且刚刚经历两次超促排卵方案后的 IVF-ET，自然月经周期无规律可循。此时患者正处于过度消耗状态，其本固虚，加之外耗，当务之急应先培元固本，建立规律自然周期，使肾气得复、冲任气血旺盛、血海充盈。方中党参气血双补，益气生血；当归性温主动，补血兼行活血之功效，通补并行，配以紫草通脉内瘀血而疗痛经，补胞脉空虚而促血行；黄精、枸杞子、菟丝子、女贞子、淫羊藿温肾阳，补肾精；陈皮、青皮、郁金、川楝子入肝经，疏肝气、泻肝火；患者眠差明显，予炒栀子泻火、茯苓安神、紫石英重镇安神。诸药合用，为后续调经促孕打下基础。

二诊时为月经周期第 17 天，处于阳长期（黄体期），继续培元固本，改善黄体功能。患者仍眠差，但较前有改善，故去重镇之紫石英，改用首乌藤、炒酸枣仁、制远志养心安神。

三诊时为月经周期第 24 天，由于此周期无备孕，故在温肾填精的基础上酌加乳香、没药、苏木等活血化瘀之品，改善血瘀，为经血下行做好准备。

四诊时为月经周期第 31 天，患者自诉小腹坠胀，有欲行经之感，其脉弦滑，此时应促进经血下行，建立月经周期。采用通补结合之法，方用自拟调经饮（党参、当归、赤芍、川芎、桃仁、红花、丹参、益母草、川牛膝）加减，配伍乳香、没药、苏木加强活血化瘀之功，通补并行。

五诊时逢月经周期第 4 天之阴长期（卵泡期），经历一周期调经后患者痛经较前好转，情绪较前舒缓，睡眠改善。此期胞宫、血海空虚渐复，为阴精蓄积之关键时期，治以滋补肾阴、填精养血为主，以促进卵泡发育，予自拟滋泡饮（党参、当归、淫羊藿、菟丝子、枸杞子、女贞子、黄精、葛根、黑豆）加减，为排卵期奠定物质基础。

六诊时为月经周期第 11 天，临近经间期（排卵期），为阴阳转化氤氲之候。此时在补肾填精的基础上加用青皮、陈皮、枳壳等行气药，以及入肝肾、通郁痹之阳、定督脉之羌活，可升发肾中清阳之气，促后天之孕。牛建昭教授总结临床经验发现经间期配伍使用羌活对于促进卵泡排出有十分显著的功效。

对于多囊卵巢综合征患者而言，辅助生殖技术的难点在于无论采取何种促排卵方案，都很难改善其本身较差的卵泡质量，受孕后胚胎质量差、子宫内膜条件差、移植后难以着床、易流产等都是目前的瓶颈，而且多囊卵巢综合征患者经过促排卵之后发生卵巢过度刺激的风险较大，屡次促排卵也会影响卵巢的储备功能。牛建昭教授以补肾调周为治疗总纲，并肝、脾、肾同治，注重本病痰瘀互结的病理状态，从改善卵泡质量的角度入手，调整月经周期，再促进卵泡发育，促使卵泡排出以助孕，孕后防止生化妊娠、自然流产，或胚胎停育。

【本节作者】朱萍，谢伟。

朱萍，女，医学硕士，主治医师，就职于北京市大兴区人民医院妇产科。

谢伟，女，医学硕士，主任医师，第五批全国老中医药专家牛建昭教授学术经验继承人，就职于北京中医药大学东直门医院妇科。

第四节　子宫内膜异位性疾病案

子宫内膜异位性疾病包括子宫内膜异位症和子宫腺肌病，由具有生长功能的异位子宫内膜所致，两者的发病机制和组织发生不尽相同。子宫内膜异位症指内膜组织（包括腺体和间质）出现在子宫体以外的地方，主要为盆腔脏器和壁腹膜。子宫腺肌病是由子宫内膜侵入子宫肌层引起的一种良性病变，其中合并不孕的患者占 22%～35%。严重的子宫内膜异位性疾病可降低 IVF-ET 成功率。子宫内膜异位性疾病对妊娠不良结局的影响主要包括：

①可致机体处于慢性炎症状态，大量巨噬细胞及自然杀伤细胞释放的肿瘤坏死因子、干扰素等物质对胚胎组织具有毒性作用；②子宫腺肌病可使宫腔形态改变，致植入的早期胚胎发生异常蠕动，进而降低着床率；子宫内膜异位症可引起输卵管及卵巢粘连等盆腔解剖结构异常，干扰卵巢排卵及输卵管对卵子的捕获和转运；③子宫内膜异位症患者常存在卵泡发育不良、黄体功能不足等低雌、孕激素表现；④子宫腺肌病合并子宫内膜异位症者，对辅助生殖过程中的控制性卵巢刺激方案不敏感，易发生卵巢低反应，延长降调周期，导致取卵少、卵泡质量差，降低成功率；⑤免疫异常使机体氧自由基增多，破坏子宫内膜的容受性，降低胚胎着床率、增加流产率及生化妊娠率等。

　　子宫内膜异位性疾病的发病机制尚未明确，西医学认为其是免疫炎性疾病，是雌激素依赖性疾病，还有学者认为与遗传、环境等因素有关。针对该病的治疗以保留和改善女性生育力为目标，治疗方法包括辅助生殖技术、病灶切除手术、药物治疗、手术联合药物治疗、三联治疗（手术联合药物治疗及辅助生殖技术）、高强度聚焦超声治疗等，应该根据患者的子宫体积、病灶部位与性质（局灶或弥漫）、卵巢储备功能及是否合并其他不孕因素等制定治疗方案。手术治疗虽能解除患者的临床症状，但无法满足患者的生育需求；口服激素存在一定的不良反应，且复发率较高，患者难以长期坚持；不孕患者，可酌情采用辅助生殖技术，但药物治疗的副作用和保守术后复发仍是存在的难题。

　　子宫内膜异位性疾病目前没有对应的中医病名，根据其临床表现，可归为中医学"痛经""癥瘕""月经过多""腹痛""不孕"等范畴。如《景岳全书》云："瘀血留滞作癥，惟妇人有之。其证则或由经期，或由产后，凡内伤生冷，或外受风寒；或恚怒伤肝，气逆而血留；或忧思伤脾，气虚而血滞；或积劳积弱，气弱而不行，总由血动之时，余血未净，而一有所逆，则留滞日积而渐以成癥矣……妇人久癥宿痞，脾肾必亏，邪正相搏，牢固不动，气联子脏则不孕。"又如《古方汇精》中有关于"逆经痛"的记载："凡闺女在室行经，并无疼痛。及出嫁后，忽患痛经，渐至滋蔓，服药罔效，此乃少新娘，男女不知禁忌，或经将来时，或行经未净，遂尔交媾，震动血海之络，损及冲任，致瘀滞凝结。每致行经，断难流畅，是以作疼，名曰逆经痛，患此难以受孕"。再如《诸病源候论》言："血癥令人腰痛，不可以仰俯，横骨下有结气，牢如石，小腹里急苦痛，深达腰腹，下掣阴里……月水不时，乍来乍不来，此病令人无子。"这些记载与西医学对子宫内膜异位性疾病的认识非常相似。

对于子宫内膜异位性疾病不孕拟行辅助生殖的患者，为提高辅助生殖妊娠率，西医临床多采用单纯周期激动剂（GnRH-a）干预或结合手术等方案，牛建昭教授认为上述治疗虽有一定疗效，但反复降调可增加卵巢低反应的发生概率，且不能从根本上改善病症，手术治疗多具创伤性，术后恢复时间长，远期仍存在低着床率、高生化妊娠率及稽留流产率等不良结局。对于子宫内膜异位性疾病患者，在进入超促排卵周期前给予中药周期治疗，可改善卵巢功能，提高卵细胞数量和质量，改善子宫内膜微环境，提高子宫内膜容受性。

牛建昭教授认为本病不属"肠覃""石瘕"，似"经行腹痛"，为离经之血内聚而成，系血瘀之瘕，属"血瘕"。人工流产、多产、子宫手术及宫腔节育器等宫腔操作频繁可损伤冲任及胞宫，使其藏泻失度，经血外溢为离经之血，如逆流于胞宫之外，或占巢成巧克力囊肿，或停滞于肠膜脉络之间，聚于盆腔成内异之液。如逆流于胞宫肌肉之间，为子宫腺肌病，集聚为子宫腺肌瘤。且气虚、肾虚、寒凝、气滞等病理过程最终均可导致离经之血的产生。本病主要病机为气血虚弱，瘀血阻滞胞宫、脉络，为虚实夹杂之证，病理关键在瘀与虚。病在脉，调之血，病在血，调之络。瘀阻之血，通调为首务，离经之血，化瘀为首任。患者饱受周期性腹痛、坠胀折磨，加之IVF-ET患者多求子心切，长期治病求医历程扰其心绪，身心压力巨大，气郁者居多，气结伤肝，肝郁乘脾，后天生化乏源，加重病情，病位多累及肝、脾，然"心为君主之官，神明出焉"，《素问·评热病论》又言"胞脉者，属心而络于胞中"，故牛建昭教授多顾护肝、脾、心等脏，或疏肝健脾，或宁心安神。

子宫内膜异位性疾病系出血性并瘀血性疾病，瘀血内滞是病理基础。病在血，则调之络。结合妇女月经周期气血消长、冲任虚实变化的生理特点，四期分治，不忘化瘀，控制病灶。

病案一

杜某，女，32岁。初诊日期：2017年10月8日。

主诉：未避孕未孕2年，痛经3年。

现病史：患者未避孕未孕 2 年，2017 年 4 月子宫输卵管造影术示双侧输卵管周围轻度粘连，通而不畅；2017 年 6 月 B 超提示左卵巢内 4 个卵泡样回声，直径分别为 0.8cm、0.5cm、0.3cm、0.3cm，右卵巢内 2 个卵泡样回声，直径分别为 1.0cm、0.4cm；2017 年 7 月 B 超提示子宫腺肌病，子宫后方囊肿。男方精液未见异常。2017 年 8 月于当地医院行体外助孕，获卵 3 枚，受精 1 枚，受精后第 5 天移植 1 枚囊胚，生化妊娠流产，当前无冻胚。求诊于牛建昭教授，希望通过调节卵巢功能以助孕。既往月经规律，7/29～30 天，LMP：2017 年 9 月 15 日，量少，轻度痛经，血块多，色鲜红。刻下症见：怕冷，手足凉，乏力，纳可，眠安，便干，舌淡紫，苔薄黄，脉沉细。G_0P_0。

既往史：2014 年甲状腺功能减退，现已正常；2017 年 3 月行腹腔镜下双卵巢子宫内膜异位囊肿剥除术。否认食物及药物过敏史。

妇科检查：子宫及双附件未见明显异常。

辅助检查：

1. AMH（2017 年 3 月）：2.2ng/mL。

2. 子宫输卵管造影（2017 年 4 月）：双侧输卵管周围轻度粘连，通而不畅。

3. B 超（2017 年 7 月）：子宫后方囊肿，子宫腺肌病声像图。

西医诊断：①原发性不孕症；②子宫腺肌病；③卵巢功能减退；④ IVF–ET 失败。

中医诊断：①不孕症；②癥瘕（气虚血瘀）。

治则治法：温肾助阳，补气活血。

处理：

1. 处方：北沙参 10g，炒山药 15g，醋香附 10g，醋延胡索 10g，党参 15g，酒黄精 15g，酒女贞子 10g，酒苁蓉 10g，桑寄生 30g，锁阳 10g，太子参 10g，大枣 10g，续断 15g，玄参 15g，盐补骨脂 10g，玉竹 20g，制巴戟天 10g，炙甘草 6g，黄芪 20g，炙淫羊藿 10g，茯苓 30g，菟丝子 15g，枸杞子 15g。7 剂。

2. 监测排卵，出现透明拉丝状白带时可同房。

二诊：2017 年 10 月 16 日

LMP：2017 年 10 月 15 日，月经周期第 2 天，量可，痛经（月经周期第1天）较前缓解，无血块，纳可，眠安，便黏，排气多且臭，舌淡，苔厚腻。拟于11月中旬再行IVF。

处方：全当归15g，党参15g，枸杞子15g，菟丝子10g，紫丹参15g，羌活10g，炙淫羊藿10g，酒黄精15g，烫枳实10g，姜厚朴10g，玉竹15g，枯黄芩15g，郁金10g，炒莱菔子15g，火麻仁20g，麸炒芡实15g，焦山楂15g，焦麦芽15g，焦神曲15g。14剂。

三诊：2017年10月30日

月经周期第16天，纳可，眠安，大便黏，排气臭较前好转，舌淡红，苔黄略腻。月经周期第12天监测排卵：内膜厚0.85cm，左侧卵泡2.0cm×1.4cm（优势卵泡），后未再监测，月经周期第12～14天已同房。

处方：党参10g，淫羊藿10g，醋延胡索10g，炙甘草8g，盐杜仲15g，菟丝子15g，桑寄生15g，枸杞子15g，香附15g，川续断15g，山药15g，生艾叶9g。14剂。

2017年11月于当地医院采用拮抗剂方案拟行第2周期ICSI，因卵巢反应不良取消。后未再诊。

患者于2018年2月自然受孕。

2018年3月B超：宫内探及妊娠囊，顶臀长约2.3cm，符合9周+0天，探及芽及原始心管搏动。

2018年10月患者足月顺产一健康婴儿。

按语　患者32岁，未避孕未孕2年，无妊娠史，诊断为原发性不孕症；2017年7月B超提示子宫腺肌病，子宫后方囊肿；月经量少、不孕，结合B超结果，提示子宫腺肌病、卵巢功能减退。中医诊断为不孕症，癥瘕（气虚血瘀证）。元气不足，脏腑功能减退，故出现怕冷、手足凉、乏力等症；阳虚气乏，升举鼓动无力，不能统运营血于外，故脉沉；气虚无力鼓动血行致阴血不能充盈脉道而脉来细小如线；气虚运血无力或离经之血未能及时消散和排出，停聚于胞宫肌肉之间，积块成癥，出现月经血块多、舌淡紫等血瘀证表现。本例患者首诊时为月经周期第24天，适逢阳长期（黄体期），阳气渐长，子宫、胞脉逐渐达到"重阳"的状态，阴精与阳气皆充盛，子宫、胞脉、冲任的气血旺盛，血海充盈，为孕育做准备。此期以温肾助阳、维持黄体功能为主，方中温肾（制巴戟天、炙淫羊藿、盐补骨脂、酒苁蓉、锁阳等）与滋肾（酒黄精、酒女贞子、玄参、枸杞子、炒山药）同用，如《景岳全书》所言："善补阳者，必于阴中求阳，则阳得阴助而生化无穷；善补阴者，必于阳中求阴，则阴得阳生而泉源不竭。"补气（党参、太子参）与养血（大枣、枸杞子）同用，取精血同源、气血相生、益气养血生精之意；以疏肝理气止痛（香附、延胡索）之品，理气活血，疏肝调经，祛瘀生新；北沙参、玉竹养阴生津，以解便干之症。从整体上起到温养脾肾、调经固本、益气活血的作用。

二诊时为月经周期第2天，为行经期，牛建昭教授认为此期治疗宜通补结合，"通"取因势利导，排出宫内残留瘀血浊液，以祛瘀生新；"补"取健脾补肾，益气养血生精，在活血逐瘀的同时扶正。方中菟丝子、炙淫羊藿、酒黄精同补肾中阴阳；全当归、紫丹参、羌活、郁金养血活血，理气调经；为避免活血太过，耗伤气血，加党参、枸杞子益气养血；同时患者舌淡苔厚腻，便黏，排气多且臭，为脾虚痰湿食滞之证，故酌加焦三仙、莱菔子、火麻仁以健脾理气、宽中除胀；姜厚朴、烫枳实化湿导滞、化食消痰；枯黄芩燥湿的同时偏泻肺火，清上焦之热，肺与大肠相表里，肺火清而便自调。

三诊时为月经周期第16天，患者诸症有好转，此时当属经间期（排卵期），子宫、胞脉阴精充养，冲任气血旺盛，已达到"重阴"的状态，而重阴必阳，阴阳开始转化，阴精化生阳气，出现氤氲的候，应当顺势而为，继以补肾调周为主，提升卵子质量和数量，为下一周期的卵泡发育做准备。菟丝子、枸杞子、山药滋肾填精；党参益气生血；淫羊藿、盐杜仲补肾温阳；酌加疏肝宣散脉络之品香附、醋延胡索、生艾叶以改善卵巢血供，促卵泡排出，且没有伤卵动血之嫌；桑寄生、川续断补肝肾、强筋骨。诸药合用补益肝肾、理气活血、促卵助孕。

本例患者经中药周期调治配合卵泡监测下指导同房，在IVF等待期自然受孕，并顺利分娩一健康婴儿，是补肾调周序贯疗法在子宫腺肌病中的成功应用。补肾调周序贯疗法于月经期因势利导，活血通经；经后期滋肾益阴，养血调冲；经间期助阳调气活血，静中求动，触发排卵；经前期温养脾肾，调经固本。本案在调周治疗的基础上，始终以补肾为本，着重补肾阴肾阳而兼顾肝脾气血，活血化瘀，疏肝通络，有助于促进盆腔血液循环、疏通经络，也有助于改善子宫内膜微环境、促进新陈代谢及增强免疫功能。人体气血充足、阴阳平衡，有利于卵泡的发育与排出，以及胚胎的种植与发育。

病案二

谢某，女，39 岁。初诊日期：2020 年 10 月 17 日。

主诉：未避孕未孕 2 年，痛经 6 年，IVF-ET 失败。

现病史：患者未避孕未孕 2 年，双方筛查病因，男方精液常规提示少精。患者平素月经尚规律，初潮 12 岁，经期 5 天，周期 28～32 天。LMP：2020 年 10 月 7 日，经量约为既往月经量的一半，色暗，夹少量血块，伴经前乳胀、腰酸、情绪波动易怒，月经周期第 1 天小腹坠痛可忍，得温则缓，上述伴随症状经净后明显缓解。2019 年于外院查 AMH 0.63ng/mL，考虑卵巢储备功能减退。其间曾经行 2 次人工授精及 2 次 IVF-ET 均失败，末次 IVF-ET 在 2020 年 1 月，胚胎移植后未成功着床，生化妊娠。现月经周期第 11 天，刻下症见：畏寒，手足不温，食纳一般，眠安，烦躁易怒，善太息，时感胁肋胀，二便可，舌暗紫，苔薄黄，脉沉细。G_1P_0。

既往史：子宫腺肌病病史 1 年余；卵巢储备功能减退病史 1 年余；2 次人工授精史，2 次 IVF-ET 史；2020 年 1 月试管生化妊娠 1 次。否认食物及药物过敏史。

妇科检查：子宫及双附件未见明显异常。

辅助检查（2019 年 12 月）：AMH 0.63ng/mL，FSH 7.36mIU/mL，LH 3.16mIU/mL，FSH/LH 2.33。

西医诊断：①原发性不孕症；②卵巢功能减退；③子宫腺肌病；④ IVF-ET 失败。

中医诊断：①不孕症；②经行腹痛（肝郁肾虚）。

治则治法：滋肾养阴，温阳理气。

处理：

1. 处方：当归 15g，白芍 15g，川芎 10g，熟地黄 15g，覆盆子 15g，菟丝子 30g，五味子 15g，盐炒车前子 15g（包煎），川牛膝 15g，枸杞子 30g，仙茅 10g，淫羊藿 15g，荔枝核 15g，煅紫石英 30g（先煎），合欢花 10g，月季花 10g，玫瑰花 10g，佛手 10g。5 剂。

2. 记录基础体温，监测排卵，出现透明拉丝状白带时可同房。

二诊：2020 年 10 月 24 日

月经周期第 18 天，偶有咳嗽咳痰，痰色黄白，纳可，眠安，二便可，情绪较前稍好转，胁肋胀感稍减轻，舌暗红，苔少津，脉弦。患者自测排卵阴性。经阴道超声：内膜厚 1.0cm，左卵巢内可见一大小 1.3cm×0.9cm 无回声，提示优势卵泡可能。

处理：

1. 处方：丹参 15g，白芍 15g，川芎 10g，熟地黄 15g，覆盆子 15g，菟丝子 30g，五味子 15g，盐车前子 15g（包煎），川牛膝 15g，枸杞子 30g，仙茅 10g，淫羊藿 15g，荔枝核 15g，煅紫石英 30g（先煎），合欢花 10g，玫瑰花 10g，佛手 10g。10 剂。

2. 记录基础体温，监测排卵，出现透明拉丝状白带时可同房。

3. 11 月 1 日复查妇科 B 超。

三诊：2020 年 11 月 2 日

LMP：2020 年 11 月 2 日，经前乳胀、腰酸，经前情绪稍好转，痛经减轻。刻下症见：月经周期第 1 天，痛经可忍，畏寒，手足不温，时感胁肋胀，二便可，舌暗紫，苔薄，脉弦。11 月 1 日经阴道超声：子宫大小 4.6cm×4.2cm×3.9cm，右卵巢大小 2.1cm×1.3cm，内可见多个无回声，较大者 0.6cm×0.4cm；左卵巢大小 2.4cm×1.2cm，内可见多个无回声，较大者 0.6cm×0.5cm。

处理：

1. 处方一：当归 15g，赤芍 15g，川芎 10g，熟地黄 15g，覆盆子 15g，菟丝子 30g，五味子 15g，盐车前子 15g（包煎），川牛膝 15g，枸杞子 30g，仙茅 10g，淫羊藿 15g，荔枝核 15g，煅紫石英 30g（先煎），益母草 30g，月季花 10g，佛手 10g，生蒲黄 10g，五灵脂 10g。7 剂。

2. 处方二：散结镇痛胶囊，口服，每次 4 粒，每日 3 次。

3. 记录基础体温，监测排卵，出现透明拉丝状白带时可同房。

四诊：2020 年 11 月 21 日

月经周期第 20 天，11 月 12 日、11 月 13 日测排卵阳性，11 月 15 日起体温上升。刻下症见：纳可，失眠易醒，大便干，情绪较前稍好转，胁肋胀感稍减轻，舌暗紫，苔薄，脉沉。

处理：

处方一：菟丝子 30g，续断 15g，桑寄生 15g，阿胶 10g（烊化），山药 15g，白芍 15g，紫苏梗 15g，荷叶梗 15g，陈皮 15g，炙甘草 6g，生白术

15g，制首乌 15g，麦冬 15g，制远志 10g，炒酸枣仁 20g。7 剂。

处方二：黄体酮胶囊，口服，每日 2 次，每次 100mg。

五诊：2021 年 2 月 18 日

LMP：2021 年 1 月 26 日，经期 4 天，经量少，色暗红，有少量血块，经前乳胀及情绪波动较前好转，经行第 1 天腹痛可忍。PMP：2020 年 12 月 28 日，经期 4 天。PPMP：2020 年 11 月 28 日，经期 4 天。患者拟于经后排卵期行人工授精，预计日期为 3 月 12 日前后。2021 年 1 月行子宫内膜息肉切除术，术后病理提示内膜息肉；子宫输卵管造影提示右侧输卵管通而不畅，左侧输卵管通畅。1 月 19 日性激素检查：FSH 6.29mIU/mL，LH 2.0mIU/mL，FSH/LH 3.145。刻下症见：月经周期第 24 天，畏寒、手足不温好转，纳可，眠一般，二便可，情绪较前平稳，舌暗，苔白腻，脉弦细滑。

处理：

处方一：巴戟天 15g，炒杜仲 15g，续断 15g，菟丝子 30g，煅紫石英 30g（先煎），枸杞子 15g，当归 15g，熟地黄 15g，党参 15g，炒白术 15g，砂仁 3g（后下），大枣 10g，阿胶 10g（烊化），红藤 15g，忍冬藤 15g，鸡血藤 15g，月季花 10g，益母草 30g，丹参 15g。14 剂。

处方二：复方玄驹胶囊，口服，每次 3 粒，每日 3 次。

六诊：2021 年 4 月 29 日

2021 年 3 月 12 日于外院行人工授精术，2021 年 3 月 29 日月经来潮，经量少，色暗红，有少量血块，经前乳胀及情绪波动较前改善，经行第 1 天痛经缓解。其间有规律同房。4 月 26 日出现阴道少量褐色分泌物；4 月 27 日自测尿 hCG 弱阳性，外院查早孕三项示：E_2 72.75pg/mL，P 29.36ng/mL，β–hCG 350.14IU/L。刻下症见：无阴道出血，纳眠可，二便可，情绪稍急躁，舌暗紫有裂纹，脉弦滑。结合上述情况，告知患者现不排除异位妊娠可能，患者要求保胎治疗。

处理：

处方一：菟丝子 15g，阿胶 15g（烊化），续断 20g，党参 15g，苎麻根 15g，白芍 15g，莲房炭 15g，炙甘草 6g，炒白术 15g，桑寄生 15g，荷叶梗 15g，砂仁 10g（后下），紫苏梗 15g，石莲子 15g，黄芪 15g。7 剂。

处方二：益气维血胶囊，口服，每次 4 粒，每日 3 次；地屈孕酮片，口服，每次 10mg，每日 2 次。

此后患者定期复诊，予中药补肾健脾、清热安胎治疗。2021年6月B超示宫内活胎；2021年8月B超示宫内孕，单活胎，相当于12^{+3}周，胎盘位于子宫后壁，胎心、胎芽可见。遂转入产科建档定期产检。

患者于2022年2月足月顺产一健康婴儿。

按语　本例患者39岁，年龄偏大。经前乳胀、善太息等为肝气郁结之证。足厥阴肝经"抵小腹""布胁肋"，肝失疏泄，则患者经行第1天小腹坠痛、平素时感胁肋胀；经前期腰酸，"腰为肾之府"，此为肾虚之证；平日畏寒、手足不温，为肾阳虚之候。首诊及二诊时，适逢阴长期（卵泡期），阴血渐长，子宫、胞脉逐渐达到"重阴"的状态，阴精充盛待为阳气所转。此期以滋肾养阴为主，同时辅以温阳理气，帮助改善卵巢功能。方中妙用四物汤合五子衍宗丸颐养肾中阴精，并用煅紫石英、仙茅等温肾，即肾中阴阳并补；血得益则必当顺行，遂佐以合欢花、月季花、玫瑰花、佛手、荔枝核理气活血，并疏肝解郁调畅情志。二诊时B超提示见优势卵泡，嘱监测排卵，指导同房。

三诊于首诊方肝肾同补、调经和血的基础上合失笑散加减以助经血畅行，同服散结镇痛胶囊散结化瘀定痛，改善痛经。

四诊时为月经周期第20天，此时当属经后期（黄体期），继以补肾温阳调周为主施以中药，同时服用黄体酮补充孕激素，提升黄体功能。如患者氤氲的候之时受孕，则能助孕成胎。方药以寿胎丸为底，菟丝子补肾益精血，固摄冲任；桑寄生、续断补益肝肾，养血安胎；阿胶补血为佐；制首乌、白芍、麦冬养阴；生白术、炙甘草、山药健脾益气；紫苏梗、荷叶梗、陈皮理气和中；远志、炒酸枣仁交通心肾安神志。诸药合用补肝、脾、肾三脏以助孕。

五诊时，患者子宫内膜息肉切除术后，子宫输卵管造影示右侧输卵管通而不畅，从中医角度考虑，胞脉有瘀且为不通之象。因患者拟定人工授精，故治法以补肾调肝固冲为主，兼以祛瘀通络。选方以补肾固冲丸为主。方中菟丝子补肝肾益精血，固冲任；当归、熟地黄、枸杞子、阿胶、续断、巴戟天、杜仲益肾补肾，养血填精，加煅紫石英以增强温补肾阳、养血填精之功；党参、白术、大枣健脾益气，以助后天气血生化之源；砂仁理气宽中，以防补中过滞；月季花、益母草、丹参、红藤、忍冬藤、鸡血藤同用以发挥调肝血、祛瘀血、通络脉之功。

六诊时，知患者人工授精未成，后自然受孕。患者要求保胎，遂以寿胎丸为基础，加入黄芪、党参、炒白术、炙甘草培补后天，荷叶梗、紫苏梗宽中焦理冲气，苎麻根、白芍、石莲子安胎，莲房炭收涩，全方共奏补益脾肾、固冲安胎之功，并联合雌孕激素保胎，终毓成麟儿。

病案三

王某，女，31 岁。初诊日期：2019 年 4 月 3 日。

主诉：多发子宫肌瘤、卵巢囊肿剥除术后 4 年，未避孕未孕 5 个月。

现病史：患者因多发子宫肌瘤、卵巢巧克力囊肿于 2015 年行开腹子宫肌瘤剥除术＋卵巢巧克力囊肿剥除术，2019 年初复查 B 超示宫体低回声 6.0cm。2018 年 12 月开始备孕，未避孕未孕 5 个月。初潮 13 岁，周期 5/28 天，LMP：2019 年 3 月 23 日，PMP：2019 年 2 月 24 日。月经量偏多，夹血块，腹痛可忍，带下色黄，舌质暗有齿痕，脉沉细涩。G_0P_0。

既往史：慢性盆腔炎病史 5 年。

辅助检查：盆腔 B 超：子宫前壁低回声结节 5.9cm×5.2cm，左附件 2.4cm×5.1cm×4.0cm 囊性包块，可见分隔，细点状回声，右附件 4.5cm×2.0cm×4.0cm 囊性包块；双侧输卵管积水？

西医诊断：①原发性不孕症；②子宫肌瘤；③子宫内膜异位症。

中医诊断：①不孕症（肾气虚）；②癥瘕（气虚血瘀）。

治则治法：补肾益气，活血化瘀。

处方：生地黄 15g，延胡索 10g，醋乳香 5g，醋没药 5g，醋三棱 15g，醋莪术 15g，醋香附 10g，牡丹皮 10g，当归 15g，红花 10g，丹参 15g，党参 15g，企边桂 10g，苏木 10g，生桃仁 10g，赤芍 15g，川芎 10g，大血藤 15g，败酱草 20g，炒椿皮 10g，连翘 10g，黄柏 10g。7 剂。

二诊：2019 年 4 月 15 日

腹痛偶作，带下量多，色淡黄。4 月 11 日盆腔 B 超：宫体 6.9cm×8.4cm×7.5cm，前壁低回声结节 5.8cm×5.4cm×5.2cm；右附件 5.0cm×4.0cm×4.9cm 混合回声包块，内见细密点状回声；左附件区 7.5cm×5.1cm×4.4cm 混合回声，内见细密点状回声。

处方：大血藤 15g，败酱草 20g，炒椿皮 10g，连翘 10g，黄柏 10g，延胡索 10g，制香附 10g。14 剂。

三诊：2019 年 5 月 6 日

LMP：2019 年 4 月 21 日。月经周期第 16 天，诸症较前缓解，舌质淡，苔薄白，脉沉细涩。5 月 5 日盆腔 B 超：宫体 6.9cm×8.4cm×7.5cm，前壁低回声结节 6.3cm×6.4cm×5.3cm，血供丰富，挤压内膜；右附件 3.7cm×2.5cm 混合回声包块，内见细密点状回声；左附件区 7.1cm×6.5cm×4.9cm 混合回声，外上方部分囊性，其内可见细密点状回声。

处方：大血藤 15g，炒椿根皮 10g，败酱草 20g，黄柏 10g，苦地丁 10g，连翘 10g，皂角刺 10g，石见穿 15g，醋三棱 15g，醋莪术 15g，白花蛇舌草 20g，半枝莲 20g，炒荔枝核 10g，盐橘核 10g，烫枳实 10g，厚朴 10g，郁金 10g，玉竹 10g，炙黄芩 15g，炒芡实 10g，火麻仁 10g，炒莱菔子 10g。14 剂。

续方治疗 5 个月。

四诊：2021 年 12 月 15 日

患者自述于 2020 年 11 月在当地医院行体外助孕，取卵 9 枚，受精 7 枚，受精后第 3 天胚胎为 8 细胞 Ⅱ 级（8c Ⅱ 级），胚胎冷冻保存。2021 年 2 月 19 日入院行开腹子宫多发肌瘤剥除术＋双卵巢巧克力囊肿剥除术＋双侧输卵管峡部切断 / 结扎术。术后皮下注射醋酸戈舍瑞林缓释植入剂（GnRH），每次 3.60mg，28 天一次，共 4 次，口服屈螺酮炔雌醇片，每日 1 片，连服 21 天。LMP：2021 年 12 月 11 日，PMP：2021 年 11 月 21 日，周期 7/24～28 天。AMH 2.39ng/mL。刻下症见：乏力，汗出，舌质淡，苔薄白根部腻。

处方：党参 15g，丹参 15g，当归 15g，川芎 10g，熟地黄 15g，川牛膝 15g，赤芍 12g，桃仁 10g，益母草 15g，红花 10g，桑寄生 15g，川续断 15g，山药 10g，炒白术 20g，芡实 10g，炒酸枣仁 30g，太子参 15g。6 剂。

五诊：2021 年 12 月 24 日

疲劳、汗出缓解，纳寐可，情绪稳定，舌质淡，苔薄白。

处方：党参 12g，丹参 15g，当归 15g，羌活 10g，枸杞子 15g，菟丝子 15g，酒黄精 15g，淫羊藿 10g，盐杜仲 10g，太子参 15g，升麻 6g，炙黄芪 15g，山药 20g，芡实 15g。14 剂。

六诊：2022 年 2 月 28 日

IVF-ET 移植 4 级囊胚 1 枚。

七诊：2022 年 3 月 10 日

血 β-hCG 970.55IU/L。

2022 年 11 月顺产一健康婴儿。

按语　子宫肌瘤是育龄期女性常见病变，肌瘤可压迫宫腔和输卵管，降低子宫动脉血流和内膜容受性，增加妊娠期肌瘤增大的风险。子宫内膜异位囊肿压迫致卵巢功能受损，长期反复出血引起局部炎症导致卵巢周围组织广泛粘连，从而影响卵巢的血运，导致卵巢储备功能减退，手术治疗会不可避免地加重卵巢皮质损伤，并加速卵巢储备功能减退。子宫内膜异位症不仅会影响卵巢功能，对盆腔内环境、子宫内膜容受性等都可能造成损伤，从而降低正常妊娠率和辅助生殖中胚胎移植成活率。中药可显著改善血瘀型子宫内膜异位症相关不孕患者子宫内膜类型、子宫动脉及内膜血流灌注，控制子宫内膜炎症，增加子宫内膜厚度，从而有效提高子宫内膜容受性，一定程度上控制肌瘤生长、改善子宫动脉血流，从而提高妊娠率、活产率，且不增加妊娠丢失率。

牛建昭教授认为本病属于"不孕症""癥瘕"范畴，患者素体虚弱，脾肾气虚，冲任不调，肾虚精亏血少、冲任不畅，加之多求子心切，身心压力巨大，气郁气滞者居多，气结伤肝，肝郁乘脾，后天生化乏源，加重病情。气虚、肾虚、寒凝、气滞等病理过程最终均可导致产生离经之血，如逆流于胞宫之外、聚于宫体或占巢，则成巧克力囊肿，故本病主要病机为气血虚弱，瘀血阻滞胞宫、脉络，为虚实夹杂之证。病理关键在瘀与虚。肝肾不足为本，气滞血瘀为标。治疗以填补肝肾为主，不忘通调胞脉、活血化瘀。

本例患者首诊时为月经周期第 12 天，适逢卵泡期，就诊时有明显腹痛症状，结合其子宫肌瘤、卵巢巧克力囊肿和盆腔炎病史，遵循"急则治其标"，先予以理气止痛、活血散结为主，方用牛建昭教授自拟止痛方（生地黄、延胡索、醋乳香、醋没药、醋三棱、醋莪术、醋香附、牡丹皮、当归、红花、丹参、党参、企边桂、苏木、生桃仁、赤芍、川芎）以理气通络，散结止痛。其中，桃红四物汤加减（生地黄、当归、川芎、赤芍、生桃仁、红花）养血活血；延胡索、醋乳香、醋没药、醋三棱、醋莪术、醋香附、牡丹皮、苏木理气活血止痛；企边桂补火助阳，温通血脉，有助活血。另予慢盆方（大血藤、败酱草、炒椿皮、连翘、黄柏）清热祛湿、活血化瘀以治本。

大血藤又称红藤，味苦性平，入大肠经和肝经，为治疗疮痈热毒之要药；败酱草辛苦微寒，归大肠、肝、胃经，清热解毒，消肿排脓；炒椿皮苦、寒、涩，清热燥湿，收敛止带；连翘入心、肝、胆经，能清热解毒，消痈排毒，为疮家圣药；黄柏苦寒，善清下焦湿热，可引药下行。全方标本同治，气血同调。

二诊时为月经周期第 24 天，为黄体期，患者腹痛较前缓解，但带下仍量多色淡黄，盆腔 B 超提示宫体前壁结节、左附件混合回声、右附件包块，湿瘀内结仍存。牛建昭教授继治以理气活血止痛，予慢盆方酌加理气止痛之品（延胡索、制香附），以达理气止痛、活血散结之效。

三诊时为月经周期第 16 天，此时当属排卵期，患者腹痛和盆腔炎诸症有好转，结合盆腔 B 超示宫体多发低回声结节（前壁低回声结节 6.3cm×6.4cm×5.3cm，血供丰富，挤压内膜；右附件 3.7cm×2.5cm 混合回声包块，内见细密点状回声；左附件区 7.1cm×6.5cm×4.9cm 混合回声，外上方部分囊性，其内可见细密点状回声），考虑子宫肌瘤、盆腔异位病灶导致盆腔炎性环境，治疗继予清热祛湿，理气止痛，活血散结，以期尽可能遏制子宫肌瘤、卵巢巧克力囊肿的增长速度，降低盆腔组织炎性状态，恢复卵巢组织正常血供和功能，为后期取卵做准备，处方以牛建昭教授自拟慢盆方＋散结方＋祛湿方加减。

续方治疗 5 个月后，患者行 GnRH 降调后长方案促排卵，获卵 9 枚，受精 7 枚，受精后第 3 天胚胎为 8 细胞Ⅱ级。

取卵后 3 个月，患者在外地行开腹多发子宫肌瘤剥除术＋双卵巢巧克力囊肿剥除术＋双侧输卵管结扎术，术后予皮下注射醋酸戈舍瑞林缓释植入剂 4 次、口服屈螺酮炔雌醇片 1 周期。

四诊时，患者处于行经期，疲劳、汗出为气虚不固摄津液所致，苔根部腻，在调经饮的基础上酌加太子参、炒白术、芡实等益气祛湿。

五诊时，患者诸症较前缓解，予补肾助阳、活血破卵助孕。

续方调周 2 个月后，行胚胎移植，移植 10 日后查血 hCG 示妊娠状态，多次复查血激素、胚胎发育与移植时间相符，继予移植后激素治疗，定期复查，患者一般情况可。

该患者多发子宫肌瘤合并双侧卵巢巧克力囊肿，术前中医治以活血散结止痛，尽可能遏制盆腔包块和盆腔炎症进展，改善盆腔血液循环，术后配合西药控制盆腔异位病灶、改善盆腔炎症和血流供应，移植前予中药周期治疗，可改善卵巢血供和子宫内膜微环境，促进子宫内膜生长，提高子宫内膜容受性，增加移植成功率。

病案四

张某，女，35 岁。初诊日期：2009 年 8 月 8 日。

主诉： 未避孕未孕 3 年。

现病史： 患者未避孕未孕 3 年，双方筛查病因，男方精液未见异常。患者平素月经尚规律，初潮 13 岁，经期 5～7 天，周期 30 天左右。LMP：2009 年 7 月 13 日，经量少，色暗，夹血块，伴经前腰酸及情绪波动。曾行子宫输卵管造影检查提示输卵管不通（具体不详）。2008 年 12 月因巧克力囊肿（直径约 9cm）于外院行巧克力囊肿穿刺抽吸术，术后规律肌注醋酸曲普瑞林，每次 3.75mg，每 28 天注射 1 次，共 3 次，复查未复发。2009 年 3 月于外院行 IVF–ET，方案内应用重组人促卵泡激素及尿促性素，取卵 3 枚，移植 2 枚，因胚胎未着床妊娠失败。月经周期第 27 天，时口渴，时感潮热，无汗，烦躁，纳一般，时有胃胀，眠一般，便溏，舌暗红，苔薄，脉沉细弦。G_1P_0。

既往史： 2003 年自然流产 1 次。否认食物及药物过敏史。

妇科检查： 子宫及双附件未见明显异常。

辅助检查：

1. 经阴道超声（2009 年 7 月 22 日）：子宫后壁见一大小 2.9cm×2.9cm 偏高回声团，边界清。内膜厚 0.8cm，左附件区可见一大小约 2.1cm×0.9cm 囊状无回声区。提示：子宫肌瘤；左侧附件区囊性包块（巧克力囊肿术后）。

2. 经阴道超声（2009 年 8 月 7 日）：子宫大小 5.5cm×5.8cm×5.8cm，肌壁间探及多个圆形低回声，较大者位于后壁，大小 2.8cm×2.6cm，其内血流较丰富，较小者 1.3cm×1.2cm。内膜厚 0.8cm。右卵巢大小 3.4cm×1.8cm；左卵巢大小 4.8cm×3.0cm，其内可见圆形无回声，大小 3.2cm×2.6cm，内可见短线样回声，另可探及均质低回声 1.5cm×1.5cm，左卵巢上方探及边界清葫芦状的无回声 6.9cm×2.6cm。提示：子宫多发肌瘤（肌壁间）；左卵巢囊肿——卵泡未破裂黄素化可能；左卵巢囊肿——巧克力囊肿？左附件区囊肿——输卵管积水？包裹性积液？

西医诊断：①继发性不孕症；②子宫肌瘤；③左卵巢巧克力囊肿术后（2008年12月）；④IVF-ET失败；⑤输卵管梗阻。

中医诊断：①不孕症；②癥瘕（肾虚血瘀）。

治则治法：补肾助阳，益肝活血。

处方：山药10g，炒杜仲15g，制首乌15g，续断15g，怀牛膝15g，党参10g，葛根10g，丹参10g，菟丝子10g，淫羊藿10g，女贞子10g，山茱萸10g。7剂。

二诊：2009年10月24日

拟于10月27日再次取卵，10月30日移植。刻下症见：时口渴，时感潮热，无汗，烦躁，纳一般，时有胃胀，失眠易醒，二便可，舌暗红，苔薄，脉沉细弦。

处方：续断15g，怀牛膝15g，青皮6g，陈皮6g，制远志10g，酸枣仁20g，制首乌15g，炒杜仲15g，当归10g，党参10g，葛根10g，丹参10g，菟丝子10g，淫羊藿10g，女贞子10g，山茱萸10g。7剂。

三诊：2009年11月17日

患者于10月27日在外院取卵11枚，培养7枚，10月30日移植3枚，冷冻保存4枚。刻下症见：口渴减轻，潮热稍好转，烦躁，纳一般，胃胀得缓，失眠易醒，大便干，舌暗红，苔薄，脉沉细弦。

处方：续断15g，青皮6g，陈皮6g，山药15g，怀牛膝15g，制远志10g，制首乌15g，炒杜仲15g，当归15g，巴戟天10g，锁阳10g，石菖蒲10g，醋柴胡10g，郁金10g。10剂。

四诊：2009年12月1日

LMP：2009年11月17日。刻下症见：烦躁感减轻，纳可，眠一般，大便溏，舌暗红，苔薄，脉弦细滑。

处方：制首乌15g，炒杜仲15g，醋柴胡10g，郁金10g，酸枣仁20g，茯苓15g，炒白术15g，续断15g，怀牛膝15g，党参10g，葛根10g，丹参10g，菟丝子10g，淫羊藿10g，女贞子10g，山茱萸10g。5剂。

以滋补肝肾、益气和血、调畅冲任血海为基本原则，根据月经周期的不同阶段随证加减，治疗3个月后，患者于外院取用2009年10月冷冻保存的胚胎，移植后成功妊娠，并于2010年8月顺产一健康婴儿。

按语 输卵管梗阻俗称输卵管不通，占女性不孕症病因的25%～35%。

输卵管性不孕症患者的临床决策是生殖界广泛关注的问题。中医学认为输卵管不通的病理因素主要为瘀血，可合并寒、热、湿、虚等。本例患者有继发性不孕症、子宫肌瘤和巧克力囊肿病史，属于中医"不孕症""癥瘕"范畴，辨证为肝肾阴虚夹血瘀之候，肝肾不足，瘀血阻滞胞宫胞络，致精卵不能结合，或胞宫瘀血内阻，不能摄精成孕，或胎元失养而致不孕或流产，治疗以滋补肝肾、益气和血、调畅冲任血海为主。

初诊时，患者正处经前期，予炒杜仲、菟丝子、淫羊藿补肾助阳，在强健黄体的基础上酌加山药、女贞子、制首乌、续断、怀牛膝、山茱萸肝肾同补，党参补中益气、和胃生津，丹参、葛根活血祛瘀通络。全方补肾益肝，活血化瘀。

二诊时，患者烦躁潮热、眠差伴胃胀不适，考虑肝肾阴虚，临近取卵移植，情绪波动，思虑过度，易致肝气郁结，有肝郁犯胃之象，故于初诊方基础上酌加青皮、陈皮以疏肝理气除胀，酸枣仁、远志养心补肝、交通心肾、宁心安神。

三诊和四诊时，另加入疏肝宣散脉络之品（郁金）以调肝活血。考虑患者时便干，则于方中加锁阳，既温补肾中元阳助孕，又助大便得通；时有便溏之症，加入巴戟天、炒白术、茯苓健脾渗湿。

患者经中医药辨证调治配合IVF-ET，终顺利分娩一健康婴儿，是中医辨证施治的成功应用。调补肝肾精血，补益气血精微，令先后天得以顾护，通补得以共用，则有利于胚胎的种植与发育。

病案五

梁某，女，34岁。初诊日期：2020年12月16日。
主诉：未避孕未孕2年，人工授精失败1次。
现病史：患者未避孕未孕2年，双方筛查病因，男方精液检查A级、B级精子少，头部畸形率高。患者因宫颈上皮内瘤变（CIN）2级于2019年5月行电凝手术，HPV51和HPV53阳性。2019年12月行输卵管造影，术中疼痛不耐受，双侧输卵管通畅，盆腔弥散欠佳。2020年4月于当地医院人工授精1次失败。希望中医调理月经并助孕。刻下症见：LMP：2020年12月13日，正值经期，量少，色暗，经行第1天腹痛，腰酸，脚凉，经期多溏便，情绪不佳，纳可，睡眠差，小便可，带下正常，舌暗边有齿痕，苔薄，脉沉。G_0P_0。拟于 2021 年 1 月在当地医院行第二次人工授精。

既往史：否认食物及药物过敏史。

妇科检查：子宫及双附件未见明显异常。

辅助检查：

1. 激素六项（2019 年 3 月 11 日）：FSH 10.87mIU/mL，LH 7.07mIU/mL，PRL 12.02ng/mL，E_2 88.9pg/mL，T 1.69ng/mL，P 1.90ng/mL。

2. 输卵管造影（2019 年 5 月）：双侧输卵管通畅，盆腔弥散欠佳。

3. AMH（2020 年 8 月 3 日）：1.11ng/mL。

西医诊断：①原发性不孕症；②宫颈 CIN2 术后；③盆腔炎；④盆腔子宫内膜异位症。

中医诊断：①不孕症；②痛经；③癥瘕（肾虚肝郁，寒凝血瘀）。

治则治法：温肾助阳，疏肝活血。

处方：党参 12g，当归 12g，枸杞子 15g，菟丝子 15g，酒女贞子 15g，炙淫羊藿 10g，酒黄精 15g，郁金 10g，熟地黄 20g，炒酸枣仁 30g，桑寄生 20g，续断 20g，制远志 10g，怀牛膝 15g，枳壳 10g。6 剂。

二诊：2020 年 12 月 23 日

纳可，睡眠差，多梦，眠浅易醒，复睡难，大便偏干，带下可，舌紫黯，苔黄腻，脉沉。

处方：菟丝子 15g，枸杞子 15g，当归 15g，丹参 15g，羌活 10g，党参 12g，炙淫羊藿 10g，酒黄精 15g，炒酸枣仁 30g，熟地黄 20g，陈皮 10g，白芍 15，合欢皮 15g，百合 20g。6 剂。

三诊：2021 年 1 月 6 日

乳房胀痛，腰酸，手脚凉，膝盖凉，近半年有明显饥饿感，偶有口干口苦，纳可，眠差，眠浅多梦，早醒后疲乏无力，胸闷气短，大便 1 次／日，带下正常，舌暗，苔黄，脉沉。

处方：菟丝子 15g，盐巴戟天 10g，枸杞子 15g，党参 15g，山药 15g，盐杜仲 12g，酒苁蓉 12g，炙淫羊藿 10g，锁阳 10g，桑寄生 15g，续断 15g，麦冬 10g，麸炒枳壳 10g，炒酸枣仁 30g，制远志 10g，合欢皮 15g，太子参 15g，黄连 3g，绿萼梅 10g。7 剂。

四诊：2021 年 1 月 13 日

LMP：2021 年 1 月 8 日，行经 5 天，量少色暗，夹血块，经期前两天腹痛、腰酸，经前期乳房胀痛，偶尔口干。刻下症见：纳可，眠浅，早醒后依旧乏力，胸闷气短，小便可，大便质稀，不成形，舌体胖大质暗，苔薄，脉沉。

处方：酒女贞子 15g，枸杞子 15g，酒黄精 15g，当归 12g，菟丝子 15g，党参 12g，炙淫羊藿 10g，锁阳 10g，炒酸枣仁 30g，制远志 10g，太子参 15g，麸炒白术 20g，麸炒芡实 10g，茯苓皮 15g，盐车前子 10g（包煎），醋柴胡 6g，陈皮 10g，烫枳实 15g，炮姜 10g。10 剂。

五诊：2021 年 3 月 23 日

口干口苦，经常自觉饥饿，体重增加，食欲佳，入睡困难、多梦，大便不规律，舌体胖大质暗，苔薄，脉沉。2021 年 1 月在当地医院行第二次人工授精，失败（生化妊娠）。2 月 7 日查血 β-hCG 111.78IU/L。2 月 9 日晚阴道流血，2 月 10 日复查血 β-hCG 89.38IU/L，之后持续阴道流血 20 余天，血 hCG 值下降缓慢，至 3 月中旬血 hCG 恢复正常。现左附件有陈旧性包块。

处方：菟丝子 15g，枸杞子 15g，当归 15g，丹参 15g，羌活 10g，党参 12g，炙淫羊藿 10g，酒黄精 15g，黄连 5g，麦冬 10g，陈皮 10g，炒酸枣仁 30g，制远志 10g，合欢皮 15g，首乌藤 15g，麸炒枳壳 10g，郁金 10g。14 剂。

六诊：2021 年 6 月 23 日

LMP：2021 年 5 月 29 日，行经 8 天，量少色暗，夹血块，经行后 4 天腹痛严重。刻下症见：头晕头沉，易疲倦，口干，纳可，入睡困难，多梦，大便成形，2 日一行，舌胖大质暗，舌根苔厚腻，脉沉。G_1P_0。

辅助检查（2021 年 6 月 15 日）：月经周期第 18 天 B 超示内膜厚 1.1cm，左卵巢最大卵泡 1.7cm×1.2cm，右卵巢最大卵泡 2.1cm×1.2cm。

处方：党参 15g，当归 12g，炒山药 15g，制巴戟天 10g，枸杞子 15g，酒女贞子 10g，菟丝子 15g，炙淫羊藿 10g，盐杜仲 12g，酒苁蓉 15g，锁阳 15g，绿萼梅 10g，乌药 10g，生艾叶 9g，延胡索 10g，制香附 10g。7 剂。

七诊：2021 年 6 月 30 日

LMP：2021 年 6 月 27 日，月经周期第 4 天，量少色暗，夹血块，经期前两天腹痛，经期第 1～2 天大便次数增多，2～3 次 / 日。刻下症见：入睡好转，眠浅，纳可，平素大便 2～3 日一行，舌胖大质暗，苔薄，脉沉。

辅助检查（2021年6月29日）：FSH 6.81mIU/mL，LH 3.32mIU/mL，E_2 35.42pg/mL，P 0.79ng/mL。

处方：党参12g，当归12g，枸杞子15g，菟丝子15g，酒女贞子15g，淫羊藿10g，酒黄精15g，生白术40g，厚朴10g，枳实10g，火麻仁20g，生黄芪20g，茯苓30g，玉竹20g，莱菔子10g，桑寄生15g，续断15g。7剂。

八诊：2021年7月7日

小腹痛，便后腹痛，纳可，多梦，大便成形，1次/日，小便调，舌胖大，苔白厚腻，脉沉。

处方：菟丝子15g，枸杞子15g，当归15g，丹参15g，羌活10g，党参12g，炙淫羊藿10g，酒黄精15g，盐杜仲10g，姜厚朴10g，麸炒枳实10g，玉竹20g，黄芩15g，郁金10g，炒莱菔子15g，火麻仁20g，麸炒芡实15g，炒酸枣仁30g，醋香附10g。7剂。

九诊：2021年7月14日

口干，易疲乏，头沉，胸闷气短，纳可，入睡难，多梦，大便1～2日一行，成形，舌胖大，苔薄白，脉沉。

处方：当归15g，党参12g，枸杞子15g，菟丝子15g，淫羊藿10g，酒黄精15g，丹参15g，羌活10g，盐杜仲10g，炒酸枣仁30g，合欢皮20g，刺五加10g，柏子仁10g。14剂。

十诊：2021年7月28日

LMP：2021年7月22日，4天干净，量少色可，夹少许血块，伴痛经。PMP：2021年6月27日，行经5天，量少，色暗，有血块，经前痛经。刻下症见：口干疲乏，胸闷气短，纳可，入睡困难，多梦，大便1～2日一行，成形，舌淡，苔薄，脉沉。

处方：炙淫羊藿10g，党参12g，菟丝子15g，当归12g，酒黄精15g，枸杞子15g，女贞子15g，太子参15g，麦冬10g，制五味子10g，北沙参15g，炒酸枣仁30，制远志10g，首乌藤30g，合欢皮10g。9剂。

十一诊：2021年8月7日

胸闷，气短乏力，眠浅，口干口苦，纳可，腰酸，怕热，烦躁缓解，小便调，大便1～2日一行，带下量多，色黄，有异味，纳可，舌淡胖，苔白腻，脉沉。2021年7月于当地医院行第二次输卵管造影和宫腔镜检查，提示：

双侧输卵管积液，慢性非特异性子宫内膜炎；免疫组化结果：CD38（＋），CD138（个别＋）。

处方：连翘 10g，苦地丁 10g，关黄柏 10g，麸炒椿皮 10g，北败酱草 20g，大血藤 15g，炒酸枣仁 30g，太子参 15g，佛手 10g，醋柴胡 6g，白芍 15g，黄芩 15g。7 剂。

十二诊：2021 年 8 月 14 日

胸闷气短，周身乏力，腰酸，出汗多，入睡困难，眠浅，多梦，口干，小便调，大便 1～2 日一行，较前好转，舌淡红边有齿痕，苔薄，脉沉。

处方：当归 15g，益母草 15g，赤芍 12g，川芎 10g，桃仁 10g，红花 10g，党参 15g，丹参 15g，熟地黄 15g，川牛膝 12g，醋香附 10g，醋延胡索 10g，炒酸枣仁 30g，乌药 10g，生艾叶 9g，桑寄生 15g，续断 15g，醋五味子 6g，刺五加 10g，茯神 10g。7 剂。

十三诊：2021 年 11 月 10 日

LMP：2021 年 11 月 3 日，经行 6 天，前 3 天量少，色暗夹血块，伴痛经、腰痛，经前乳胀。PMP：2021 年 10 月 7 日，经行 8 天，前 2 天量少，第 3 天量多。刻下症见：入睡困难，眠浅易醒，醒后难入睡，多梦，胸闷，纳可，二便正常，舌暗红，苔薄，脉沉。8 月 24 日当地医院 B 超提示双侧输卵管通而不畅，腹腔镜术中诊断盆腔子宫内膜异位症、盆腔炎、盆腔粘连，病理诊断：灰白囊泡 1 枚，直径 0.8cm，右侧输卵管系膜囊肿。10 月 21 日经阴道超声检查提示子宫内膜厚 0.9cm，右卵巢 3.3cm×1.9cm，6～7 个卵泡，左卵巢 3.4cm×1.9cm，5～6 个卵泡，可探及黄体，超声诊断：右侧输卵管增粗，左侧输卵管增粗伴积液。10 月 25 日 AMH 0.84ng/mL。

辅助检查（2021 年 10 月 21 日）：B 超示子宫后位，宫颈 3.0cm，大小 4.6cm×5.2cm×4.6cm，内膜厚 0.9cm，右卵巢大小 3.4cm×1.9cm，探及直径 0.2～0.9cm 卵泡 6～7 个，左卵巢大小 3.4cm×1.9cm，探及直径 0.2～0.9cm 卵泡 5～6 个，右侧附件区探及中低回声，大小 3.6cm×1.7cm，左侧附件区探及中低回声，大小 3.8cm×1.9cm。

处方：菟丝子 15g，枸杞子 15g，当归 15g，丹参 15g，羌活 10g，党参 12g，炙淫羊藿 10g，酒黄精 15g，盐杜仲 10g，炒酸枣仁 30g，制远志 10g，合欢花 10g，炒蒺藜 6g，白芍 15g，酒黄芩 15g，生龙骨 30g（先煎），生牡蛎 30g（先煎），石决明 45g（先煎），生地黄 15g，首乌藤 30g。7 剂。

十四诊：2021 年 11 月 17 日

纳可，失眠多梦，醒后入睡困难，口干，胸闷，带下量多，色黄，无明显瘙痒，二便调，舌暗红边有齿痕，苔白薄，脉沉。当地医院 B 超提示基础卵泡少（建议攒卵，治疗中视情况决定是否行腹腔镜手术结扎输卵管）。

处方：菟丝子 15g，枸杞子 15g，当归 15g，丹参 15g，羌活 10g，党参 12g，炙淫羊藿 10g，酒黄精 15g，郁金 10g，龙眼肉 10g，炒酸枣仁 20g，制远志 10g，石菖蒲 10g，大血藤 10g，麸炒椿皮 10g，北败酱草 10g，连翘 10g，生麦芽 15g，佛手 10g，麸炒枳壳 10g。7 剂。

十五诊：2021 年 11 月 24 日

眠浅，多梦，醒后入睡困难，平日胸闷，近期加剧，纳可，口干，头沉，头晕，善太息，带下量多，偏黄，偶有瘙痒，二便调，舌暗红苔薄，脉沉。11 月 18 日制定 IVF-ET 方案为拮抗剂。

处方：菟丝子 15g，盐巴戟天 10g，枸杞子 15g，党参 15g，山药 15g，盐杜仲 12g，酒苁蓉 12g，炙淫羊藿 10g，锁阳 10g，石菖蒲 10g，佛手 10g，生麦芽 15g，炒酸枣仁 20g。7 剂。

患者于 2021 年 12 月自然受孕。2022 年 3 月 18 日腹部 B 超提示：宫内孕，单活胎，12^{+2} 周，可见胎儿轮廓，胎心胎动可见。2022 年 4 月 13 日腹部 B 超提示：单活胎（16^{+2} 周），胎盘低置状态。2022 年 4 月 19 日腹部 B 超提示：单活胎（17^{+2} 周），胎盘低置状态。2022 年 9 月顺产一活婴。

按语 子宫内膜异位症患者不孕率高达 40％，病因复杂。本例患者子宫内膜组织异位到盆腔，可导致盆腔微环境改变，影响精卵结合及运送，输卵管与周围组织粘连，影响其正常蠕动，输卵管欠通畅，同时影响卵巢功能，可能出现排卵障碍等，都是导致不孕的原因。腹腔镜检查是确诊盆腔子宫内膜异位症的标准方法。中医古籍中无此病名的记载，根据患者下腹痛、痛经及不孕等临床表现，可归属于"癥瘕""痛经""不孕症"等范畴。牛建昭教授认为盆腔子宫内膜异位症导致不孕是因为"离经之血"停滞形成瘀血，冲任受阻，胞脉闭塞不通，两精不能相交，血瘀是本病的病理本质。此外，盆腔长期受到炎性物质刺激，炎症可局限于一个部位，也可同时累及几个部位，若不积极治疗，迁延日久，形成后遗症，即称为慢性盆腔炎，主要临床表现为慢性盆腔痛、炎症反复发作、输卵管妊娠、不孕，严重影响妇女的生殖健康和生活质量。《诸病源候论·妇人杂病诸候》："若经血未尽，而合阴阳，即令妇人血脉挛急，小腹重急支满，胸胁腰背相引……恶血不除，月水不时，或月前月后因生积聚……月水不利，令人不产，小腹急，下阴中如刀刺，不得小便，时苦寒热，下赤黄汁，病苦如此，令人无子。"牛建昭教授认为慢性盆腔炎、输卵管不通畅导致的不孕多为本虚标实。本例患者双侧输卵管增粗，伴积液，通而不畅，提示胞脉瘀阻，气血运行不畅；平素畏寒、手足凉，经行腹痛，经色暗，为寒瘀凝滞，病久损耗正气。综上，患者确有寒瘀之实。患者在中医治疗前后行两次人工授精，一次未着床，一次生化妊娠，且之后出现月经量明显减少，AMH 从 1.11ng/mL 降至 0.84ng/mL，FSH 10.87mIU/mL，窦卵泡数量下降，提示窦卵泡质量差，患者伴有非特异性子宫内膜炎，子宫内膜环境不佳，卵巢功能低下。对于此类患者，牛建昭教授认为"求子之道，莫如调经"，正常的月经是女性具备生殖功能的生理基础，种子必先调经，在治疗不孕症的过程中调经种子是重要准则。《素问·上古天真论》云："女子……二七而天癸至，任脉通，太冲脉盛，月事以时下，故有子……七七任脉虚，太冲脉衰少，天癸竭，地道不通，故形坏而无子也。"充分说明肾在女性生殖中的重要地位。肾气亏虚，不能化生精血，肾阳虚胞宫失于温煦，冲任、血海空虚，均不能受孕。患者首诊时 34 岁，已至肾气开始逐渐衰退的年龄，出现月经不调，经量减少，伴痛经、腰痛、足冷，寒瘀凝滞胞宫，胞脉不畅，冲任瘀滞不通，故不孕。患者 2 年未孕，求子心切，精神压力大，情绪不稳定，肝郁气滞，气血失调，冲任失和，也难以受孕。本患者属于肾虚肝郁、寒瘀互结之不孕，以补肾调周法为根本治疗之法。肾藏精，主生殖，调经种子重在补肾；肝藏血，主疏泄，调经种子妙在疏肝；女子以血为本，调经种子贵在理血；兼有寒瘀互结，则祛瘀散寒。功在疏通，注重局部与整体相结合。

患者初诊时为月经周期第 4 天，处于经后期，经量少，此时应补益肾气，滋肾养血，调理冲任，促进子宫内膜的生长和卵泡的发育。牛建昭教授拟用滋泡饮，加炒酸枣仁、制远志养心血，安心神以改善患者睡眠；郁金、枳壳活血行气，疏肝解郁。

二诊时为月经周期第 11 天，处于排卵前期，牛建昭教授认为应该在温肾助阳的基础上加用丹参、羌活，促进卵巢血运，诱发排卵，随证酌加合欢皮、百合，陈皮，养心血，安心神，通调气机。

三诊时为经前期，治疗应温养脾肾，调经固本，因患者醒后疲乏、口干口苦，配伍太子参，其药性平和，补而不腻；麦冬、黄连少许，滋阴清热；绿萼梅改善食欲，健胃生津。

患者调理1个月经周期后，停止中医治疗，进行了第二次IVF，结果生化妊娠，此后再行腹腔镜检查及输卵管造影，提示盆腔子宫内膜异位症、盆腔炎症、输卵管积水等，后于2021年6月23日复诊，月经周期第26天，此时处于经前期，根据患者自述上一周期腹痛明显，故在补肾温阳、养血助孕的基础上加用艾叶、乌药、延胡索温经散寒止痛，活血行气。

七诊时，患者正值行经期，复查激素四项，FSH、LH已恢复到正常水平，说明患者的内分泌功能正在逐渐恢复，卵巢得以润养，此时继续补肾阴、养精血，以桑寄生、续断补益肝肾，两药可入血调血脉，随证加用健脾化湿、消导通便之品。

之后按月经周期序贯疗法调理，患者于2021年7月行第二次输卵管造影和宫腔镜检查，明确诊断：双侧输卵管积液，慢性非特异性子宫内膜炎。2021年8月7日十一诊时为月经周期第17天，患者痛经，带下量多色黄，有异味，予牛建昭教授自拟慢盆方，清热解毒、燥湿杀虫止带；眠浅，烦躁易怒，配伍炒酸枣仁养血安神；佛手、醋柴胡、白芍疏肝解郁，养血柔肝。其间，患者再次停止中医治疗，于西医院进一步检查，为IVF做准备，腹腔镜提示子宫内膜异位、盆腔炎、输卵管增粗积水，并行盆腔粘连松解术、输卵管整形术、子宫内膜异位囊肿电凝术等。术后检查窦卵泡数量少，AMH轻度下降。

十三诊时处于排卵前期，牛建昭教授认为应该在补肾调周的基础上酌加促进卵泡生长发育及卵泡排出的药物（丹参、羌活）。牛建昭教授在治疗不孕症时，特别注重患者的睡眠和情绪，因此，酌加酸枣仁、远志、首乌藤养血安神，交通心肾；龙骨、牡蛎、石决明重镇降逆安神；白芍、生地黄、炒蒺藜、合欢花同用，滋补肝血，平肝解郁；黄芩清肝胆湿热。方药兼顾心、肝、脾、肾，以求脏腑安宁，则功能如常。

十四诊时为月经周期第15天，牛建昭教授在治疗盆腔炎的同时，结合月经周期用药，补肾益精，促进卵泡生长发育。

十五诊，患者处于经前期，应补肾助阳，全面调理胞宫冲任，维持黄体功能，牛建昭教授采用温宫饮（党参、当归、菟丝子、枸杞子、山药、盐杜仲、巴戟天、肉苁蓉、淫羊藿、锁阳）加减，方中菟丝子、枸杞子、炙淫羊藿、锁阳、盐巴戟天、酒苁蓉、盐杜仲均为补肾阳、益精血、调冲任、种子育胎之佳品；党参、山药、生麦芽、石菖蒲补脾健脾，醒脾开胃，消食化滞，固护后天之本；佛手疏肝解郁；炒酸枣仁养血安神。

患者在等待移植的过程中于 2021 年 12 月自然受孕，胎儿健康生长，并于 2022 年 9 月顺产一活婴。

本例患者不孕 2 年，中医治疗始终坚持以补肾为根本，根据患者所处的月经周期及临床症状，给予辨证治疗，阴阳双补，气血同调，清热利湿，化瘀止痛，既巩固了先天精血，又促进盆腔血运，使患者月经规律，胞脉通畅，气血平和。因此，在治疗后，患者阴阳气血达到平衡，胞脉充盈，故能成功怀孕。此外，患者配偶也在同时接受西医治疗，精子活力和质量均有所改善，也是助孕成功的重要因素。

【本节作者】赵艺圆，女，医学硕士，副主任医师，第六批北京市级中医药专家牛建昭教授学术经验继承人，就职于北京市通州区张家湾社区卫生服务中心。

第五节　薄型子宫内膜案

对于不孕的患者，人类辅助生殖技术在很大程度上解决了精子与卵子结合的一系列问题，但良好的胚胎质量和子宫内膜容受性才是成功妊娠的基础，有研究表明子宫内膜厚度在 8～12mm 时适宜妊娠，子宫内膜过薄、容受性降低则是导致受孕失败的重要原因之一。西医学对于薄型子宫内膜厚度阈值的界定仍存在诸多争论，临床上通常将在黄体中期（排卵后 6～10 天）或最大卵泡直径≥18mm 时，子宫内膜厚度<7mm 定义为薄型子宫内膜，低于可以获得妊娠的厚度，可直接导致临床妊娠率及胚胎活产率降低。目前认为薄型子宫内膜的发生与频繁的宫腔操作、局部感染或炎症、促排卵及避孕药不当使用等密切相关。

中医古籍中无"薄型子宫内膜"的病名记载，但据临床表现可将其归属于"不孕""月经量少""闭经"等范畴中。子宫内膜经历三种变化：月经期、增殖期、分泌期，牛建昭教授认为，从生殖的角度尤其在 IVF-ET 中，中医药可渗透体现于子宫内膜容受性的各个阶段。在临床应用中，牛建昭教授遵循"一轴四期"的基本原则，善于运用养血活血之品达到对子宫内膜的刺激作用。以活血祛瘀之品调经种子，同时加用血肉有情之品，激发卵巢功能，促进子宫内膜生长。

病案一

陈某，女，32 岁。初诊日期：2021 年 11 月 3 日。

主诉：备孕二胎 1 年，男方精子异常。

现病史：患者备孕二胎 1 年，双方筛查病因，男方精子异常。患者月经规律，3/24 天，无痛经。2021 年查 AMH 0.16ng/mL，2021 年 7—8 月连续超声监测排卵，可见优势卵泡及排卵，子宫内膜偏薄，排卵日内膜厚 0.8cm。2021 年 8 月于当地医院复查 AMH 0.77ng/mL，超声示左卵巢可见 2～3 个不均质回声，最大者 1.3cm×1.2cm，左卵巢巧克力囊肿可能。子宫输卵管造影未查。建议 IVF 助孕。2021 年 8 月于当地另一医院开始 IVF 助孕治疗。LMP：2021 年 10 月 4 日，经期 7 天，10 月 14 日开始肌注尿促性素 75IU/d 4 天 +300IU/d 10 天，11 月 1 日取卵 6 枚，受精 6 枚，受精第 3 天培养 8 细胞 I 级、7 细胞 I 级受精卵各 1 枚，4 枚囊胚，共计 6 枚，分 4 管保存。患者求诊于牛建昭教授，希望通过中医药改善卵巢功能、增加子宫内膜厚度，以提高 IVF–ET 成功率。刻下症见：月经规律，7/24 天，LMP：2021 年 10 月 4 日，量中等，色鲜红，有少量血块，轻度痛经，腹冷，易疲劳，纳可，眠安，二便调，舌淡胖有齿痕，舌尖红，苔薄黄，脉沉细。G_0P_0。

既往史：体健。否认食物及药物过敏史。

妇科检查：子宫及双附件未见明显异常。

辅助检查：

1. AMH（2021 年 6 月）：0.45ng/mL。

2. 月经周期第 2 天性激素六项（2021 年 6 月）：E_2 80.425pg/mL，P 0.52ng/mL，T 0.26ng/mL，FSH 7.89mIU/mL，LH 3.35mIU/mL，PRL 13.89ng/mL。

3. 月经前 15 天激素（2021 年 1 月 25 日）：E_2 1313.3pg/mL，P 1.64ng/mL，FSH 36.77mIU/mL，LH 1.04mIU/mL。

4. 甲状腺功能（2021 年 6 月）：未见异常。

5. AMH（2021 年 8 月）：0.77ng/mL。

6. 当地医院 B 超（2021 年 8 月）：子宫大小 5cm×5cm×3cm，内膜厚 0.7cm，右卵巢无回声 1.6cm×1.2cm，左卵巢可见 2～3 个不均质回声，最大者 1.3cm×1.2cm，左卵巢巧克力囊肿可能。

7. 男方精液常规（2021 年 8 月）：密度 $53.9×10^6$/mL，总活动力 56%，畸形率 95%，正常形态 5%，A 级精子 37%，B 级精子 11%。

西医诊断：①继发性不孕症；②卵巢储备功能减退；③薄型子宫内膜；④子宫内膜异位症：左侧卵巢巧克力囊肿？

中医诊断：①不孕症；②癥瘕（气虚血瘀）。

治则治法：补肾益气，活血化瘀。

处方：党参 15g，当归 12g，炒山药 15g，制巴戟天 10g，枸杞子 15g，酒女贞子 10g，菟丝子 15g，炙淫羊藿 10g，盐杜仲 12g，酒苁蓉 15g，锁阳 15g，桑寄生 15g，川续断 15g，炒酸枣仁 30g。7 剂。

二诊：2021 年 11 月 13 日

LMP：2021 年 11 月 9 日，月经周期第 5 天，量中等，痛经可忍，腹冷坠，有鲜红色血块，纳可，眠安，便黏，近 1 个月腰痛，左侧明显，舌淡，苔薄白，脉沉细。经前 B 超发现子宫内膜回声欠均匀，宫腔高回声。

处理：

1. 处方：当归 15g，川芎 10g，生桃仁 10g，红花 10g，赤芍 15g，党参 15g，益母草 15g，丹参 15g，川牛膝 15g，茯苓 15g，桑寄生 15g，川续断 15g，炙黄芪 15g，太子参 15g，北沙参 15g。7 剂。

2. 拟月经后、移植前行宫腔镜检查。

三诊：2021 年 11 月 20 日

月经周期第 12 天，LMP：2021 年 11 月 9 日，经期 7 天，量中等，色红，腰痛，左侧明显，纳可，眠安，大便可，舌淡红尖红，苔薄黄。

处理：

1. 处方：党参 15g，当归 12g，炒山药 15g，制巴戟天 10g，枸杞子 15g，酒女贞子 10g，菟丝子 15g，炙淫羊藿 10g，盐杜仲 12g，酒苁蓉 15g，锁阳 15g，桑寄生 15g，川续断 15g，炒酸枣仁 30g，郁金 10g。7 剂。

2. 拟行宫腔镜检查后自然周期移植（雌激素辅助）。

四诊：2021 年 12 月 4 日

月经周期第 26 天，服药后腰痛缓解，纳可，眠安，大便可，舌淡红尖红，苔薄黄根部偏腻，脉沉细。

处方：党参 15g，当归 12g，炒山药 15g，制巴戟天 10g，枸杞子 15g，酒女贞子 10g，菟丝子 15g，炙淫羊藿 10g，盐杜仲 12g，酒苁蓉 15g，锁阳 15g，桑寄生 20g，川续断 20g，炒酸枣仁 30g，首乌藤 30g，远志 10g，刺五加 10g。7 剂。

五诊：2021 月 12 月 11 日

LMP：2021 年 12 月 9 日，月经周期第 3 天，量中等，色红，腰酸，无腹痛，纳可，眠安，大便成形，舌淡红尖红，苔薄黄根部偏腻，脉沉细。

处方：党参 15g，丹参 15g，当归 15g，川芎 10g，熟地黄 15g，川牛膝 15g，赤芍 12g，桃仁 10g，益母草 15g，红花 10g，桑寄生 15g，川续断 15g，炒酸枣仁 20g，延胡索 10g。7 剂。

六诊：2022 年 1 月 8 日

月经周期第 6 天，人工周期第 5 天，LMP：2022 年 1 月 3 日，经期 4 天，量中等，色红，未见血块，腰痛，纳可，眠安，大便成形，舌淡红尖红，苔薄黄根部偏腻，脉沉细。患者于 1 月 4 日在当地另一医院生殖中心复诊，拟行人工周期 +FET：1 月 4 日开始口服雌二醇片 / 雌二醇地屈孕酮片复合包装红片 2 片 / 日，10 天，之后改口服雌二醇片 / 雌二醇地屈孕酮片复合包装红片 2 片 / 日 + 纳阴道雌二醇片 / 雌二醇地屈孕酮片复合包装红片 1 片 / 日 + 阿司匹林 100mg/d，4 天。嘱其 1 月 17 日复诊确定本周期是否移植。

处方：党参 12g，当归 12g，枸杞子 15g，菟丝子 15g，酒女贞子 15g，淫羊藿 10g，酒黄精 15g，桑寄生 15g，川续断 15g，炒酸枣仁 30g，远志 10g。7 剂。

七诊：2022 年 1 月 15 日

月经周期第 13 天，人工周期第 12 天，纳可，眠安，大便 1～2 次 / 日，质黏，舌淡胖尖红，苔中根部偏腻，脉沉细滑。

处方：党参 12g，丹参 15g，当归 15g，羌活 10g，枸杞子 15g，菟丝子 15g，酒黄精 15g，淫羊藿 10g，盐杜仲 10g，炒枳实 10g，生黄芩 15g。7 剂。

八诊：2022 年 1 月 29 日（移植后 D9 复诊）

移植后第 9 天，纳可，眠安，大便 1 次 / 日，质偏黏，舌淡胖，苔中根部偏腻，脉沉细滑。1 月 17 日当地生殖中心复查超声示内膜厚度偏薄。加用雌二醇，每日口服 1 次，每次 2mg，每日睡前纳阴道 2mg，连用 3 天，拟 3 天后移植。1 月 20 日当地生殖中心移植当日激素检查：E_2 95.5pg/mL，P 14.86ng/mL。1 月 20 日当地生殖中心移植 D3 2 枚（8I，7I）。移植后口服黄体酮软胶囊，每日 1 次，每次 200mg+ 地屈孕酮，每日 2 次，每次 20mg+ 雌二醇片 / 雌二醇地屈孕酮片复合包装（2/10）黄片，每日 2 次，每次 1 片＋阿司匹林，每日 1 次，每次 100mg，黄体酮软胶囊纳阴道，每晚 200mg。嘱其 1 月 30 日于当地生殖中心复诊复查血 hCG。

处理：嘱复查血 hCG 后复诊。

九诊：2022 年 1 月 30 日

移植后第 10 天，当天于当地生殖中心复查，hCG 165.18mIU/mL，E_2 91.4pg/mL，P 22.58ng/mL。调整移植后药物：

口服：黄体酮软胶囊，每晚 200mg+ 地屈孕酮，每日 2 次，每次 20mg+ 雌二醇片 / 雌二醇地屈孕酮片复合包装（2/10）黄片，每日 2 次，每次 1 片。

纳阴道：黄体酮软胶囊，每日 2 次，每次 200mg+ 雌二醇片 / 雌二醇地屈孕酮片复合包装红片，每日 1 次，每次半片。

处理：

1. 孕早期暂停服中药方，继服当地生殖中心移植后药物。

2. 定期复查，不适随诊。

患者于 2022 年 11 月顺产一健康婴儿。

按语　通常认为子宫内膜厚度达到 0.8～1.0cm 易于受孕，本例患者内膜厚度为 0.7cm，偏薄。中医辨病为不孕症，证属肾虚血瘀。方中制巴戟天、炙淫羊藿、盐杜仲、酒苁蓉、锁阳、菟丝子温补肾阳；炒山药、枸杞子、酒女贞子补益肾阴；党参、当归补气养血；桑寄生、川续断补益肝肾；炒酸枣仁养心补肝，宁心安神。

二诊时为月经周期第 5 天，续予行经期处方调经饮合固本养精汤对证加减治疗。

三诊时处于月经周期第 12 天，为排卵期。患者诸症有所好转，但腰痛，左侧明显，为肾虚之证，舌尖红苔薄黄提示心火上炎。于首诊处方基础上少佐郁金 10g，苦寒入心，清心经之热邪并凉血。

四诊时为月经周期第 26 天，为黄体期。患者服药后腰痛缓解，但舌尖仍红，苔薄黄，根部偏腻，脉沉细，结合前症，辨为心肾不交证。续于前方基础上加入首乌藤、远志养血安神，交通心肾；刺五加益气健脾，补肾安神。

　　五诊时，患者正处于行经期，腰酸，舌脉同前。予桃红四物汤加减，因势利导。延胡索活血行气止痛，现代药理学研究表明其有改善血流动力学的作用。以此，祛瘀生新，为之后的子宫内膜生长打下基础。

　　六诊时为月经周期第6天，人工周期第5天，拟本周期移植D3冻胚。结合患者处于移植前和既往子宫内膜息肉病史，方中温肾（淫羊藿、菟丝子）与滋肾（枸杞子、酒女贞子、酒黄精）同用，补肾填精为卵泡发育做准备；党参、当归益气养血；桑寄生、川续断补肝肾、强筋骨；炒酸枣仁和远志宁心安神，与前药共奏交通心肾之功。全方包含大量补肾填精、补气养血和宁心安神药物，从心、肝、肾三方面促进移植前卵泡和内膜发育。

　　七诊时为月经周期第13天，人工周期第12天，拟2天后复查盆腔B超，根据子宫内膜状态确定本周期是否适合移植D3冻胚。继续予以补肾养血和宁心安神治法，促进移植前卵泡和内膜发育，以淫羊藿和盐杜仲补气温肾、鼓舞肾气，为移植前黄体转化做准备；炒枳实和黄芩以疏肝理气除湿。

　　八诊时为移植后第9天，患者移植当日血激素和内膜发育状态良好，目前一般情况可，继遵移植后西药激素治疗。

　　九诊时为移植后第10天，血hCG显示孕囊已经成功着床，血hCG值与移植时间相符，患者一般情况可，继予移植后激素治疗，嘱患者保持平和心态，定期复查，暂缓中药治疗。患者于同年11月顺产一健康婴儿。

　　对于卵巢储备功能减退和子宫内膜异位症（卵巢巧克力囊肿）不孕拟行辅助生殖的患者，为提高辅助生殖妊娠率，西医临床多采用单纯周期激动剂（GnRH-a）干预或结合手术等方案干预，牛建昭教授认为此虽有一定疗效，但反复降调可增加卵巢低反应发生概率，且不能从根本上改善宫腔内环境，手术治疗多具创伤性，术后恢复时间长，远期仍存在低着床率、高生化妊娠率及稽留流产率等不良结局。对于卵巢储备功能减退合并子宫内膜异位症患者，在移植前给予中药周期治疗，可改善卵巢血供，改善卵巢功能，改善子宫内膜微环境，促进子宫内膜生长，提高子宫内膜容受性。

　　本例患者移植前和移植周期前期予以补肾调周序贯疗法，在月经期因势利导，活血调经，祛瘀生新，为下一周期子宫内膜生长做好准备；经后期滋补肾阴，养血调冲，促进内膜生长；经间期助阳调气活血，静中求动，改善内膜血供，继续促进内膜生长；经前期温养脾肾、调经固本。此外，在补肾调周的同时，兼顾心、肝、脾，注重理气活血、祛瘀通络，进而有助于胞脉、胞络的疏通。以此，中西医结合，最大化完善移植前期内膜和性激素准备以利于胚胎的种植与发育。

病案二

王某，女，37 岁。初诊日期：2022 年 3 月 7 日。

主诉：IVF-ET 失败 1 次，检查发现子宫内膜薄。

现病史：患者于 2021 年 12 月行 IVF-ET，胚胎未着床，现 IVF-ET 周期内（生长激素＋雌二醇＋戊酸雌二醇），现剩余冻胚 1 枚，拟中医治疗择期移植。LMP：2022 年 2 月 21 日，4/28 天，量中，色红，无血块，无痛经，轻度腰酸，无腹冷，无便稀。刻下症见：纳可，眠浅易醒，二便调，乏力，脾气急，舌紫黯体胖边有齿痕，苔薄白，脉弦细。G_1P_0。

既往史：10 年前行药物流产，后刮宫。否认食物及药物过敏史。

辅助检查：

1. 内分泌激素（2022 年 2 月 23 日）：FSH 9.25mIU/mL，LH 4.15mIU/mL，E_2 48.41pg/mL，P 0.43ng/mL。

2. 月经周期第 15 天 B 超（2022 年 3 月 7 日）：子宫内膜厚度 0.5cm。

3. 男方精液检查无异常。

西医诊断：①卵巢功能减退；② IVF-ET 失败。

中医诊断：不孕症（脾肾不足，肝郁气滞，冲任不调）。

治则治法：补肾健脾，疏肝解郁，调理冲任。

处方：党参 15g，枸杞子 12g，麸炒枳壳 10g，麦冬 20g，炙黄芪 20g，当归 15g，炙淫羊藿 12g，炙甘草 8g，葛根 12g，制远志 10g，菟丝子 15g，酒女贞子 15g，酒黄精 15g，郁金 12g，黑豆 30g，炒酸枣仁 20g，大枣 10g，天冬 10g，首乌藤 30g，太子参 15g。7 剂。

二诊：2022 年 3 月 14 日

LMP：2022 年 3 月 10 日，月经周期第 5 天，漏服雌二醇片／雌二醇地屈孕酮片复合包装粉片。

处方：党参 15g，枸杞子 12g，当归 15g，炙淫羊藿 12g，菟丝子 15g，酒黄精 15g，酒女贞子 12g，郁金 12g，麸炒枳壳 10g，炙甘草 8g，大枣 10g，葛根 12g，黑豆 30g，天冬 10g，麦冬 10g，制远志 10g，首乌藤 30g，炒酸枣仁 15g，酒山茱萸 12g，桑椹 12g，煅紫石英 15g（先煎）。7 剂。

三诊：2022 年 3 月 21 日

纳可，呃逆，入睡困难，眠浅易醒，乏力，脾气急，二便调。

处方：党参 15g，枸杞子 12g，当归 15g，淫羊藿 12g，菟丝子 15g，酒黄精 15g，酒女贞子 12g，郁金 12g，麸炒枳壳 10g，炙甘草 8g，大枣 10g，葛根 12g，黑豆 30g，天冬 10g，麦冬 10g，制远志 10g，首乌藤 30g，炒酸枣仁 15g，酒山茱萸 12g，桑椹 12g，煅紫石英 15g（先煎），丹参 15g，羌活 10g，盐杜仲 15g，醋柴胡 6g，白芍 12g，炙黄芪 20g，太子参 15g。7 剂。

四诊：2022 年 3 月 28 日

月经周期第 19 天，B 超监测排卵示子宫内膜厚度 0.51cm，右卵巢较大卵泡 1.49cm×1.43cm。

处方：党参 15g，当归 15g，菟丝子 15g，枸杞子 12g，炙淫羊藿 12g，酒黄精 15g，郁金 12g，麸炒枳壳 10g，炙甘草 8g，大枣 10g，丹参 15g，羌活 10g，盐杜仲 15g，酒女贞子 15g，天冬 10g，麦冬 10g，葛根 12g，黑豆 30g，北沙参 15g，炙黄芪 20g，太子参 15g。7 剂。

五诊：2022 年 4 月 2 日

月经周期第 24 天，呃逆好转，B 超监测排卵示子宫内膜厚度 0.53cm，右卵巢优势卵泡 1.91cm×1.86cm，张力欠佳，考虑未破卵泡黄素化综合征可能。

处方：党参 15g，当归 15g，菟丝子 15g，枸杞子 12g，炙淫羊藿 12g，麸炒山药 15g，郁金 12g，麸炒枳壳 10g，炙甘草 8g，大枣 10g，丹参 15g，制巴戟天 12g，桑寄生 15g，盐杜仲 15g，酒女贞子 15g，天冬 10g，麦冬 20g，葛根 12g，黑豆 30g，北沙参 15g，炙黄芪 20g，太子参 15g，续断 15g，制远志 10g，炒酸枣仁 30g，首乌藤 30g，刺五加 10g，茯神 15g，锁阳 10g，酒苁蓉 10g。7 剂。

六诊：2022 年 4 月 11 日

LMP：2022 年 4 月 9 日，月经周期第 3 天，量中，色红，无血块，轻微痛经，轻度腰酸，乏力，无腹冷，无便稀。刻下症见：纳可，眠好转，舌紫黯体胖边有齿痕，苔薄白，脉弦细。

处方：党参 15g，枸杞子 12g，当归 15g，炙淫羊藿 12g，菟丝子 15g，酒黄精 15g，酒女贞子 12g，郁金 12g，麸炒枳壳 10g，炙甘草 8g，大枣 10g，炙黄芪 20g，太子参 15g，醋柴胡 10g，白芍 20g，葛根 12g，黑豆

30g，天冬 10g，麦冬 10g，制远志 10g，炒酸枣仁 30g，煅紫石英 15g（先煎）。7 剂。

七诊：2022 年 4 月 18 日

LMP：2022 年 4 月 9 日，经期 7 天。

处方：党参 15g，枸杞子 12g，当归 15g，炙淫羊藿 12g，菟丝子 15g，酒黄精 15g，酒女贞子 12g，郁金 12g，麸炒枳壳 10g，炙甘草 8g，大枣 10g，炙黄芪 20g，太子参 15g，醋柴胡 10g，白芍 20g，葛根 12g，黑豆 30g，天冬 10g，麦冬 10g，制远志 10g，炒酸枣仁 30g，煅紫石英 15g（先煎）。7 剂。

八诊：2022 年 5 月 10 日

4 月 28 日移植冻胚，超声示孕 4^{+3} 周，阴道少量褐色分泌物，伴腹痛。现肌注黄体酮 40mg/d+ 口服地屈孕酮，每日 1 次，每次 2mg+ 皮下注射低分子肝素 5000U/d。今日复查血 β–hCG 2215.4IU/L。

处方：党参 15g，当归 12g，菟丝子 15g，桑寄生 20g，续断 20g，盐杜仲 15g，麸炒山药 15g，砂仁 6g（后下），麸炒枳壳 6g，炙甘草 8g，大枣 10g，石莲子 15g，苎麻根 30g，麸炒椿皮 30g，川芎 10g，益母草 12g，醋青皮 6g，陈皮 6g，黄芩 15g，麸炒白术 20g，白芍 20g，炙黄芪 20g，太子参 15g。7 剂。

九诊：2022 年 6 月 7 日

超声孕周 8^{+3} 周，无阴道出血，偶伴腹胀腹痛。

处方：党参 15g，当归 12g，菟丝子 15g，桑寄生 15g，续断 15g，盐杜仲 15g，麸炒山药 15g，砂仁 6g（后下），麸炒枳壳 6g，炙甘草 8g，大枣 10g，石莲子 15g，苎麻根 30g，麸炒椿皮 30g，竹茹 6g，紫苏梗 10g，炙黄芪 20g，陈皮 6g，黄芩 15g，麸炒白术 20g，太子参 15g。14 剂。

患者于 2023 年 1 月顺产一健康婴儿。

按语　患者首诊时为经间期，但此时子宫内膜厚度为 0.5cm，仍较薄，不适宜进行移植，应当用药促进内膜生长。子宫内膜偏薄，中医认为责之于肾，治疗仍要以补肾为核心。该患者腰酸、乏力、眠差、性急，结合舌脉，辨证肾虚为本，兼有脾虚肝郁，故治疗当补肾健脾，疏肝解郁，调理冲任。牛建昭教授在滋泡饮（党参、当归、菟丝子、女贞子、枸杞子、黄精、黑豆、葛根、淫羊藿）滋肾养血、调理冲任、促进卵泡发育与卵子成熟及内膜生长的基础上，酌加郁金、麸炒枳壳疏解肝郁，眠浅易醒加炒酸枣仁、制远志、麦冬、天冬滋阴养心安神，脾虚体倦乏力加炙黄芪、太子参健脾益气。全方补肾健脾，先后天同调；疏肝宁心，情志心神兼顾。重视药食同源是牛建昭教授诊疗的一大特色，对于雌激素水平低、子宫内膜薄的患者，牛建昭教授常嘱患者多食黑豆，在处方中也常加入黑豆。《延年秘录》载："服食黑豆，令人长肌肤，益颜色，填精髓，加气力。"现代药理学研究表明，黑豆含有较多的大豆异黄酮，具有类雌激素样作用，对于子宫内膜薄的患者大有益处。

二诊时，适逢经期，此时血室正开，治疗应当以理气活血调经为主，在前方基础上加酒山茱萸、桑椹增强补益肝肾之功；煅紫石英温暖胞宫，并能镇心安神，使心气下降，胞宫开放正常，经血顺利排出，以期"祛瘀生新"，促进子宫内膜生长。

三诊时为经后期，此期当以促卵泡、内膜生长为主，为排卵做准备，故在前方之上加丹参、盐杜仲、羌活以补肾阳、益气活血助排卵，柴胡、白芍养阴护肝。

四诊时为经期第19天，但卵泡发育及内膜生长情况不甚理想，故而治疗仍旧以滋肾阴、助肾阳为要，于阴中求阳、阳中求阴。

五诊时，优势卵泡已发育成熟，此时胞脉处于"重阳"状态，阴精与阳气皆充盛，故用药当以温养脾肾固本为主，于前方之上加制巴戟天、桑寄生、锁阳温肾之类。患者眠差，再加茯神宁心安神。

六诊时，患者新一月经周期已至，准备于该周期进行胚胎移植，故而此周期的治疗要点为促进子宫内膜生长，为胚胎着床做准备。中药以温肾养血为主，经过前一周期的调理，此时患者睡眠、情绪都有好转，不失为一好的征兆。

八诊时，患者已成功移植，因子宫内膜较薄，有先兆流产征象，牛建昭教授此时采取中西医并行，中药保胎治疗，西药补充孕激素。

九诊时，患者先兆流产症状较前好转，继续积极中药保胎治疗。最终，患者顺利生产一健康婴儿。

该患者的治疗全程体现了牛建昭教授中药调周法调整月经周期、改善子宫内膜容受性的优势，提高了胚胎移植的成功率。

病案三

魏某，女，35 岁。初诊日期：2021 年 11 月 20 日。

主诉：宫腔粘连松解术后，检查发现子宫内膜薄。

现病史：患者因胚胎停育于 2020 年 2 月行清宫术，术后宫腔粘连，2020 年 6 月行宫腔镜下宫腔粘连松解术，B 超检查提示薄型子宫内膜，此后解除避孕至今未孕，要求中医治疗备孕。LMP：2021 年 10 月 25 日，7/29 天，量中，色红，有血块，无痛经，无腰酸，无腹冷，无便稀，纳可，眠安，二便调，舌紫黯，苔薄黄略腻，脉沉细。

既往史：否认慢性病史，否认食物及药物过敏史。

西医诊断：①薄型子宫内膜；②继发性不孕症；③盆腔炎。

中医诊断：不孕症（肾虚血瘀）。

治则治法：补肾疏肝，活血化瘀，调理冲任。

处方：党参 15g，当归 15g，菟丝子 15g，酒女贞子 15g，枸杞子 10g，炙淫羊藿 12g，盐杜仲 15g，麸炒山药 15g，制巴戟天 12g，锁阳 10g，酒苁蓉 10g，郁金 12g，麸炒枳壳 10g，大枣 10g，炙甘草 8g，桑寄生 15g，续断 15g，醋三棱 15g，醋莪术 15g，大血藤 15g，北败酱草 15g，皂角刺 15g，石见穿 15g。7 剂。

二诊：2021 年 11 月 27 日

LMP：2021 年 11 月 23 日，现处于经期，月经周期 29 天，量色可，舌脉同前。

处理：

处方一：雌二醇片/雌二醇地屈孕酮片复合包装（2+2：10mg）红片，每日 1 片。

处方二：党参 15g，当归 15g，菟丝子 15g，酒女贞子 15g，枸杞子 12g，炙淫羊藿 12g，酒黄精 15g，郁金 12g，麸炒枳壳 10g，炙甘草 8g，大枣 10g，蛇床子 6g，桑椹 12g，酒山茱萸 12g，葛根 12g，黑豆 30g。7 剂。

三诊：2021 年 12 月 4 日

月经周期第 12 天。

辅助检查：内膜厚度 0.69cm，左卵巢 4～6 个直径 0.76cm 卵泡，右卵巢 7～9 个直径 0.81cm 卵泡。

四诊：2021 年 12 月 6 日

月经周期第 14 天。

辅助检查： 内膜厚度 0.69cm，右卵巢较大卵泡大小 1.23cm×1.09cm，左卵巢较大卵泡直径 0.74cm。

处方： 党参 15g，当归 15g，菟丝子 15g，酒女贞子 15g，枸杞子 12g，炙淫羊藿 12g，酒黄精 15g，郁金 12g，麸炒枳壳 10g，炙甘草 8g，大枣 10g，制远志 10g，炒酸枣仁 30g，首乌藤 30g，葛根 12g，黑豆 30g，丹参 15g，羌活 10g，盐杜仲 15g。7 剂。

五诊：2021 年 12 月 10 日

月经周期第 18 天。

辅助检查： 内膜厚度 0.71cm，右卵巢较大卵泡大小 1.37cm×1.07cm，左卵巢未见优势卵泡。

六诊：2021 年 12 月 13 日

月经周期第 21 天。

辅助检查： 内膜厚度 0.72cm，右卵巢较大卵泡大小 1.81cm×1.74cm，左卵巢未见优势卵泡。

处方： 党参 15g，当归 15g，菟丝子 15g，酒女贞子 15g，枸杞子 10g，炙淫羊藿 12g，盐杜仲 15g，麸炒山药 15g，制巴戟天 12g，锁阳 10g，酒苁蓉 10g，郁金 12g，麸炒枳壳 10g，大枣 10g，炙甘草 8g，制远志 10g，首乌藤 30g。7 剂。

七诊：2021 年 12 月 15 日

月经周期第 23 天。

辅助检查： 内膜厚度 0.72cm，右卵巢未见优势卵泡，左卵巢未见优势卵泡，盆腔积液。

此后遵循"一轴四期"治疗原则继续治疗 3 个月经周期，其间排卵日子宫内膜厚度由最初的 0.72cm 逐渐增长至 0.81cm、0.92cm、0.99cm。2022 年 3 月 25 日确认宫内妊娠，查血 β-hCG 153.29IU/L，P 27.83ng/mL，E_2 493pg/mL，患者于 2023 年 1 月顺产一健康婴儿。

按语　本例患者因胚胎停育于 2020 年 2 月行清宫术，6 月行宫腔粘连松解术后未避孕连续超过 12 个月未孕，诊断为继发性不孕症，且 B 超提示薄型子宫内膜。行清宫术后宫腔粘连，提示患者有盆腔炎；月经有血块、舌紫黯均为血瘀之征。《素问·奇病论》提出："胞络者，系于肾。"《难经》曰："命门者……女子以系胞。"《傅青主女科》亦言："盖胞胎居于心肾之间，上系于心而下系于肾。"中医学认为子宫内膜薄的本质为肾虚。方中菟丝子、炙淫羊藿、盐杜仲、制巴戟天、锁阳、酒苁蓉补肾阳；酒女贞子、枸杞子、麸炒山药补益肾之阴精；桑寄生、续断补益肝肾；党参、当归益气养血；郁金、麸炒枳壳行气解郁；予醋三棱、醋莪术、大血藤、北败酱草、皂角刺、石见穿之活血化瘀、清热解毒、消肿排脓之品以解盆腔炎之症。

二诊时，患者处于行经期，月经量、色、质及舌脉同前，予雌激素类药物雌二醇片/雌二醇地屈孕酮片复合包装红片促进子宫内膜的增生和分泌反应。于前方基础上去盐杜仲、制巴戟天等温阳之品，加酒黄精、桑椹、酒山茱萸、黑豆等补益肾精；少佐蛇床子入肾而补元阳。

三诊、四诊时，辅助检查提示卵泡发育不断增大。四诊为排卵期，酌加丹参、羌活、首乌藤活血通络助排卵，制远志、炒酸枣仁宁心安神。

五诊时，辅助检查提示患者子宫内膜较前增厚、卵泡直径增大。六诊、七诊亦是，但未见优势卵泡。此后遵循"一轴四期"治疗原则继续治疗 3 个月经周期，最终确认妊娠，子宫内膜厚度由最初的 0.72cm 增至 0.81cm、0.92cm、0.99cm。2023 年 1 月随访，患者顺利产下婴儿，是"一轴四期"法运用于薄型子宫内膜致不孕症的成功案例。

【本节作者】刘小丽，女，医学博士，副主任医师，副教授，第六批北京市级中医药专家牛建昭教授学术经验继承人，就职于北京中医药大学东直门医院妇科。

第六节　子宫内膜容受性差案

诸多研究表明，子宫内膜容受性（endometrial receptivity，ER）是反复 IVF-ET 失败的关键因素之一。在特定时间内，子宫内膜允许胚胎接触、定位、黏附、植入的能力称为子宫内膜容受性。子宫内膜容受性的评估是一个综合考量的结果，主要包括宏观和微观两方面。宏观评估包括经阴道超声评估和宫腔镜评估。前者具有安全、价廉、可重复的特点，主要检测内膜的厚度、类型、容积、血流动力学参数及其波状活动等；后者具有直观、清晰、准确等优点，但因其有创性特点，临床应用价值存在争议。宏观评估指标主要包括：①内膜的厚度及类型：有研究显示，在 IVF 助孕周期中，妊娠组和非妊娠组的妇女子宫内膜厚度有显著差异，内膜厚度<6mm 时妊娠率明显下降，胚胎移植日和移植后内膜厚度在 6～17mm 时与妊娠率呈线性增高关系；多数学者认为 IVF 助孕周期中 hCG 日内膜回声类型与胚胎植入率相关，具有三线型内膜的妇女妊娠率显著高于均质型内膜的妇女，取卵时内膜的类型比厚度更能代表子宫内膜容受性。②子宫内膜容积：子宫内膜容积是对内膜厚度的一个补充描述。研究发现，取卵日和移植日妊娠组子宫内膜容积较未妊娠组明显升高。以子宫内膜容积≥2mL 作为临界值评估子宫内膜容受性是大多数临床医生的共识。③子宫内膜蠕动波：子宫平滑肌的蠕动波可控制胚胎的蠕动与定位。对于移植日内膜蠕动波≥3 次的患者，一般会积极采取相应措施来减少子宫收缩及内膜的蠕动，以提高辅助生殖技术的妊娠成功率。④子宫动脉及子宫内膜血流参数：荟萃分析显示，胚胎移植日的子宫动脉搏动指数和阻力指数与临床妊娠结局具有相关性。微观评估指标主要包括：①胞饮突：电镜下见发育完全的胞饮突提示子宫内膜呈容受态，但其为侵入性检查，且价格昂贵，尚处于实验阶段。②子宫内膜容受性微阵列：将被检测的生物细胞或组织中大量标记的核酸序列与已知序列的基因探针进行杂交，通过检测相应位置的杂交探针来实现基因信息的快速检测。ER 阵列是比较客观、准确的检测技术。③子宫内膜微生物组与免疫：部分研究认为，内膜常驻微生物群以非乳酸杆菌为主的女性着床率、妊娠率和持续妊娠率都低于以乳酸杆菌为主的女性。④分子标志物：一些分子标志物（如同源盒基因 A、白血病抑制因子、整合素等）也在胚胎着床的过程中发挥着不可忽视的作用。⑤内分泌测定：雌激素、孕酮及其受体是子宫内膜窗口期的重要因素。

中医学中并无"子宫内膜容受性"的说法，张景岳在《景岳全书·妇人规》中云："此言妇人经期方止，其时子宫正开，便是布种之时，过此佳期，则子宫闭而不受胎矣。"其思想与"着床期"有着相似之处。中医学认为胞宫的功能与肾有着直接、密切的联系。一方面，肾为先天之本，内藏精，主生殖，如《素问·奇病论》云："胞脉者，系于肾"；另一方面，精能化血，且《傅青主女科》言："精满则子宫易于摄精，血足则子宫易于容物"。诸多研究已经证实，中医药可从改善子宫内膜形态、影响雌孕激素及其受体含量、调控子宫内膜容受性相关因子、提高子宫内膜血液循环等方面改善子宫内膜容受性，进而提高 IVF–ET 的种植率、妊娠率及活产率，且安全有效。

中医药临床治疗改善子宫内膜容受性方面，首先，牛建昭教授在应用补肾调周序贯疗法的同时，尤为注重活血化瘀。牛建昭教授强调，气滞血瘀，冲任不畅则无子。在临证中，牛建昭教授注重观察患者腹痛、经量、颜色、血块的多少及舌象、脉象等情况，善于运用养血活血祛瘀之品来改善子宫内膜容受性。研究表明，补肾调周法治疗 IVF–ET 失败患者，可增加子宫内膜厚度，改善其形态、血流类型，进而提高临床妊娠率，且安全可靠。此外，活血化瘀中药可改善子宫内膜血流动力学指标，且可通过调控多种因子（如跨膜蛋白 CD34、整合素 αvβ3、白细胞抑制因子等）提高子宫内膜容受性。行经期运用此法可祛瘀生新，促进旧内膜剥脱、新内膜生长。其次，牛建昭教授还注重调节心的功能，她认为心与胞宫有着密切的联系。经络上，如《素问·评热病论》所言："胞脉者，属心而络于胞中"；功能上，心主神明，关系着胞宫功能的正常与否。牛建昭教授善于运用制远志、合欢花等宁心安神之品，使心气下降，子宫开放正常，排经顺利。同时，牛建昭教授亦强调注重脾胃的功能。一方面，足太阴脾经与足阳明胃经通过冲、任二脉与胞宫相联系；另一方面，脾胃为后天之本，脾胃功能正常，则气血化生有源，为胞宫之经、孕提供物质基础。最后，牛建昭教授临证善用疏肝理气之品。子宫内膜容受性差是反复 IVF–ET 失败的关键因素，患者多表现为肝郁气滞，而肝的疏泄功能有助于胞宫行经，且气行则血行，疏肝有助于活血化瘀，改善子宫的血液循环。

总以补肾调周法为基础，注重活血化瘀，并整体调节，改善子宫内膜容受性，以期提高辅助生殖妊娠成功率。

病案一

郭某，女，31 岁。初诊日期：2022 年 2 月 9 日。

主诉： 胚胎停育 4 次，子宫肌瘤剥除术后 8 年，拟行胚胎植入前遗传学检测。

现病史： 患者 2011 年和 2012 年自然受孕，孕 8 周无胎芽，胚胎停育。2014 年和 2019 年再次自然受孕，孕 8 周见胎心后胚胎停育，2019 年查胚胎染色体正常。2014 年查女方染色体 46,XX（21 号大随体），男方染色体

46,XY（Y：18/21 大随体）。2019 年复查夫妻双方染色体结果同前。患者于 2014 年 7 月行开腹多发子宫肌瘤剥除术，2021 年 11 月 19 日在当地医院行宫腔镜检查＋子宫内膜活检术，病理：子宫内膜呈增殖期改变，未见慢性非特异性子宫内膜炎，CD38（＋），CD138（＋）。鉴于患者高龄、有胚胎停育史 4 次原因不明及夫妻双方染色体大随体，遂于 2022 年 2 月 1 日控制性超促排卵取卵 18 枚，获受精后第 3 天胚胎 9 枚，继续培养，拟于当地医院行胚胎植入前遗传学检测。患者 11 岁初潮，周期 5/28 天，LMP：2022 年 1 月 31 日，痛经可忍，夹血块，腰酸，腹冷，乳胀，偏头痛。刻下症见：疲劳，纳可，腹胀，大便黏，头痛目胀、目干，多梦，晨起腰酸，右足跟痛，舌质暗尖红有齿痕，舌中裂纹，苔根部腻，脉沉弦细。G_4P_0。

既往史：否认慢性病史，否认食物及药物过敏史。

辅助检查：

1. 月经周期第 6 天性激素六项：FSH 10.90mIU/mL，LH 4.11mIU/mL，E_2 93pg/mL，P 1.07ng/mL，PRL 7.17ng/mL，T＜0.69ng/mL。

2. 当月月经周期第 3 天激素六项：FSH 6.95mIU/mL，LH 4.73mIU/mL，E_2 94pg/mL，P 0.76ng/mL，β–hCG 0.35IU/L。

3. 窦卵泡计数（AFC）：左 2～3 个，右 5～6 个。

4. 促甲状腺激素水平测定：TSH 4.48μIU/L。

5. 流产 / 免疫 / 弥散性血管内凝血（DIC）/ 易栓症系列：抗心磷脂抗体、抗核抗体、抗 β2– 糖蛋白抗体均未见异常。ANA 1：80。

6. 狼疮因子：dRVVT–R 0.9；ADP–LTA 82%。

7. 叶酸代谢 / 维生素 D 系列：叶酸代谢类型（MTHFR 检测）T/T 型；维生素 D 降低。

8. 盆腔 B 超（2022 年 2 月 2 日）：宫体 4.9cm×4.0cm×4.3cm，内膜厚 0.4cm，左卵巢 2.6cm×2.0cm，AFC 2～3，右卵巢 3.0cm×2.6cm，AFC 5～6。

9. 经阴道超声（2022 年 2 月 6 日）：子宫内膜回声高于子宫肌层，宫腔线不清晰。

西医诊断：①不良孕产史；②子宫肌瘤剥除术后；③子宫内膜容受性差。

中医诊断：①胚胎停育（肾虚肝郁）；②癥瘕（气虚血瘀）。

治则治法：补肾疏肝，益气活血。

处方：炒酸枣仁 30g，制远志 10g，合欢花 15g，白蒺藜 6g，生白芍 15g，炒黄芩 15g，生龙牡各 30g（先煎），石决明 20g（先煎），生地黄 15g，首乌藤 30g，石菖蒲 15g，郁金 10g，桑寄生 15g，川续断 15g，独活 10g，川芎 5g。7 剂。

二诊：**2022 年 2 月 13 日**

视力下降，寐欠安，偏头痛，舌质淡红，苔薄白根腻。

处方：党参 12g，丹参 15g，当归 15g，羌活 10g，枸杞子 15g，菟丝子 15g，酒黄精 15g，淫羊藿 10g，盐杜仲 10g，赤芍 15g，桑寄生 15g，川续断 15g，制远志 10g，炒栀子 10g，麦冬 10g，石斛 10g，炒酸枣仁 30g。7 剂。

三诊：**2022 年 3 月 3 日**

LMP：2022 年 2 月 18 日，腹胀，晨起腰酸、足跟痛，舌质淡红，苔薄白根腻。

处方：党参 15g，当归 12g，炒山药 15g，制巴戟天 10g，枸杞子 15g，酒女贞子 10g，菟丝子 15g，炙淫羊藿 10g，盐杜仲 12g，酒苁蓉 15g，锁阳 15g，陈皮 10g，法半夏 9g，石斛 10g，茯苓 30g。7 剂。

四诊：**2022 年 3 月 17 日**

晨起腰酸、足跟痛，腹胀偶作，情绪波动，舌质淡红，苔薄白根腻。

处方：党参 15g，当归 12g，炒山药 15g，制巴戟天 10g，枸杞子 15g，酒女贞子 10g，菟丝子 15g，淫羊藿 10g，盐杜仲 12g，酒苁蓉 15g，锁阳 15g，陈皮 10g，法半夏 9g，炒酸枣仁 30g，茯苓 15g，炒枳实 10g，生黄芩 15g，炮姜 10g，桑寄生 15g，川续断 15g，川芎 10g，炒栀子 10g，佛手 10g。7 剂。

五诊：**2022 年 3 月 31 日**

LMP：2022 年 3 月 27 日，量、色、质同前，目干，视力下降，胃胀，大便黏，晨起腰酸、足跟痛，舌质淡红有齿痕，舌中小裂纹，苔薄白根腻。

处方：党参 12g，当归 12g，枸杞子 15g，菟丝子 15g，女贞子 15g，淫羊藿 10g，酒黄精 15g，炒枳实 10g，佛手 10g，当归 12g，茯苓 15g，党参 10g，淫羊藿 10g，白术 40g，炙甘草 8g。7 剂。

六诊：**2022 年 4 月 7 日**

头痛，目干，视力下降，胃胀，晨起腰酸、足跟痛，舌质淡红有齿痕，舌中小裂纹，苔薄白根腻。

辅助检查：

1. B 超（4 月 4 日）：内膜厚 0.57cm，右侧卵巢较大卵泡 1.0cm×0.9cm。

2. B 超（4 月 7 日）：内膜厚 0.46cm，左侧卵巢较大卵泡 1.0cm×0.6cm。

处方： 桑寄生 15g，威灵仙 10g，桂枝 10g，独活 10g，延胡索 10g，醋香附 10g，茯苓 25g，党参 15g，当归 15g，盐杜仲 15g，枸杞子 10g，首乌藤 30g，炒酸枣仁 30g，桃仁 10g，赤芍 15g，川芎 10g，青、陈皮各 10g，大枣 6g，生甘草 6g。7 剂。

七诊：2022 年 4 月 11 日

眠可，自觉肢冷，胃胀，大便不净，晨起腰酸、足跟痛，多梦较前缓解，舌质淡红有齿痕，舌中小裂纹，苔薄白根腻。

辅助检查：

B 超（4 月 11 日）：内膜厚 0.8cm，左侧卵巢较大卵泡 1.5cm×1.2cm。

八诊：2022 年 4 月 14 日

舌质暗淡胖大有齿痕，苔薄白根部腻，脉沉细。

辅助检查：

1. B 超（4 月 13 日）：内膜厚 1.0cm，左侧卵巢较大卵泡 1.6cm×1.7cm。

2. B 超（4 月 14 日）：内膜厚 1.03cm，左侧卵巢较大卵泡已排。

处方： 党参 15g，当归 12g，炒山药 15g，制巴戟天 10g，枸杞子 15g，女贞子 10g，菟丝子 15g，炙淫羊藿 10g，盐杜仲 12g，酒苁蓉 15g，锁阳 15g，乌药 10g，生白术 40g，佛手 10g，黄精 15g，炒枳实 10g，煅紫石英 20g（先煎），茯苓 15g，炮姜 10g。7 剂。

九诊：2022 年 4 月 28 日

LMP：2022 年 4 月 27 日，月经周期第 1 天腹痛明显，目胀，视力下降，腹胀，大便不畅，足跟痛，舌质淡胖，苔薄白，脉沉细。

处理：

1. 处方：党参 12g，当归 12g，枸杞子 15g，菟丝子 15g，女贞子 15g，淫羊藿 10g，酒黄精 15g，佛手 10g，生麦芽 15g。7 剂。

2. 拟本周期行 PGT-FET。

3. 调饮食。

十诊：2022 年 5 月 12 日

拟本周期口服药物促排卵＋监测排卵＋冻胚移植，正在当地医院监测卵泡，视卵泡发育情况而定移植日期。情绪略紧张，多梦，大便黏，足跟痛，舌质淡胖，苔薄白中部偏黄，脉沉细弦。

处理：

1. 处方：党参 12g，丹参 15g，当归 15g，羌活 10g，枸杞子 15g，菟丝子 15g，酒黄精 15g，淫羊藿 10g，盐杜仲 10g，佛手 10g，炒枳壳 10g，合欢皮 15g，炒酸枣仁 30g，首乌藤 30g，炒枳实 10g，桑寄生 15g，川续断 15g。7 剂。

2. 拟本周期行 PGT－FET。

3. 调饮食。

十一诊：2022 年 5 月 19 日

情绪略紧张，多梦，大便黏，足跟痛，舌质淡胖，苔薄白中部偏黄，脉沉细弦。

辅助检查：

1. 当地医院 B 超（5 月 17 日）：内膜、卵泡发育良好。

2. 当地医院 B 超（5 月 19 日）：卵泡已排。

3. P 2.9ng/mL，E_2 240pg/mL。

拟明日复查血 P、E_2、FSH、LH，确定移植日期。

处理：

1. 处方：当归 12g，党参 15g，枸杞子 15g，制巴戟天 10g，盐杜仲 12g，山药 15g，菟丝子 15g，酒女贞子 10g，炙淫羊藿 10g，酒苁蓉 10g，锁阳 10g，佛手 10g，炒白术 20g，炒酸枣仁 30g，首乌藤 30g，芡实 15g，郁金 10g。7 剂。

2. 建议移植后口服黄体酮胶囊 200mg/d。

3. 调情绪。

十二诊：2022 年 6 月 7 日

患者于 5 月 24 日在当地医院行 PGT－FET。6 月 6 日自测尿 hCG 阳性。6 月 7 日于当地医院检查 β－hCG＞1425IU/L。

十三诊：2022 年 6 月 15 日

6 月 15 日当地医院 B 超示宫内孕囊 2.2cm×1.2cm，可见卵黄囊和点状胎芽，胎心可见。

患者于 2023 年 2 月成功产下一健康婴儿。

按语　子宫肌瘤为育龄期妇女常见的妇科良性肿瘤。研究表明，黏膜下肌瘤和大的肌壁间肌瘤会使子宫内膜容受性受到影响，降低胚胎着床率。子宫肌瘤对子宫内膜容受性的影响主要包括形态结构及分子水平两方面，且开腹术下因过度操作可致内环境被破坏，出现感染、粘连等并发症，造成宫腔解剖形态改变和异常的纤维化，影响子宫内环境，最终导致子宫内膜容受性下降，不利于胚胎着床。此外，本例患者在宫内妊娠8周以后B超下未探及明显的胎心存在，考虑胚胎停育。胚胎停育的原因很多，主要包括：①胚胎自身原因。染色体异常是导致胚胎停育最常见的原因，既有可能遗传于夫妻双方，也有可能是胚胎自身出现的。②免疫和凝血因素。胚胎或胎儿与母体存在免疫排斥。③孕妇基础疾病和子宫畸形。如严重糖尿病、高血压、心脏病、子宫畸形或宫腔粘连等。④孕妇内分泌失调。最常见的是黄体功能不足，可以造成子宫内膜发育迟缓和黄体期短，影响胚胎的发育。⑤生殖道感染。如支原体感染、巨细胞病毒感染。⑥环境因素。孕期用药和环境因素是引起早期胚胎死亡的重要原因。本例患者素体虚弱，有子宫肌瘤剥除术史、多次胚胎停育史和取卵史，加重机体气血虚弱，同时情绪不畅致肝气不舒，气血津液运行不畅，湿浊内聚。患者叶酸代谢异常，提示存在凝血功能异常的风险，治疗过程中需气血并重，保持气血通畅。牛建昭教授认为本例患者属于"胚胎停育""癥瘕"范畴，患者素体虚弱，肝肾不足，天癸、气血化生不足，冲任不调；多次孕而未果，求子心切，身心压力巨大，气结伤肝，气血运行不畅，故瘀血湿阻内聚。其主要病机为肝肾不足，脾肾气虚，瘀血阻滞胞宫、脉络，为虚实夹杂之证。病理关键在瘀与虚，肝肾不足为本，气滞血瘀为标。治疗上以填补肝肾为主，不忘通调气机、活血化瘀。

本例患者首诊时，适逢外院IVF促排卵期间，经阴道超声示子宫内膜回声高于肌层，且宫腔线不清晰，提示子宫内膜容受性差。另有晨起腰酸、右足跟痛，为肾虚之征。"腰为肾之府"，肾虚不能养腰府，故腰酸；足少阴肾经之脉"别入跟中"，故足跟痛。足厥阴肝经"抵小腹……连目系，上出额，与督脉会于巅"，肝经气机不利，故痛经伴头痛、目胀目干、乳胀。肝郁气滞，"肝藏魂"的生理功能受到影响，故多梦。舌质暗、脉沉弦细均提示肾虚肝郁。患者IVF-COS期间情绪起伏，郁热内生。此期宜以补肾填精、宁心安神为主，蓄能育卵，方中四物汤去当归（生地黄、白芍、川芎）与桑寄生、川续断和独活并用以滋肾养血活血，生龙牡、石决明滋阴潜阳，顾护阴液以促进卵泡发育；佐以养血安神药（炒酸枣仁、远志、首乌藤、石菖蒲、郁金）以宁心安神、改善睡眠；合欢花、炒黄芩和白蒺藜并用以疏肝理气清热。从整体上起到补肾养阴、宁心安神的作用，最大程度顾护肾精、气血，缓解患者促排期间的紧张情绪，营造气血充盛而通畅的状态，促进卵泡生长发育。

二诊时为月经周期第 14 天，为排卵后期，患者于外院顺利取卵，鉴于患者高龄、有胚胎停育史 4 次原因不明及夫妻双方染色体大随体，当地医院拟行 IVF–PGT–A，此时正在胚胎培养筛查中。牛建昭教授认为氤氲后候，应当顺势而为，结合患者正值取卵后，处于肝肾不足、气血虚损状态，出现视力下降、寐欠安、偏头痛等症，故在补肾调周的同时填补肾精，为下一周期的卵泡发育做准备。方中菟丝子、桑寄生、枸杞子滋肾填精；酒黄精、党参益气生血；石斛、麦冬顾护阴液；继予炒酸枣仁、远志以养血宁心安神；酌加丹参、当归、赤芍、羌活养血活血以改善卵巢血供，且没有伤卵动血之嫌。诸药合用，补肝肾、疏肝活血。

三诊时为月经周期第 14 天，此时当属黄体期，患者素体脾肾气虚，取卵后气血愈亏，湿浊内生，阻滞气机，故腹胀，苔薄白根腻亦提示湿浊内阻。此外，患者依旧晨起腰酸、足跟疼痛，肾虚仍存。故在补肾基础上予以茯苓、法半夏、陈皮以健脾化痰。从整体上起到温养脾肾、调经固本的作用。

四诊时为月经周期第 28 天，适逢阳长期（黄体期），此期以温肾助阳、活血通络为主。患者腹胀偶作，较前缓解，但情绪波动，宜疏解肝郁、宁心安神。方中温肾阳（制巴戟天、淫羊藿、盐杜仲、酒苁蓉、锁阳）与滋肾阴（枸杞子、酒女贞子、炒山药等）同用；党参补气养血；当归、川芎养血活血，使补而不滞；炒酸枣仁养血安神；炒栀子主入心经，为热病心烦、躁扰不宁要药；炒枳实和佛手疏肝理气，调达气机。从整体上起到温养脾肾、理气疏肝和养血安神的作用。

五诊时月经周期第 5 天，为行经末期，患者觉目干、视力下降，晨起腰酸和足跟痛，提示肝肾亏虚；胃胀和大便黏为脾虚湿浊内困，气机阻滞。结合舌脉，患者证属肝肾亏虚、脾失健运，治疗上予以补肾填精，健脾助运。方用益肾填精药（菟丝子、枸杞子、女贞子、酒黄精）合党参和当归以补气养血；茯苓、白术健脾除湿；佛手、炒枳实疏肝理气。共奏补益肝肾、健脾疏肝之效，以期为后期卵泡发育奠定基础。

六诊时为月经周期第 12 天，于外院监测排卵，拟排卵后行胚胎移植。考虑患者移植前情绪易于波动和既往有子宫内膜炎病史，故处方予桃红四物加减（桃仁、当归、川芎）养血活血，桑寄生、枸杞子、盐杜仲补肾填精促进卵泡发育，党参益气生血，青陈皮、醋香附调畅气机，炒酸枣仁和首乌藤宁心安神，共奏交通心肾之功；方中桃红四物汤加减与延胡索、独活、桂枝共用改善盆腔及内膜血流。补肾养血和宁心安神药物从心、肝、肾三个方面促进移植前卵泡和内膜发育。

七诊、八诊时，外院监测日示卵泡已排，内膜厚 1.03cm，本周期暂缓行胚胎移植。此时适逢阳长期（黄体期）末期，患者晨起腰酸和足跟痛、多梦较前缓解，但自觉肢冷、胃胀、大便不净，舌有齿痕、裂纹，苔薄白根腻，为脾阳虚，湿浊内生，阻滞气机之征。治以温肾助阳、活血通络为主，辅以温中健脾、祛湿理气之法。全方在温肾助阳、补气养血的基础上，酌加煅紫石英以温暖胞宫，炮姜、生白术、茯苓共奏温中健脾祛湿之效；炒枳实、乌药和佛手温阳理气，调达气机。从整体上起到温养脾肾、理气疏肝的作用。

九诊时为月经周期第 2 天，拟本周期行口服药物促排卵＋监测排卵＋冻胚移植。患者诉月经周期第 1 天腹痛明显，腹胀，大便不畅，伴目胀、足跟痛，结合病史和舌脉，考虑患者素体肝肾亏虚，近期值胚胎移植前后情绪欠佳，气滞血瘀，不通则痛；肝旺乘脾，故出现腹胀、大便不畅。患者本周期拟行胚胎移植术，故近期以补肾填精为主，佐以疏肝理气。方中淫羊藿主入肾经，温补命门之火；菟丝子补益肝肾，补而不峻，温而不燥；女贞子、枸杞子、酒黄精补益肾阴；党参、当归补气养血；少佐佛手、生麦芽以疏肝理气，调畅气机。以期促进卵泡生长、为排卵后胚胎移植做准备。

十诊、十一诊时，监测示卵泡已排，排卵前后子宫内膜、卵泡发育和血激素水平与月经周期同步，拟于 5 月 24 日行胚胎移植术。目前治疗继以补肾填精为主，鉴于患者移植前后情绪欠佳、多梦，予佛手、炒酸枣仁、首乌藤和郁金疏肝理气，安神助眠；排卵前佐以丹参、当归和羌活活血通络，以改善内膜血液循环；排卵后予黄体酮胶囊补充黄体功能。与患者充分沟通，嘱其放松情绪，充分配合外院完成移植前卵泡、内膜发育和情绪准备。

十二诊时为移植后第 14 天，尿 hCG 阳性，血 β–hCG＞1425mIU/mL，

提示移植成功，嘱患者继续外院移植后药物治疗，定期复查，不适随诊。

十三诊时为移植后第 22 天，外院 B 超见宫内孕囊、卵黄囊和点状胎芽，胎心可见，提示移植后胚胎发育良好，嘱患者保持平和心态，继续移植后激素治疗，定期复查；患者一般情况可，暂缓中药治疗。最终，患者成功产下一健康婴儿。

对于有反复不良孕产史拟行辅助生殖的患者，为提高移植成功率，多采用胚胎植入前遗传学检测筛选胚胎，存在反复取卵大量消耗卵巢储备的可能。牛建昭教授认为本例患者素体肝肾亏虚，既往多次胚胎停育及子宫肌瘤剥除术加重肝肾不足状态，反复取卵增加卵巢低反应发生率，既影响宫腔内环境，又不利于机体恢复，远期存在胚胎质量低、低着床率、高生化妊娠率及稽留流产率等不良结局可能，故拟在患者取卵和移植前后给予中药周期治疗，以促进机体复原，同时改善卵巢功能及血供，改善子宫内膜微环境，促进子宫内膜生长，提高子宫内膜容受性，从而提高移植后着床率。

本例患者取卵、移植前后予以补肾调周序贯疗法，月经期因势利导，活血通经，由于患者素体肝肾亏虚，辅以补肾填精、疏肝理气之法；经后期滋肾益阴，养血调冲，促进内膜生长；经间期助阳调气活血，静中求动，继续促进内膜生长，改善内膜血供；经前期温肾助阳、活血通络。在调周的同时，以补肾为本，着重补肾阴肾阳而兼顾肝脾气血，活血化瘀，疏肝通络，有助于促进盆腔血液循环、经络的疏通，进而改善子宫内膜容受性，提高辅助生殖妊娠成功率。

病案二

李某，女，39 岁。初诊日期：2019 年 6 月 20 日。
主诉：清宫术后半年余，卵巢功能下降。
现病史：患者既往月经规律，5/28～30 天，失独后曾出现闭经及失眠、烘热汗出等症状，伴焦虑、抑郁。2018 年 10 月于外院行体外助孕，获卵 8 枚，受精 5 枚，受精后第 5 天移植 1 枚囊胚，后胚胎停育行清宫术。术后月经量少，情绪抑郁，于当地医院妇科门诊就诊，希望通过中药配合辅助生殖技术提高移植成功率，当前剩余 4 颗冻胚。甲状腺功能测定：TSH 5.1μIU/mL。口服左甲状腺素钠片 75mg/d。刻下症见：月经基本规律，3/28～30 天，LMP：2019 年 6 月 13 日，量少，色暗红，无痛经，有血块；

纳可，眠差，小便调，大便干；舌暗红，苔白腻，脉弦。G_3P_1。

既往史： 2018 年 10 月取卵 8 枚，移植 1 枚囊胚，2018 年 12 月因胚胎停育行清宫术。

辅助检查：

1. AMH：0.8ng/mL。

2. 女性激素（2019 年 4 月）：FSH 15.16mIU/mL，LH 12.37mIU/mL，E_2 16pg/mL，P 1.52ng/mL，PRL 12ng/mL。

西医诊断： ①月经失调；②卵巢功能减退。

中医诊断： 月经过少（脾肾两虚，冲任不调）。

治则治法： 健脾补肾，调理冲任。

处理：

处方一：川芎 10g，醋香附 10g，醋柴胡 10g，炙甘草 6g，陈皮 15g，炒枳壳 15g，白芍 15g，当归 20g，仙茅 12g，淫羊藿 12g，巴戟天 12g，黄柏 10g，女贞子 15g，知母 10g，墨旱莲 15g，瓜蒌 20g，石斛 15g，火麻仁 20g，生地黄 15g。14 剂。

处方二：复方玄驹胶囊，口服，每日 3 次，每次 3 粒。

二诊：2020 年 5 月 31 日

患者自述服中药后症状缓解，自行继续按方服药 2 个月。因清宫术后月经量少，色深红，有血块，遂前往试管中心复诊。B 超提示子宫内膜薄，在试管中心行宫腔镜检查，术后常规予抗炎对症治疗。于 2020 年 5 月再次移植囊胚，因子宫内膜薄予戊酸雌二醇片 9 片顿服，雌二醇片 / 雌二醇地屈孕酮片复合包装红片 2 片纳阴，每日 1 次，移植后予肝素 5000IU/d 肌注 14 天，生化妊娠流产后 2020 年 5 月 28 日月经来潮。当前剩余 3 颗冻胚，患者要求中药调理。刻下症见：情绪不佳，自觉胸闷恶心，夜间盗汗明显，多梦易醒，纳可，二便调，舌紫红，苔薄，脉弦。

处理：

1. 处方：姜半夏 15g，夏枯草 30g，炒枳实 15g，陈皮 15g，茯苓 15g，合欢花 10g，玫瑰花 10g，女贞子 30g，墨旱莲 30g，地骨皮 30g，炙黄芪 30g，炒白术 15g，防风 10g，浮小麦 30g，丹参 15g，麦冬 15g，南沙参 15g，煅紫石英 30g（先煎）。14 剂。

2. 监测 BBT。

三诊：2020 年 6 月 26 日

LMP：2020 年 6 月 26 日。BBT 监测示：月经周期第 14 天出现双相体温，现体温下降，月经来潮，但 BBT 基线偏高。舌暗红，苔薄，脉沉弦。

处理：

处方一：茯苓 15g，炒枳实 15g，竹茹 15g，陈皮 15g，生姜 10g，大枣 10g，炙甘草 6g，姜半夏 15g，夏枯草 30g，合欢花 10g，玫瑰花 10g，生黄芪 30g，炒白术 15g，防风 10g，浮小麦 30g，地骨皮 30g，煅紫石英 30g（先煎），紫灵芝 6g，益母草 30g。14 剂。

处方二：复方玄驹胶囊，口服，每日 3 次，每次 3 粒。

四诊：2020 年 7 月 3 日

患者于 2020 年 6 月 28 日肌注亮丙瑞林，监测 BBT 呈单相体温。刻下症见：情绪欠佳，胸闷呕恶，白天烘热汗出，夜间盗汗、多梦易醒，舌暗红，苔薄，脉沉。

处理：

处方一：炒枳实 15g，竹茹 15g，陈皮 15g，生姜 10g，大枣 10g，炙甘草 6g，姜半夏 15g，夏枯草 30g，合欢花 10g，玫瑰花 10g，生黄芪 30g，炒白术 15g，防风 10g，浮小麦 30g，煅紫石英 30g（先煎），紫灵芝 6g，甜叶菊 2g，茯苓 15g，知母 10g，黄柏 10g。14 剂。

处方二：补肾益脑丸，口服，每日 2 次，每次 8 粒。

五诊：2020 年 7 月 15 日

患者自觉近日头晕，胸闷呕恶减轻，自汗、盗汗有所增加，少腹不适，偶觉酸痛，纳可，睡眠改善，二便调，舌暗红，苔薄，脉弦。

处理：

处方一：仙茅 15g，炙淫羊藿 15g，制巴戟天 15g，知母 10g，黄柏 10g，当归 15g，酒女贞子 30g，墨旱莲 30g，黄芪 30g，麸炒白术 15g，防风 10g，浮小麦 60g，清半夏 10g，天麻 15g，茯苓 30g，炙甘草 6g，陈皮 15g，大枣 10g，桑叶 30g，钩藤 18g。14 剂。

处方二：补肾益脑丸，口服，每日 2 次，每次 8 粒。

六诊：2020 年 10 月 5 日

患者分别于 2020 年 6 月 28 日、2020 年 7 月 28 日在试管中心肌注亮丙瑞林 1 支，2020 年 9 月 21 日移植囊胚，分 3 次口服戊酸雌二醇片 9mg，雌二醇片 / 雌二醇地屈孕酮片复合包装红片 2 片纳阴，每日 1 次，移植后予肝素 5000IU 肌注。胚胎移植术后第 15 天，2020 年 10 月 4 日血 hCG 243.86IU/L，P 7.15ng/mL，E_2 522pg/mL。现略感腹坠腰酸，情绪焦虑不安，饮食正常，大便不畅，多梦，舌暗红，苔薄腻，脉弦细滑。

处理：

处方一：盐菟丝子 50g，续断 20g，党参 15g，山药 15g，苎麻根 15g，白芍 15g，炙甘草 6g，炒杜仲 15g，桑寄生 15g，阿胶 10g（烊化），生白术 15g，酒苁蓉 20g，陈皮 15g，生百合 20g，紫苏梗 15g，炙黄芪 15g。14 剂。

处方二：益气维血胶囊，口服，每日 3 次，每次 4 粒。

七诊：2020 年 10 月 12 日

胚胎移植术后第 23 天，hCG 4351.22IU/L，P 27.36ng/mL，E_2 715pg/mL。患者仍自觉腹坠腰酸，情绪较前平稳，时感恶心，口苦，喜欢清淡饮食，大便正常，多梦缓解，乏力，舌暗红，苔薄黄，脉弦细滑。

处理：

处方一：盐菟丝子 20g，续断 20g，党参 15g，山药 15g，苎麻根 15g，白芍 15g，炙甘草 6g，炒杜仲 15g，桑寄生 15g，阿胶 10g（烊化），生白术 15g，酒苁蓉 20g，陈皮 15g，生百合 20g，紫苏梗 15g，炙黄芪 15g，黄芩 10g。14 剂。

处方二：益气维血胶囊，口服，每日 3 次，每次 4 粒。

此后规律复诊，予中药补肾保胎，健脾疏肝对症加减，治疗至孕 10 周（超出上次胚胎停育孕周数）后转产科医院建档规律孕检。患者于 2021 年 6 月 12 日顺产一 3000g 健康活婴。

按语　"妇人无子皆由经水不调……种子之法即在于调经之中。"因此，治疗卵巢功能减退导致的生育能力下降，首先应当从调经入手。规律的月经是女性孕育的前提，调经是女性不孕症治疗过程中的关键环节。中医理论认为种子必先调经，调经种子贯穿不孕症临证治疗的各个阶段。"肾藏精，主生殖"，肾为天癸之源，为冲任之本。天癸至，任通冲盛，月事以时下。通过补肾生精的方法使不孕女性肾中精气充足，肾阴肾阳平衡，任脉通畅，太冲脉充盛，天癸正常，月经如期而至，恰逢时机便可受精妊娠，使其有子，所以正常的月经是排卵和受孕的物质基础。卵巢储备功能减退系虚损性疾病，肾虚为主要病机，夹杂脾虚肝郁及血瘀。结合妇女"肾藏精，主生殖""女子以肝为先天""脾为后天生化之源"的特点，临床治疗以补肾益先天贯穿始终，同时顾护脾胃后天之本，加以疏肝养血，恢复肾-天癸-冲任-胞宫轴的功能。

本例患者经历中年丧独的巨大打击，情绪崩溃，气机逆乱，气结伤肝，肝郁乘脾，心脾受累，后天生化乏源，肝损及肾，导致肝、肾、心、脾脏腑功能失调，引起月经量少甚至月经停闭。"心主血""心动则五脏六腑皆摇"，在月经病的临床治疗中，顾护肝脾脏腑功能的同时也要注意宁心安神。

首诊时，月经周期第8天，适逢经后期，月经始净，血海空虚，属于在肾气的作用下逐渐蓄积精血之期，治疗当以滋肾益阴养血为主。方中温肾（巴戟天、淫羊藿、仙茅）与滋肾（女贞子、墨旱莲、石斛）同用，养血（当归、白芍、生地黄）与行气（陈皮、炒枳壳）同用，补而不腻，补中有行；佐以疏肝理气止痛（香附、川芎、柴胡）之品，理气活血，疏肝调经，祛瘀生新；同时予润燥理气通便（瓜蒌、火麻仁）之品，保证大便通畅，使气血津液运行通畅，脏腑各司其职。从整体上起到滋肾益阴、养血固本的作用。

二诊时，月经周期第4天，为行经期，"通""补"结合，因势利导，排出宫内残留瘀血浊液；健脾补肾，以益气养血生精，祛瘀与扶正并行。然患者经历 IVF-ET 生化妊娠，整个过程耗伤气血，不宜再使用过多活血之品，应以益气养血恢复机体正气为主。故使用滋肾（女贞子、墨旱莲）之品，同时使用益气健脾（炙黄芪、白术、茯苓）之品以运脾助后天气血之生化；佐以丹参养血活血，辅助全方补养之力，同时达到活血通排之功。因患者失独之后郁郁寡欢，故疏肝调畅情志（合欢花、玫瑰花）应当贯穿治疗始终。同时，针对盗汗阴虚卫表不固之症，使用养阴敛阴（麦冬、南沙参）之品以治本，佐以固表实卫（白术、防风、浮小麦）之品改善症状，以达到标本同治。

三诊时，为月经周期第1天，患者整体状况以虚为主，在二诊方药的基础上酌加紫灵芝6g以增强补虚之力。同时以生姜10g、大枣10g调摄脾胃，调和营卫，辅助以扶助正气。治疗以补为主，加强患者自身免疫力，增强体质。

四诊时，为肌注亮丙瑞林的第5天。由于患者在肌注亮丙瑞林时会出现较为明显的烘热汗出等症状，故在前方基础上加入知母10g、黄柏10g清虚热，配合方中滋阴药物以滋阴清热、固表止汗。

五诊时，为患者肌注亮丙瑞林的第18天，此时中医周期适逢阴长期（卵泡期），应滋肾益阴养血，为卵泡发育做准备，使子宫、胞脉逐渐达到"重阴"的状态，促进子宫、胞脉、冲任的气血旺盛、血海充盈，为卵泡发育做好准备。遣方兼顾滋阴温阳、补气养血，使阴阳平衡，气血生化有源，营卫和调。

六诊时，为移植的第15天。胎儿居于母体之中，此时应当以保胎固元为主。以寿胎丸为底方，同时使用杜仲、肉苁蓉、苎麻根以补肾安胎，安固胎原。"脾胃为血气阴阳之根蒂"，在补肾调经的基础上加入党参、山药、生白术以健脾渗湿安胎。补气之黄芪与养血敛阴之白芍同用，使气充血足，方可更好地濡养胎元。佐以陈皮、紫苏梗等行气安胎之品，补中有行，补而不滞，也可缓解妊娠恶阻的症状。

对于卵巢储备功能减退不孕拟行辅助生殖的患者，为提高辅助生殖妊娠率，西医多采用单纯周期激动剂干预或绒促性素等方案干预。牛建昭教授认为，西医方案虽有一定疗效，但不能从根本上改善卵巢储备功能，远期仍存在低着床率、高生化妊娠率及稽留流产率等不良结局。对卵巢功能减退患者，在进入超促排卵周期前给予中药周期治疗，可改善卵巢功能，提高卵细胞数量和质量，改善子宫内膜微环境，提高子宫内膜容受性。

本例患者经中药周期调治配合辅助生殖治疗，最终移植成功，顺利产下一健康婴儿，是补肾调周序贯疗法在卵巢储备功能减退患者中的成功应用。补肾调周序贯疗法于月经期因势利导，活血通经；经后期滋肾益阴，养血调冲；经间期助阳调气活血，静中求动，触发排卵；经前期温养脾肾，调经固本。本例患者在调周治疗的基础上，始终以补肾为本，着重补肾阴肾阳而兼顾心、肝、脾气血，活血化瘀，疏肝健脾宁心通络，有助于恢复卵巢正常功能，促进卵泡成熟，提高卵细胞质量。

病案三

秦某，女，41岁。初诊日期：2021年4月25日。

主诉：备孕二胎，预行胚胎植入前遗传学检测，要求中医调理。

现病史：备孕二胎（第一胎患遗传性代谢病，曾移植1次，未着床），现有 2 囊胚，要求中医调理后再行移植。LMP：2021 年 4 月 20 日，6/30～31 天，量中，色暗，有血块，膜样，无痛经，无腰酸，无腹冷，无便稀。刻下症见：纳可，眠差，入睡困难，手心热，二便调，怕冷怕热，舌紫黯，苔薄白，脉沉细弦。

既往史：否认慢性病史，否认食物及药物过敏史。

妇科检查：子宫及双附件未见明显异常。

辅助检查：B 超提示子宫内膜容积 2.1mL。

西医诊断：①继发性不孕症；②不良孕产史；③ IVF-ET 失败；④子宫内膜容受性差。

中医诊断：不孕症（肾虚肝郁）。

治则治法：补肾疏肝，交通心肾。

处方：党参 15g，当归 15g，菟丝子 15g，酒女贞子 15g，炙淫羊藿 12g，酒黄精 15g，紫草 10g，枸杞子 10g，蛇床子 6g，酒山茱萸 12g，桑椹 12g，制远志 10g，合欢皮 15g，麦冬 20g，生麦芽 20g，麸炒枳壳 10g，梅花 12g，炒酸枣仁 30g，知母 12g，生黄柏 12g，百合 20g。10 剂。

二诊：2021 年 5 月 6 日

纳可，眠差，入睡困难，手心热，怕冷怕热，舌紫黯，苔薄白，脉沉细弦。

处理：

处方一：戊酸雌二醇片，口服，每次 1mg，每日 1 次。

处方二：地屈孕酮片，口服，每次 10mg，每日 2 次。

处方三：梅花 12g，麸炒枳壳 10g，生麦芽 20g，麦冬 20g，合欢皮 15g，制远志 10g，盐杜仲 15g，麸炒山药 15g，制巴戟天 12g，炙淫羊藿 12g，枸杞子 10g，当归 15g，党参 15g，北败酱草 15g，醋莪术 15g，百合 20g，生黄柏 12g，紫草 10g，连翘 12g，酒女贞子 15g，菟丝子 15g，苦地丁 15g，大血藤 15g，三棱 15g，珍珠母 30g，醋五味子 5g，丹参 15g。14 剂。

三诊：2021 年 6 月 15 日

本周期预行自然周期移植。LMP：2021 年 5 月 21 日，6/31 天，情绪低落。舌淡紫黯体胖，苔薄白，脉弦细。

处方：苏木 12g，锁阳 10g，珍珠母 30g，醋三棱 15g，醋莪术 15g，北败酱草 15g，大血藤 15g，皂角刺 15g，党参 15g，当归 12g，菟丝子 15g，酒女贞子 15g，枸杞子 10g，炙淫羊藿 12g，石见穿 15g，酒苁蓉 10g，制巴戟天 12g，麸炒山药 15g，盐杜仲 15g，制远志 10g，炒酸枣仁 30g，知母 12g，生黄柏 12g，百合 20g，合欢皮 20g，麦冬 20g，郁金 10g，麸炒枳壳 10g，梅花 12g。7 剂。

四诊：**2021 年 6 月 24 日**

本周期状态不佳未移植。

处方：生地黄 15g，麸炒枳壳 10g，郁金 10g，麦冬 20g，白芍 20g，醋柴胡 6g，生黄柏 12g，知母 12g，炒酸枣仁 30g，制远志 10g，酒黄精 15g，牡丹皮 12g，生栀子 8g，紫草 10g，石见穿 15g，炙淫羊藿 12g，枸杞子 10g，酒女贞子 15g，菟丝子 15g，当归 15g，党参 15g，皂角刺 15g，大血藤 15g，北败酱草 15g，醋莪术 15g，醋三棱 15g。7 剂。

五诊：**2021 年 7 月 13 日**

LMP：2021 年 6 月 18 日，2/28 天，量少，色暗，血块膜样，无痛经，腰酸，无腹冷，无便稀，乏力。刻下症见：纳可，心慌、眠差好转，入睡困难，手心热，二便调，怕冷怕热，情绪低落，舌淡紫黯体胖，苔薄白，脉细弦。

处方：佛手 10g，党参 15g，当归 15g，菟丝子 15g，酒女贞子 15g，枸杞子 10g，炙淫羊藿 12g，盐杜仲 15g，紫草 10g，生栀子 8g，牡丹皮 12g，麸炒山药 15g，制远志 10g，炒酸枣仁 30g，知母 12g，生黄柏 12g，醋柴胡 6g，白芍 20g，制巴戟天 12g，郁金 10g，麸炒枳壳 10g，醋香附 12g，桑寄生 15g，续断 15g，梅花 12g。7 剂。

六诊：**2021 年 7 月 20 日**

LMP：2021 年 7 月 15 日，6/27 天，量少，色暗，膜样血块减少，腰酸，无腹冷，无便稀，乏力。刻下症见：纳可，心慌、眠差好转，入睡困难，手心热，二便调，怕冷怕热，情绪低落，舌淡紫黯体胖，苔薄白，脉弦细。

处方：北沙参 15g，麸炒枳壳 10g，郁金 10g，天冬 10g，白芍 12g，醋柴胡 6g，酒黄精 15g，麦冬 10g，炒酸枣仁 30g，制远志 10g，紫草 10g，炙淫羊藿 12g，枸杞子 10g，酒女贞子 15g，菟丝子 15g，当归 15g，党参 15g。7 剂。

七诊：**2021 年 7 月 27 日**

计划于 7 月 28 日行宫腔灌注。

处方：当归 12g，党参 15g，枸杞子 10g，酒女贞子 15g，菟丝子 15g，炙淫羊藿 12g，制远志 10g，知母 12g，炒酸枣仁 30g，麦冬 10g，天冬 10g，酒黄精 15g，醋柴胡 6g，白芍 12g，郁金 10g，麸炒枳壳 10g，北沙参 15g，生黄柏 12g，盐杜仲 15g，麸炒山药 15g，制巴戟天 12g，桑寄生 15g，续断 15g，川芎 6g，益母草 12g。14 剂。

八诊：**2021 年 8 月 12 日**

7 月 31 日移植，无不适。

辅助检查：

1. 内分泌（2021 年 8 月 10 日）：P 15.86ng/mL，E_2 341.95pg/mL，β–hCG 92.88IU/L。

2. 内分泌（2021 年 8 月 12 日）：P 15.36ng/mL，E_2 357.77pg/mL，β–hCG 222.40IU/L。

处方：益母草 12g，川芎 10g，续断 15g，桑寄生 15g，炙黄芪 20g，麸炒山药 15g，盐杜仲 15g，太子参 15g，北沙参 15g，麸炒枳壳 10g，郁金 10g，天冬 10g，白芍 12g，醋柴胡 6g，石莲子 15g，麦冬 10g，炒酸枣仁 30g，制远志 10g，麸炒椿皮 30g，苎麻根 30g，合欢皮 15g，百合 20g，菟丝子 15g，当归 12g，党参 15g。10 剂。

九诊：**2021 年 8 月 24 日**

现无阴道出血，无腰酸腹痛。8 月 18 日 B 超示宫内早孕，可见卵黄囊。

处方：党参 15g，当归 12g，菟丝子 15g，百合 20g，合欢皮 15g，苎麻根 30g，麸炒椿皮 30g，制远志 10g，炒酸枣仁 30g，醋青皮 6g，郁金 10g，麸炒枳壳 10g，北沙参 15g，麦冬 10g，石莲子 15g，佛手 10g，太子参 15g，盐杜仲 15g，麸炒山药 15g，炙黄芪 20g，桑寄生 20g，续断 20g，川芎 10g，益母草 12g，陈皮 6g。7 剂。

十诊：**2021 年 8 月 31 日**

8 月 29 日 B 超示宫内早孕活胎，可见胎心胎芽，孕 6^{+5} 周，左附件囊肿。

处方：太子参 15g，盐杜仲 15g，麸炒山药 15g，炙黄芪 20g，桑寄生 20g，醋青皮 6g，郁金 10g，麸炒枳壳 10g，北沙参 15g，麦冬 10g，石莲子 15g，佛手 10g，炒酸枣仁 30g，党参 15g，当归 12g，菟丝子 15g，百合 20g，合欢皮 15g，苎麻根 30g，麸炒椿皮 30g，制远志 10g，火麻仁 20g，石斛 10g，黄芩 12g。7 剂。

后随访，患者于 2022 年 4 月成功诞下一健康婴儿。

按语　随着现代生育理念的逐渐演变及我国新的生育政策大力实施，高龄夫妇期盼通过人类辅助生殖技术来达成夫妻妊娠愿望的想法尤为强烈。而高龄不孕女性行 ART 治疗的妊娠结局与诸多因素密切相关，无论进行自然受孕还是辅助生殖助孕，年龄都是至关重要的因素，与整个妊娠经过均密切相关。

《素问》云女子"五七阳明脉衰"，女性在五七之年，阳明之经开始衰败，水谷精微运化减弱，后天滋养先天之功受之影响，肾中生殖之精日渐匮乏，冲任阴虚，卵巢失于濡养而藏泄失司，胞宫失于滋养难容于物。因此，肾虚是高龄不孕症的关键病机，若求嗣不补肾，则如缘木求鱼，从肾论治，维系肾阴肾精充盛是生殖繁衍、孕育胞胎的根本。女子五七之年肾中生殖之精日渐匮乏，各种先后天因素导致肾所藏之阴水不足，冲任失于濡养，生殖之精化生无源，卵巢藏泄之功失司致卵子难以发育成熟，胞宫容物之能失调致难于摄精成孕，且 IVF-ET 中控制性卵巢刺激的使用更加透支患者肾中之阴精，亦加重肾精亏耗，久而阴损及阳，卵子质量下降。牛建昭教授在治疗此类患者时，以序贯疗法为主导，补肾调周，依据月经周期的节律性调节，促进肾 - 天癸 - 冲任 - 胞宫轴的平衡，从而改善下丘脑 - 垂体 - 卵巢轴的功能，实现从根本上"调周 - 促排卵 - 助孕"的目标。

本例患者年近六七，且多次行 IVF-ET，近期 B 超示子宫内膜容积为 2.1mL。研究认为，三维 B 超下测量子宫内膜容积<2mL 可对子宫内膜容受性产生影响，并可作为预测妊娠结局的有力阴性指标。患者首诊时有眠差、入睡困难、五心烦热肾虚肝郁、心肾不交症状。女子以肝为先天，肝体阴而用阳，藏阴血以调气机，高龄 IVF-ET 患者生育要求强烈，孕求无果，不良情绪累积难以释放，气机郁结，导致内分泌功能紊乱，进而影响下丘脑 - 垂体 - 卵巢轴；肝气郁结日久则气结，气结则致瘀，横逆则犯脾，太过则下递伤肾。若不及时纠正这种病理状态，则易造成 IVF-ET 失败—负性情绪—再次 IVF-ET 失败的恶性循环。

首诊时，患者正处行经期末期，结合肾虚肝郁证型，予酒女贞子、酒黄精、枸杞子、桑椹补肾益阴；菟丝子、炙淫羊藿、蛇床子阳中求阴；党参、当归为牛建昭教授常用益气养血药对；制远志、合欢皮、炒酸枣仁、百合宁心安神；生麦芽、麸炒枳壳、梅花疏肝理气解郁；紫草凉血活血；知母、生黄柏养阴清热。全方心、肝、肾同调，阴阳互补。

二诊时，患者处于经后期，诉诸症同前，遂在补肾填精的基础上，佐以疏肝解郁、安神定志之品；以北败酱草、醋莪术、三棱、紫草、大血藤等活血化瘀；连翘、苦地丁清热解毒。全方补肾为主，兼顾心、肝二脏，气血兼顾，寒热同调。

三诊时，患者处于经前期，拟本周期行自然周期移植，情绪低落，舌淡紫黯，脉弦细，为肝郁之征。在补肾温阳的基础上予疏肝理气之品，并于前方基础上加用活血化瘀之品，如石见穿、苏木、皂角刺等。

四诊时，患者状态不佳，未移植，续前方加减治疗。

五诊时，患者处于经前期，诉心慌、眠差好转，但末次月经经期缩短、量少、色暗、腰酸、乏力，舌脉及余症同前。在补肾温阳的基础上予佛手、醋柴胡、郁金、香附、梅花、麸炒枳壳等理气解郁之品；当归、紫草、牡丹皮活血化瘀；知母、黄柏养阴清热。全方肝、脾、肾兼顾，气血同调，为行经做好准备。

六诊时，患者正处于行经末期，诸症好转。牛建昭教授予酒黄精、炙淫羊藿、枸杞子、酒女贞子、菟丝子补肾益精；党参、当归益气活血；天冬、麦冬、北沙参养阴生津；麸炒枳壳、郁金、醋柴胡疏肝理气；白芍养血柔肝；炒酸枣仁、制远志安神定志；少佐紫草以清热解毒、凉血活血。

七诊时，患者处于经后期，预第2天行宫腔灌注以增强子宫内膜容受性，牛建昭教授予补肾活血中药辅助西医改善子宫内膜容受性。方中枸杞子、酒女贞子、菟丝子、酒黄精、麸炒山药、炙淫羊藿、盐杜仲、制巴戟天同补肾之阴阳；当归、川芎、益母草活血化瘀。现代药理研究表明，菟丝子的主要成分菟丝子黄酮可通过激活STAT3信号通路改善大鼠种植窗期子宫内膜容受性；益母草等活血中药可改善子宫内膜下血流变化，且益母草碱可以通过调控PI3K/Akt等信号通路而促进子宫内膜的修复。桑寄生、续断补肝肾，强筋骨。有研究表明，菟丝子与桑寄生配伍可改善小鼠子宫内膜容受性障碍，并调节相关激素水平，进而改善卵巢功能。

八诊时，患者已移植12天，服前方后无不适。牛建昭教授予寿胎丸去阿胶补肝肾、固冲任、安胎元；并续于前方基础上予炙黄芪补脾益气；石莲子、合欢皮清心宁神；麸炒椿皮清热燥湿，收涩止带；苎麻根清热安胎，《日华子本草》言其治"漏胎下血，产前后心烦闷"。

九诊时，患者胚胎移植 24 天，无不适。牛建昭教授予泰山磐石散加减益气健脾、养血安胎，并少佐醋青皮以疏肝解郁、陈皮健脾和胃。

十诊时，B 超已可见胎心、胎芽。因妊娠期间子宫胀大压迫直肠，加之各种因素使肠道蠕动功能下降，患者易出现便秘，故在前方基础上予火麻仁润肠通便。牛建昭教授强调应注重大便通畅，使气血津液运行和畅、脏腑功能维持正常。最终，患者成功生产健康婴儿。

反复 IVF-ET 失败的关键因素为子宫内膜容受性与胚胎质量。牛建昭教授对于高龄多次 IVF-ET 的患者，注意益肾、疏肝。牛建昭教授认为，生育期妇女长年不孕多伴有情志抑郁，肝气不舒，正如《素问·举痛论》所云"百病生于气也"。心情郁闷，气机失常，则机体发生病理变化。因此，在治疗女性不孕症时一定要着重疏肝调气。患者经 3 个月调治，阴平阳秘，气机和畅，睡眠、情绪等皆有改善，后行 IVF 胎孕乃成。

妊娠后，治以补肾健脾、养血安胎。肾为先天，主生殖，脾为后天，主运化气血，胎元系于脾肾，脾肾功能的盛衰关系到胎儿的生长发育。脾肾之气强则胎元固而孕育正常，脾肾之气弱则胎元不固。"肾者系胞"，肾系胎，气载胎，血养胎，孕后积极进行安胎治疗至妊娠 3 个月，或超过既往流产周数 1～2 周，防止流产发生。

随着年龄的增长，女性卵巢的储备功能显著衰退，卵母细胞的质量逐步下降，子宫可发生器质性病变，使不孕症的发病率逐渐增加。高龄女性在借助助孕技术后成功妊娠的同时，其流产、早产或胎死宫内以及妊娠期合并症、并发症的风险也显著增加。因此，在高龄女性不孕症的助孕治疗上，需要生殖医学与中医学工作者及全社会的协同奋进，力争为更多的不孕家庭带去福音。

【本节作者】刘小丽，何军琴。

第七节　盆腔炎性疾病案

盆腔炎性疾病（PID）是常见的妇科疾病，是女性生殖道的一组感染性疾病，迁延难愈，主要包括子宫内膜炎、输卵管炎、输卵管卵巢脓肿、盆腔腹膜炎。炎症范围较广，可局限于某一部位，也可同时累及几个部位，以输卵管炎、输卵管卵巢炎最常见。盆腔炎性疾病主要发生在性活跃期、有月经的妇女，初潮前、无性生活和绝经后的女性较少发生，若发生盆腔炎性疾病，往往是邻近器官炎症扩散所致。盆腔炎性疾病若未能及时、彻底地治疗，可以导致不孕、输卵管炎、慢性盆腔痛或炎症反复发作，严重影响妇女的生殖健康，且增加家庭与社会的经济负担。

中医古籍无盆腔炎之名，根据临床特点，散见于"热入血室""带下病""经病疼痛""妇人腹痛""癥瘕""不孕"等病证中。《金匮要略·妇人杂病脉证并治》云："妇人中风，七八日续来寒热，发作有时，经水适断，此为热入血室，其血必结，故使如疟状，发作有时。"又说："妇人腹中诸疾痛，当归芍药散主之。"一般认为这是有关急慢性盆腔炎临床症状的最早记载。后世《妇人大全良方》亦有记载："夫妇人小腹疼痛者，此由胞络之间，夙有风冷，搏于血气，停结小腹，因风虚发动，与血相击，故痛也。"

牛建昭教授认为慢性盆腔炎的主要致病因素为"湿气"，多为寒湿、湿热、瘀热之邪，阻滞气机、气血，日久导致炎症及积液的形成。其病因分为内因和外因两种，内因多为经期保健不当或产后邪气趁机侵袭，外因多为宫腔内操作感染。其主要病机可概括为湿热瘀滞、气虚瘀滞、寒湿瘀滞、痰湿凝滞。在治疗过程中，牛建昭教授把月经周期分为四期，分期论治，卵泡期一般以疏肝理气、活血化瘀为主，但应当首分寒热虚实的不同；排卵前期治以清利湿热、健脾补肾、化瘀散结为主；排卵期治以清利湿热、滋肾助阳、活血通络；黄体期治以清利湿热、健脾补肾养血。牛建昭教授治疗盆腔炎重视化湿祛瘀，调补肝脾肾，她认为盆腔炎的临床表现虽是局部症状，但不应单纯看其局部症状，而应该兼顾整体。

牛建昭教授的学术思想，一是总结盆腔炎性疾病的致病因素和病因病机。二是提出治疗盆腔炎时选药、用药平和。牛建昭教授用药以平和见长，对于过凉、过热药物，严格掌握其用量。临床处方配伍精当严谨，擅于利用药物之间的相互作用，取利祛弊，提高疗效。她认为肾为"先天之本"，脾胃为"后天之本"，肾与脾胃是相互资助、相互依存的。肾的精气有赖于水谷精微的培育和充养，才能不断充盈和成熟，而脾、胃转化水谷精微则必须借助于肾阳的温煦。女子以血为本，月经、妊娠、分娩、哺乳都以血为用。女子阴血易于耗损，故其阴血相对不足。人体的基本生理活动包括饮食、睡眠、二便，只有三者阴阳调和，人体才能处于正常状态。鉴于此种认识，牛建昭教授认为用药不能过偏，应严格掌握剂量，在处方中时时体现顾护脾胃、调和阴阳的原则。三是对于盆腔炎的治疗，指出必须要有疗程。慢性盆腔炎迁延难愈，容易反复，这与盆腔的生理特点有密切的关系。盆腔包括女性内生殖器（子宫、输卵管、卵巢）、盆腔腹膜和子宫周围的结缔组织，在解剖上，盆腔处于腹腔的最低部位，当盆腹腔脏器有少量渗出液、漏出液或破裂出血时，液体会首先聚积在盆腔，从而形成盆腔积液，所以需要足疗程用药。

病案一

赵某，女，35 岁。初诊日期：2017 年 12 月 20 日。

主诉： IVF-ET 失败 2 次，未避孕未孕 1 年。

现病史： 患者因左侧输卵管异位妊娠于 2016 年 3 月行左侧输卵管切除术，输卵管造影显示右侧输卵管僵硬，为避免再次异位妊娠，于 2016—2017 年施行 2 次 IVF-ET，取卵 9 枚，配成 3 个，1 次未着床，1 次生化妊娠，内分泌检查伴有 PRL 升高，未避孕未孕 1 年，目前考虑再次施行 IVF-ET。2017 年 10 月取卵 12 枚，配成 6 个，因胚胎因素放弃 3 个，冻存 3 个，现寻求中医调理等待时机移植。LMP：2017 年 11 月 14 日，经期 5 天，月经周期 45 天，经行量少，有血块，伴痛经，腹冷，手足凉。平素纳食不馨，泛酸，眠可，二便调，情绪低落，舌淡紫，苔薄白，脉沉细。G_2P_0。

既往史： 否认慢性病史，否认食物及药物过敏史。

辅助检查： B 超：子宫、双附件未见异常。

西医诊断： ①反复 IVF-ET 失败；②异位妊娠；③盆腔炎性疾病；④继发性不孕症。

中医诊断： ①异位妊娠；②堕胎；③女性盆腔炎；④不孕症（脾肾不足，冲任不固）。

治则治法： 健脾补肾，益气固冲。

处方： 党参 15g，当归 12g，山药 15g，巴戟天 10g，枸杞子 15g，菟丝子 15g，淫羊藿 10g，盐杜仲 12g，茯苓 30g，桑寄生 15g，川续断 15g，炙黄芪 20g，太子参 15g，北沙参 15g，佛手 10g，香橼 10g，补骨脂 10g，覆盆子 15g。7 剂。

二诊：2018 年 1 月 5 日

患者服药后泛酸、腹冷、足凉好转，舌淡紫，苔薄白，脉沉细。尿

hCG（－）。

处方：党参 15g，当归 12g，山药 15g，巴戟天 10g，枸杞子 15g，菟丝子 15g，淫羊藿 10g，盐杜仲 12g，丹参 15g，川芎 10g，熟地黄 15g，牛膝 12g，赤芍 12g，桃仁 10g，益母草 15g，红花 10g，炙黄芪 15g，太子参 15g，北沙参 15g。7 剂。

三诊：2018 年 1 月 21 日

LMP：2018 年 1 月 13 日，月经周期第 9 天。经后腰酸，口干，纳可，眠安，二便调，舌淡紫，苔薄白，脉沉细。

处方：党参 12g，丹参 15g，当归 15g，羌活 10g，枸杞子 15g，菟丝子 15g，黄精 15g，淫羊藿 10g，盐杜仲 10g，茯苓 30g，桑寄生 30g，川续断 15g，太子参 15g，北沙参 15g，炙黄芪 15g。7 剂。

四诊：2018 年 2 月 2 日

月经周期第 21 天。近日腰酸，轻微腹痛，有透明拉丝状白带，舌脉同前。嘱患者安排同房。

处方：党参 15g，当归 12g，山药 15g，巴戟天 10g，枸杞子 15g，菟丝子 15g，淫羊藿 10g，盐杜仲 12g，菊花 10g，茯苓 30g，桑寄生 30g，川续断 15g。7 剂。

五诊：2018 年 3 月 3 日

近日泛酸，伴有腰酸，轻微腹痛，纳可，眠安，便略稀，舌淡紫，苔薄黄略腻，脉细滑。尿 hCG（＋）。

处理：

1. 测血 hCG。

2. 禁食山楂、肉桂、薏苡仁及寒凉食物等。

3. 必要时服嗣育保胎丸。

4. 腹痛、出血随诊。

患者于 2018 年 11 月顺利产下一健康婴儿。

按语　输卵管性不孕在中医古籍中没有明确的阐述，其内容散见于"无子""全不""断绪""月经不调""妇人腹痛"等中。金元时期朱丹溪的《格致余论》云："阴阳交媾，胎孕乃凝，所藏之处，名曰子宫，一系在下，上有两歧，一达于左，一达于右。"最早描述了女性生殖系统的生理解剖。《素问·奇病论》说："胞络者，系于肾。"其中所谓的"两歧""胞络"就是西医学中的输卵管。结合以上中医典籍，牛建昭教授认为输卵管因素所致的不孕需详辨本末虚实，不可一味讲湿热瘀阻，致犯虚虚实实之戒。本例患者因异位妊娠切除一侧输卵管，造影显示另一侧输卵管僵硬，提示瘀阻冲任，胞脉血行不畅，闭阻胞脉胞络而致不孕，有血瘀"标实"之证。患者在接受IVF-ET后一次未着床、一次生化妊娠，提示卵母细胞质量及子宫内膜环境欠佳。因肾藏精，精化气，肾气是生气之源，是生命活动的原动力，具有推动人体生长发育、促进人体生殖功能、防御外邪入侵的作用，故称为先天之本。先天肾气不足，加之后天房劳伤肾，肾虚血行迟滞致瘀，肾虚血瘀，冲任失养，闭阻胞脉而致不孕，有肾虚"本虚"之证。《傅青主女科》云："妇人有怀抱素恶不能生子者，人以为天恢之也，谁知是肝气郁结乎？"指出情绪不畅、血气不和、肝气不舒使任脉、带脉闭塞不通而致不孕。综合以上分析，本例患者属肾虚、肝郁、血瘀所致的输卵管性不孕，肾虚为根本，因此，牛建昭教授提出以补肾调周法为根本治疗大法。

初诊时为月经周期第37天，为经前期，患者经行量少、腹冷、手足凉、脉沉细等均提示脾肾不足，另月经有血块、痛经、情绪低落、舌淡紫提示肝郁气滞。治以补肾健脾、固摄冲任为主，疏肝解郁为辅。方中巴戟天、淫羊藿、盐杜仲、桑寄生、川续断、补骨脂、覆盆子等温补肾阳、温通经脉；枸杞子、菟丝子、北沙参等滋补肾精，为卵泡发育做前期准备；佐以党参、山药、茯苓、炙黄芪、太子参等健脾益气、固护肾气；少佐佛手、香橼疏肝理气、调畅气血，以维持正常生理功能。

二诊时，患者尚未转经，在原方基础上酌加桃红四物、丹参、牛膝、益母草等，因势利导，活血调经以推动气血运行，使胞宫排经通畅。

三诊时为月经周期第9天，为经后期，患者腰酸、口干、脉沉细，可辨证为肾阴虚，宜滋肾益阴、养血调冲为主，兼顾肾气，故在滋泡饮的基础上酌加丹参、羌活益气活血，并加重温肾药剂量，以促进卵细胞的发育与排出。

四诊时为月经周期第21天，患者已有透明拉丝状白带，提示氤氲之候出现，腰酸、轻微腹痛，故在原方滋养精血的基础上辅以当归、巴戟天、桑寄生等助阳调气活血之品，于静中求动，以触发排卵。患者2周后监测怀孕，并顺利分娩。

本例患者在调周治疗的同时，始终以补肾为本，着重补肾阴肾阳而兼顾肝脾气血，活血化瘀，疏肝通络，使气血阴阳平衡，以帮助卵泡、胚胎正常发育。

病案二

刘某，女，32 岁。初诊日期：2020 年 8 月 6 日。

主诉：未避孕未孕 2 年。

现病史：患者备孕 2 年，监测排卵 1 年，未孕。男方少弱畸形精子症治疗后正常。既往月经规律，6/30 天，LMP：2020 年 7 月 23 日。刻下症见：脾气急，偶有小腹隐痛，晨起恶心，有痰，难咳出，纳可，眠安，二便调，舌淡紫尖有瘀点，苔薄白，脉沉细。$G_1P_0A_1$。

既往史：2016 年 11 月计划外妊娠，行人工流产术。2020 年 6 月行腹腔镜下左侧卵巢巧克力囊肿剥除术。混合性结缔组织病病史 10 年；子宫肌壁间肌瘤病史 2 年。

西医诊断：①继发性不孕症；②子宫肌瘤；③盆腔子宫内膜异位症；④混合性结缔组织病。

中医诊断：①不孕症；②癥瘕（肾虚血瘀）。

治则治法：补肾活血，降逆止呕。

处理：

1. 处方：党参 12g，当归 12g，黄精 15g，枸杞子 15g，菟丝子 15g，淫羊藿 10g，丹参 15g，炒杜仲 10g，羌活 10g，法半夏 9g，旋覆花 10g，煅赭石 15g，竹茹 10g，干姜 4g，陈皮 6g，枳实 10g，茯苓 30g，醋柴胡 6g，麦冬 10g，炒栀子 10g。7 剂。

2. 检查 B 超、内分泌六项。

二诊：2020 年 8 月 13 日

月经周期第 22 天。月经周期第 17 天 B 超示子宫大小 3.9cm×3.9cm×3.5cm，内膜厚 0.6cm，右卵巢卵泡 1.9cm×1.0cm 陷入。

处方：党参 15g，当归 12g，菟丝子 15g，枸杞子 15g，女贞子 15g，淫羊藿 10g，炒杜仲 12g，山药 15g，醋香附 10g，芡实 15g，茯苓 30g，炒白术 20g，太子参 15g，延胡索 10g，乌药 10g。7 剂。

三诊：2020 年 8 月 21 日

月经周期第 30 天。小腹隐痛，脾气急，纳可，眠多梦，便溏。

处方：菟丝子 15g，巴戟天 10g，枸杞子 15g，党参 15g，山药 15g，杜仲 12g，肉苁蓉 10g，淫羊藿 10g，锁阳 10g，醋香附 10g，芡实 15g，茯苓 30g，炒白术 20g，太子参 15g，延胡索 10g，乌药 10g，炒酸枣仁 30g。7 剂。

四诊：2020 年 8 月 27 日

LMP：2020 年 8 月 22 日，周期 30 天。月经周期第 4 天（8 月 25 日）检查睾酮 1.78nmol/L↑（＜1.9nmol/L），甲状腺过氧化物酶抗体 51.59IU/mL↑（0～30IU/mL），甲状腺球蛋白抗体 292.32IU/mL↑（0～125IU/mL）。

处方：党参 12g，当归 12g，黄精 15g，枸杞子 15g，菟丝子 15g，女贞子 15g，淫羊藿 10g，枳壳 10g，郁金 10g，炒酸枣仁 20g。7 剂。

五诊：2020 年 9 月 3 日

月经周期第 13 天。纳呆，胃胀，时有反酸，眠安，二便调。

处方：党参 12g，当归 12g，黄精 15g，枸杞子 15g，菟丝子 15g，淫羊藿 10g，丹参 15g，炒杜仲 10g，羌活 10g，青皮 6g，陈皮 6g，茯苓 30g，佩兰 10g，鸡内金 10g，炒槟榔 10g，砂仁 6g（后下），龙眼肉 10g。7 剂。

六诊：2020 年 9 月 10 日

反酸，眠安，二便调。月经周期第 18 天（9 月 8 日）B 超示子宫内膜厚 0.7cm，回声不均，右卵巢最大卵泡 2.3cm×1.9cm。

处方：党参 12g，当归 12g，黄精 15g，枸杞子 15g，菟丝子 15g，淫羊藿 10g，丹参 15g，炒杜仲 10g，羌活 10g，茯苓 30g，炒白术 20g，芡实 15g，炒酸枣仁 20g，制远志 10g。7 剂。

七诊：2020 年 9 月 28 日

停经 38 天，自测尿 hCG 阳性。

处理：

1. 复查 hCG+ 孕酮。

2. 隔 1～2 天查 hCG 翻倍情况。

3. 告知孕期注意事项。

4. 孕 7 周末～8 周 B 超查胎心胎芽。

5. 阴道出血、腹痛加重随时就近就诊。

八诊：2020 年 10 月 1 日

现孕 5⁺⁵ 周，9 月 28 日 B 超宫内未见胎囊，hCG（＋），9 月 30 日 hCG 未见翻倍。9 月 26 日出血至今，色由黑转咖，目前使用叶酸、地屈孕酮、保胎灵。纳可，眠安，二便调。

处理：孕 6 周后复查孕囊。暂不服药。

九诊：2020 年 11 月 5 日

复查 B 超提示右侧宫外孕（已有卵黄囊），盆腔粘连严重，10 月 10 日行右侧输卵管切除术＋盆腔粘连松解术。

补充诊断：盆腔炎性疾病。

处方：党参 15g，当归 12g，菟丝子 15g，枸杞子 15g，女贞子 15g，淫羊藿 10g，炒杜仲 12g，山药 15g，炒酸枣仁 30g，制远志 10g，枳壳 10g，郁金 10g，桑寄生 20g，续断 20g。7 剂。

十诊：2020 年 12 月 3 日

LMP：2020 年 11 月 11 日，次日起肌注亮丙瑞林 3 个月，注射后排卵期出血。

处方：红藤 15g，败酱草 20g，紫花地丁 10g，连翘 10g，黄柏 10g，太子参 15g，乌药 10g，枳壳 10g，生栀子 10g，郁金 10g，延胡索 10g，制香附 10g。7 剂。

十一诊：2020 年 12 月 10 日

胸闷，纳呆，胃胀，昨夜整夜失眠，二便调。

处理：

1. 处方：党参 15g，当归 12g，菟丝子 15g，枸杞子 15g，女贞子 15g，淫羊藿 10g，炒杜仲 12g，山药 15g，茯苓 30g，佩兰 10g，鸡内金 10g，炒槟榔 10g，砂仁 6g（后下），龙眼肉 10g，醋柴胡 10g，青皮 6g，陈皮 6g，制远志 10g，石菖蒲 15g，炒酸枣仁 20g，郁金 10g。7 剂。

2. 外购雌激素软膏。

十二诊：2021 年 6 月 10 日

HPV16、18、45（＋），纳可，眠晚，二便调。LMP：2021 年 6 月 9 日。

补充诊断：HPV 感染。

处方：党参 15g，丹参 15g，当归 15g，川芎 10g，熟地黄 15g，川牛膝 12g，赤芍 12g，桃仁 10g，红花 10g，益母草 15g，桑寄生 20g，续断 20g，炒白术 20g，芡实 15g，炒酸枣仁 30g，制远志 10g，制香附 10g。6 剂。

十三诊：2021 年 6 月 17 日

月经周期第 9 天，腹部阵发性疼痛，余症同前。

处方：党参 12g，当归 12g，黄精 15g，枸杞子 15g，菟丝子 15g，女贞子 15g，淫羊藿 10g，延胡索 10g，制香附 10g，乌药 10g。7 剂。

十四诊：**2021 年 6 月 24 日**

月经周期第 16 天，两侧下腹痛。

处方：党参 12g，当归 12g，黄精 15g，枸杞子 15g，菟丝子 15g，淫羊藿 10g，丹参 15g，炒杜仲 10g，羌活 10g，郁金 10g，青皮 6g，陈皮 6g。7 剂。

十五诊：**2021 年 7 月 1 日**

月经周期第 23 天，腹痛未作，无特殊不适。

辅助检查：B 超示子宫形态欠规则，肌壁肌瘤 1.7cm×1.2cm，子宫内膜厚 0.8cm，右卵巢最大卵泡 2.1cm×1.7cm。

处方：党参 12g，黄精 15g，枸杞子 15g，菟丝子 15g，女贞子 15g，淫羊藿 10g，桑寄生 15g，续断 15g。7 剂，经后服。

十六诊：**2021 年 8 月 21 日**

LMP：2021 年 8 月 13 日，PMP：2021 年 7 月 9 日，3～5/35 天，纳眠可，二便调。

辅助检查：

1. B 超（7 月 16 日）：窦卵泡数＞7 个。

2. 甲状腺功能（－），女性激素六项（－），AMH 3.57ng/mL（8 月 15 日）。

处方：党参 12g，当归 12g，黄精 15g，枸杞子 15g，菟丝子 15g，淫羊藿 10g，丹参 15g，炒杜仲 10g，羌活 10g，枳壳 10g，郁金 10g，炒酸枣仁 30g。7 剂。

十七诊：**2021 年 9 月 4 日**

当地医院多次移植失败，拟再次取卵。9 月 3 日 B 超示左卵巢显示欠清，右卵巢 4～5 个卵泡。

处方：党参 15g，菟丝子 15g，枸杞子 15g，女贞子 15g，淫羊藿 10g，炒杜仲 12g，山药 15g，桑寄生 20g，续断 20g，绿萼梅 10g，炒酸枣仁 30g，茯苓 30g。6 剂。

十八诊：**2021 年 9 月 11 日**

月经周期第 30 天，脾气急，心烦，失眠多梦，二便调。

处方：党参 15g，菟丝子 15g，枸杞子 15g，女贞子 15g，淫羊藿 10g，炒杜仲 12g，山药 15g，桑寄生 20g，续断 20g，绿萼梅 10g，延胡索 10g，制香附 10g，制远志 30g，炒酸枣仁 30g。6 剂。

十九诊：2021 年 9 月 18 日

LMP：2021 年 9 月 14 日，月经周期第 5 天，本周期促排卵治疗，月经周期第 2～5 天注射重组人促卵泡激素（rFSH）300IU/d+ 醋酸西曲瑞克 0.25mg/d。

处方：党参 12g，当归 12g，黄精 15g，枸杞子 15g，菟丝子 15g，女贞子 15g，淫羊藿 10g，青皮 6g，陈皮 6g，炒酸枣仁 30g。7 剂。

二十诊：2021 年 9 月 23 日

月经周期第 6 天（9 月 19 日）内分泌：LH 0.68mIU/mL，E_2 511.17pg/mL，P 0.30ng/mL。B 超：内膜厚度 0.5cm，A 型；右卵巢 3.2cm×3.2cm，内见 7～8 个卵泡，较大者 1.3cm×1.3cm。生殖中心继予注射 rFSH 300IU/d+ 醋酸西曲瑞克 0.25mg/d，共 3 天。

月经周期第 9 天（9 月 22 日）B 超：内膜厚度 0.9cm，A 型；右卵巢内优势卵泡 1.6cm×1.4cm，4 个中等卵泡，4 个小卵泡。继予注射 rFSH 300IU/d+ 醋酸西曲瑞克 0.25mg/d，共 2 天。

月经周期第 10 天，乏力，情绪欠佳，失眠多梦，大便不成形，小便可。

处方：炒酸枣仁 30g，制远志 10g，太子参 15g，炙黄芪 15g，炒白术 20g，芡实 15g，山药 10g，醋五味子 5g，合欢皮 15g。7 剂。

二十一诊：2021 年 11 月 13 日

月经周期第 11 天（9 月 24 日）B 超：内膜厚度 0.9cm，A 型；右卵巢内最大卵泡 2.0cm×1.7cm，3 个大卵泡，3 个中等卵泡，4 个小卵泡。予注射 rFSH 150IU+ 重组人绒促性素 3000IU。

9 月 26 日于当地医院取卵 20 枚，配成 5 个胚胎，因患者有腹水，予全部冻存。

等待移植期间患者有正常性生活，月经逾期尚未来潮，伴恶心。

辅助检查：

11 月 6 日：hCG 275.20mIU/mL，P 23.1ng/mL。

11 月 7 日：hCG 377.64mIU/mL。

11 月 9 日：hCG 1016.73mIU/mL，P 25.91ng/mL。

11 月 24 日：B 超示宫内孕早孕，5^{+6} 周。

处理：

1. 告知孕期注意事项。

2. 7 周查胎心后建档。

3. 必要时口服嗣育保胎丸。

4. 若出现阴道出血、腹痛及时就诊。

随访：

11 月 18 日 B 超示宫内早孕，妊娠囊 1.5cm×1.0cm×1.2cm，可见卵黄囊，未见明显胎芽。11 月 24 日 B 超示宫内早孕，妊娠囊 2.3cm×2.9cm×0.8cm，胎芽长径 0.57cm，胎心搏动可见，宫内孕相当于 6^{+3} 周。

患者于 2022 年 7 月顺利生产一健康婴儿。

按语　近年来，要求中医调治的辅助生殖失败（取卵失败或反复胚胎移植着床失败）患者不断增加，牛建昭教授结合多年中医妇科临床经验，以及西医辅助生殖分期用药特点，探索出了一套成熟的中医调理方案。尝试使用中医手段综合治疗后，评估患者全身功能状况良好后再择期行取卵、胚胎移植术，明显提高了胚胎着床率、降低了早期妊娠失败概率。

胚胎移植术后着床失败或早期妊娠失败主要有两方面原因，一是"种子"问题，卵子或精子质量较差，造成受精卵或胚胎质量低下，容易在后面的发育过程中出现自然淘汰凋亡引起妊娠失败；二是"土壤"问题，母体状况较差，尤其是营养、子宫内膜、子宫腔及盆腔血液循环较差，或原有炎症湿瘀，引起胞宫不适于胚胎着床或继续发育，从而造成早期妊娠失败。因此，需从这两方面着手调理，既要改善"种子"质量，也要改善"土壤"情况，这样才能增加胚胎移植术后成功概率。不少反复胚胎移植失败患者经过调理，评估全身功能及卵泡、内膜状况良好后择期行胚胎移植术，确实能成功着床，顺利分娩健康婴儿。中医治疗可显著改善患者取卵前或胚胎移植前后的全身功能，改善盆腔及宫腔、卵巢状况，是一种行而有效、副作用小、经济实惠的辅助治疗方案，不孕患者不应该排斥中医调理。

本例患者多次移植失败，左卵巢因巧克力囊肿而切除，右输卵管妊娠后切除，伴盆腔粘连严重，术中松解粘连，在等待移植期间自然受孕。2021 年 9 月 3 日 B 超示左卵巢未见，右卵巢 4～5 个卵泡。2021 年 9 月 15 日于当地医院生殖中心促排卵，方案为重组人促卵泡激素＋注射用醋酸西曲瑞克。2021 年 9 月 26 日取卵 20 枚（仅右卵巢），配成 5 个鲜胚，因患者有腹水全部冻存。患者等待移植期间有正常性生活，11月月经逾期未至，自觉恶心，11月6日查血hCG（＋），11月24日B超提示宫内孕，胎心、胎芽可见。2022年7月成功产下一健康婴儿。

牛建昭教授认为对于盆腔炎性疾病导致不孕的患者，应以补肾活血为治疗大法。瘀血阻滞冲任胞脉是盆腔炎的核心病机，瘀血是慢性盆腔炎的基础病理改变，最终导致胞脉气血运行受阻，瘀滞不通。"瘀"的存在是慢性盆腔炎缠绵难愈、反复发作的根源，久病及肾，肾气虚则无力推动气血运行，加重瘀血形成，瘀血与肾虚相互影响、相互关联，增加了慢性盆腔炎的复杂性。本病病位在冲任胞宫，瘀血为主要病机，是以实证为主的虚实夹杂证。牛建昭教授以中药序贯疗法促进胞宫藏泄，在此基础上，补肾疏肝、活血行气、清热利湿、化瘀通络，推动气血运行，消散湿毒瘀血，进一步改善子宫、卵巢气血，使胞宫得以濡养。患者巧克力囊肿剥除术后求子，2020年8月6日开始中药治疗，经治怀孕（宫外孕），切除患侧输卵管后拟行IVF-ET，其间全程中药调理，长达1年，患者依从性好，在等待移植期间宫内自然妊娠。

病案三

刘某，女，31岁。初诊日期：2014年3月11日。

主诉：未避孕未孕3年余。

现病史：患者未避孕未孕3年。因输卵管不通于当地医院行IVF，取卵20枚，移植3次均失败，一次未着床，一次生化，现有14个冻胚。2011年1月因停经36天、阴道少量褐色分泌物就诊于当地另一医院，测尿妊娠试验阳性，查B超示右侧输卵管包块，考虑右侧输卵管妊娠，腹腔镜下行右侧输卵管开窗取胚术。2013年因阑尾炎导致右侧输卵管粘连，行腹腔镜下阑尾切除术＋右侧输卵管切除术，术后右下腹隐痛，带下量中，无异味，无阴痒，外院诊断为"盆腔炎，盆腔粘连"。已婚，G_1P_0，本周期未避孕。既往月经规律，5/34天，LMP：2014年2月25日，量少，轻度痛经，血块多，色鲜红，怕冷，手足凉，乏力，纳可，眠安，二便调，舌淡紫，苔薄黄，脉沉细。

既往史：否认慢性病史，否认食物及药物过敏史。

辅助检查：

1. B超（2014年3月10日）：左卵巢最大卵泡1.8cm×1.5cm。

2.激素六项（2014 年 2 月 27 日）：FSH 4.54mIU/mL，LH 5.49mIU/mL，E$_2$ 32.33pg/mL，P 0.14ng/mL，T 2.39ng/mL，PRL 9.13ng/mL。

西医诊断：①继发性不孕症；②盆腔炎性疾病；③异位妊娠史。

中医诊断：①月经不调；②慢性盆腔炎（脾肾阳虚）。

治则治法：补肾助阳，温脾益气。

处方：茯苓 15g，炒白术 15g，太子参 15g，北沙参 15g，炙黄芪 20g，党参 15g，巴戟天 10g，枸杞子 15g，菟丝子 15g，淫羊藿 10g，炒杜仲 12g，山药 15g，何首乌 12g。7 剂。

二诊：2014 年 3 月 18 日

月经周期第 13 天 B 超监测内膜厚度 0.82cm，左卵巢最大卵泡 1.8cm×1.3cm。

处方：何首乌 12g，炒杜仲 12g，党参 15g，怀山药 15g，菟丝子 15g，枸杞子 15g，淫羊藿 10g，醋柴胡 10g，陈皮 6g，炙黄芪 20g，太子参 15g，北沙参 15g，当归 12g，巴戟天 10g，郁金 10g。7 剂。

三诊：2014 年 3 月 29 日

LMP：2014 年 3 月 25 日，量中。刻下症见：阴道少量出血，眠晚，早醒，纳可，二便调。

处方：菟丝子 15g，女贞子 15g，枸杞子 15g，黄精 15g，当归 12g，党参 12g，淫羊藿 10g，炒酸枣仁 20g，石菖蒲 10g，制远志 10g，黄芪 20g，太子参 15g，桔梗 10g，黄芩 10g，金银花 10g。7 剂。

四诊：2014 年 5 月 13 日

LMP：2014 年 4 月 15 日，平日血压 150/110mmHg，最高曾至 160/120mmHg，服苯磺酸氨氯地平后血压降至 130/80mmHg，当地医院诊断为原发性高血压。刻下症见：手脚麻，大便可。

处方：制何首乌 12g，当归 12g，炒杜仲 12g，党参 15g，怀山药 15g，菟丝子 15g，枸杞子 15g，巴戟天 10g，淫羊藿 10g，肉苁蓉 5g，醋柴胡 10g，郁金 10g，青皮 6g，陈皮 6g，乌药 10g，香附 10g，茯苓 15g，炒白术 15g，太子参 15g，北沙参 15g，生石膏 30g（先煎），炙黄芪 15g。7 剂。

五诊：2014 年 5 月 20 日

LMP：2014 年 5 月 18 日，无不适。

处方：当归 12g，黄精 15g，枸杞子 15g，菟丝子 15g，女贞子 15g，淫羊藿 10g，茯苓 30g，太子参 15g，北沙参 15g，炙黄芪 20g，香附 10g，醋柴胡 10g，郁金 10g，党参 12g，炒白术 15g。7 剂。

六诊：2014 年 6 月 17 日

患者目前处于经前期。

处方： 制何首乌 12g，当归 12g，炒杜仲 12g，党参 15g，怀山药 15g，菟丝子 15g，枸杞子 15g，巴戟天 10g，淫羊藿 10g，醋柴胡 10g，陈皮 10g，粉葛根 10g，党参 15g，北沙参 15g，天冬 15g，麦冬 15g。7 剂。

七诊：2014 年 9 月 30 日

LMP：2014 年 9 月 6 日，5/28 天。8 月 6 日 IVF-ET 失败，生化妊娠，移植 1 个月后阴道出血，冻存 14 个胚胎。拟于 11 月再行 IVF。

处方： 巴戟天 10g，红藤 15g，败酱草 20g，炙黄芪 30g，太子参 15g，北沙参 15g，乌药 10g，小蓟 10g，炒白术 25g，茯苓 30g，淫羊藿 10g，香附 10g，炙延胡索 12g。7 剂。

八诊：2014 年 10 月 7 日

患者目前处于经前期。

处方： 制何首乌 12g，当归 12g，炒杜仲 12g，党参 15g，怀山药 15g，菟丝子 15g，枸杞子 15g，巴戟天 10g，淫羊藿 10g，香附 10g，乌药 10g，炙延胡索 12g，茯苓 30g，炙黄芪 20g，太子参 15g，北沙参 15g。7 剂。

九诊：2014 年 10 月 18 日

LMP：2014 年 10 月 8 日，患者服药后无不适。

处方： 菟丝子 15g，枸杞子 15g，黄精 15g，当归 12g，党参 12g，淫羊藿 10g，丹参 15g，羌活 10g，杜仲 10g，火麻仁 20g，枳壳 10g，升麻 10g。7 剂。

十诊：2014 年 10 月 28 日

患者服药后痛经、睡眠、带下改善，血块多，近日消化不良，腹泻，便黏。

处方： 制何首乌 12g，当归 12g，炒杜仲 12g，怀山药 15g，菟丝子 15g，枸杞子 15g，巴戟天 10g，淫羊藿 10g，肉苁蓉 10g，茯苓 30g，炒白术 25g，石菖蒲 10g，郁金 10g，黄芩 15g，厚朴 10g，炒枳实 10g，火麻仁 15g，炙黄芪 20g，太子参 15g，北沙参 15g，党参 15g，锁阳 10g，莱菔子 15g。7 剂。

十一诊：2014 年 11 月 9 日

LMP：2014 年 11 月 6 日，月经周期第 4 天，量多，血块多，大便不成形，痛经、睡眠、带下改善。

处方：椿皮 10g，败酱草 20g，黄柏 10g，连翘 10g，炒白术 25g，生薏苡仁 30g，当归 12g，黄精 15g，枸杞子 15g，菟丝子 15g，女贞子 15g，淫羊藿 10g，巴戟天 10g，锁阳 10g，紫石英 20g（先煎），覆盆子 15g，郁金 10g，醋柴胡 10g，党参 12g，补骨脂 10g，红藤 15g。16 剂。

十二诊：2014 年 11 月 18 日

月经周期第 13 天，小腹隐痛，多梦，眠不解乏，大便溏稀。

处方：菟丝子 15g，枸杞子 15g，黄精 15g，当归 12g，党参 12g，淫羊藿 10g，丹参 15g，羌活 10g，杜仲 10g，炙黄芪 12g，红藤 15g，黄柏 10g，茯苓 30g，石菖蒲 10g，醋柴胡 10g，青皮 6g，陈皮 6g，郁金 10g，酸枣仁 20g，制远志 10g，生白芍 15g。7 剂。

十三诊：2014 年 11 月 25 日

患者服药后睡眠、大便改善，恶寒。

处方：制何首乌 12g，当归 12g，炒杜仲 12g，党参 15g，怀山药 15g，枸杞子 15g，巴戟天 10g，淫羊藿 10g，锁阳 10g，肉苁蓉 10g，茯苓 30g，炙黄芪 20g，香附 10g，乌药 10g，菟丝子 15g，北沙参 15g，炒白术 25g。7 剂。

十四诊：2014 年 12 月 7 日

LMP：2014 年 12 月 7 日，月经周期第 1 天，量多，无恶寒。

处方：桃仁 10g，红花 10g，川芎 10g，熟地黄 15g，赤芍 12g，丹参 15g，党参 15g，川牛膝 12g，茯苓 30g，炙延胡索 10g，当归 15g，益母草 15g。7 剂。

十五诊：2016 年 4 月 13 日

停诊 1 年 3 个月。LMP：2016 年 3 月 27 日，5/30 天，量正常，无痛经，经期大便稀。2015 年 11 月行宫腔粘连松解术。2016 年 3 月取出宫内节育器，宫腔镜检查正常。刻下症见：腰痛，纳可，眠安，二便调，怕冷，舌淡红，苔白，脉细滑。月经周期第 10 天 B 超示子宫内膜厚度 0.8cm。

处方：菟丝子 15g，枸杞子 15g，黄精 15g，当归 12g，党参 12g，淫羊藿 10g，丹参 15g，羌活 10g，杜仲 10g，补骨脂 10g，覆盆子 15g，炒白术

30g。7 剂。

十六诊：2016 年 4 月 20 日

双侧乳房胀痛，纳可，眠安，二便调，怕冷，手凉，口苦，口干，多饮，舌淡紫，苔薄黄，脉沉细。

处方：菟丝子 15g，巴戟天 10g，枸杞子 15g，党参 15g，山药 15g，杜仲 12g，肉苁蓉 10g，淫羊藿 10g，锁阳 10g，当归 12g，绿萼梅 10g，郁金 10g，陈皮 6g，补骨脂 10g，覆盆子 15g，天冬 20g，麦冬 20g，石斛 10g，炒白术 30g，炒山楂 10g，菊花 5g。7 剂。

十七诊：2016 年 5 月 7 日

LMP：2016 年 4 月 28 日，月经周期第 2 天头痛甚，伴呕吐、泄泻，无腹痛。刻下症见：腰酸痛，口干喜热饮，纳可，眠安，二便调，舌淡尖红，苔白黄微腻。

处方：麦冬 20g，石斛 10g，菟丝子 15g，枸杞子 15g，黄精 15g，当归 12g，党参 12g，淫羊藿 10g，丹参 15g，羌活 10g，杜仲 10g，制香附 10g，乌药 10g，枳实 10g，生白芍 15g，生黄芩 15g。7 剂。

十八诊：2016 年 6 月 1 日

2016 年 5 月移植 2 个冻胚，5 月 16 日用黄体酮阴道缓释凝胶后有少量淡白色分泌物，持续至 5 月 30 日。5 月 28 日（移植后第 12 天）查血 β-hCG 0.4IU/L。LMP：2016 年 5 月 30 日，量偏多，无痛经及血块，色暗，口干，舌质红有齿痕，苔白厚，脉细滑。

处方：桃仁 10g，红花 10g，当归 15g，川芎 10g，党参 15g，丹参 15g，益母草 15g，川牛膝 12g，生地黄 15g，丹皮 10g，煅龙骨 20g（先煎），煅牡蛎 20g（先煎），山药 20g，天冬 20g，麦冬 20g，石斛 10g，延胡索 10g，枳壳 10g，炒栀子 10g。7 剂。

十九诊：2016 年 6 月 11 日

IVF 失败，现有 4 个冻胚。月经周期第 4 天偏头胀痛。刻下症见：疲倦，嗜睡，咽痛，纳可，眠安，二便调，心烦，舌淡尖红，苔白，脉弦。

处理：

处方一：桔梗 10g，麦冬 12g，石斛 10g，枳壳 10g，炒栀子 10g，金银花 10g，青皮 6g，陈皮 6g，枳实 10g，芡实 10g，白术 10g，菟丝子 15g，枸杞子 15g，黄精 15g，当归 12g，党参 12g，淫羊藿 10g，丹参 15g，羌活

10g，杜仲 10g。7 剂。

处方二：清咽滴丸，含服，每日 3 次，每次 6 粒。

二十诊：2016 年 6 月 29 日

LMP：2016 年 6 月 24 日，量中，无痛经。刻下症见：大便干稀不调，疲乏困倦，口干心烦，舌质淡尖红，苔薄白，脉细滑。

处方：菟丝子 15g，女贞子 15g，枸杞子 15g，黄精 15g，当归 12g，党参 12g，淫羊藿 10g，麦冬 12g，石斛 10g，百合 20g，枳壳 10g，炒山楂 10g，生白芍 20g，刺五加 10g，青皮 6g，陈皮 6g，莲子 10g，郁金 10g。7 剂。

二十一诊：2016 年 7 月 9 日

患者服药后疲乏困倦明显好转，3 天前偏头痛 1 次，小腹坠痛，诊为盲肠炎，现胃痛，舌淡红有齿痕，苔白，脉沉弦。

处方：菟丝子 15g，枸杞子 15g，黄精 15g，当归 12g，党参 12g，淫羊藿 10g，丹参 15g，羌活 10g，杜仲 10g，香附 10g，乌药 10g，枳实 10g，生白芍 15g，生黄芩 15g。7 剂。

二十二诊：2017 年 1 月 14 日

LMP：2017 年 1 月 14 日。PMP：2016 年 9 月 10 日。刻下症见：耳鸣，大便溏或秘结不调。药后经前头痛消失，疲乏，入睡晚，舌红，苔黄，脉沉细。

处方：桃仁 10g，红花 10g，当归 15g，川芎 10g，党参 15g，丹参 15g，益母草 15g，川牛膝 12g，茯苓 30g，炒白术 30g，山药 20g，钩藤 15g，首乌藤 30g，鸡血藤 15g，芡实 15g，制五味子 15g。7 剂。

二十三诊：2017 年 1 月 21 日

LMP：2017 年 1 月 14 日，经期 6 天，量中，色红，无痛经，无头痛。刻下症见：乏力，偶有耳鸣，药后大便溏好转，口干口渴，舌红，苔黄腻，脉沉细。

处方：麦冬 12g，石斛 10g，菟丝子 15g，枸杞子 15g，黄精 15g，当归 12g，党参 12g，淫羊藿 10g，丹参 15g，羌活 10g，杜仲 10g，钩藤 15g。7 剂。

二十四诊：2017 年 2 月 11 日

LMP：2017 年 2 月 11 日，量中色红，轻痛经。刻下症见：头晕，耳鸣，舌红，苔白黄腻，脉弦。

处方：桃仁 10g，红花 10g，当归 15g，川芎 10g，党参 15g，丹参 15g，益母草 15g，川牛膝 12g，制香附 10g，乌药 10g，延胡索 10g，生艾叶 9g，钩藤 15g。7 剂。

二十五诊：**2017 年 2 月 25 日**

头痛、眼眶痛，安静时耳鸣，舌淡红，苔薄白，脉沉细。拟于 3 月促排取卵后行宫腔粘连松解术。

辅助检查（2 月 21 日）：

1. 性激素六项 +AMH：AMH 3.11ng/mL，FSH 4.68mIU/mL，LH 9.8mIU/mL，P 18ng/mL，T 0.04ng/mL，PRL 13.49ng/mL，E_2 96.82pg/mL。

2. 卵泡监测：左侧卵巢 3 个卵泡，右侧卵巢 4 个卵泡。

处方：菟丝子 15g，枸杞子 15g，黄精 15g，当归 12g，党参 12g，淫羊藿 10g，丹参 15g，羌活 10g，杜仲 10g，钩藤 15g，川芎 12g，藁本 10g。11 剂。

二十六诊：**2017 年 3 月 18 日**

LMP：2017 年 3 月 11 日，3 月 15 日开始口服炔雌醇环丙孕酮片，采用长方案（当地医院），计划于 3 月 31 日检查激素六项及宫腔镜。刻下症见：大便黏，夜尿频，头痛，乏力，疲倦，焦虑，纳可，眠安，舌黯尖红，苔白，脉沉细。

处方：枳壳 10g，覆盆子 15g，制香附 10g，乌药 10g，川芎 12g，藁本 10g，枳实 10g，郁金 10g，炙黄芩 15g，火麻仁 20g。7 剂。

二十七诊：**2017 年 4 月 1 日**

3 月 21 日宫腔镜提示子宫内膜炎，行宫腔粘连松解术。3 月 31 日开始注射重组人生长激素 + 醋酸曲普瑞林至月经来潮，B 超监测双卵巢均有 3 个卵泡。刻下症见：大便干，纳可，眠安，乏力，舌淡，脉沉细。

处方：火麻仁 20g，玉竹 20g，玄参 15g，北沙参 15g，黄精 15g。7 剂。

二十八诊：**2017 年 5 月 3 日**

5 月 1 日在当地医院取卵 15 枚，配成 8 个，培养囊胚成功 1 次，染色体检查后剩余 6 个。患者取卵后有腹水，口服阿奇霉素。LMP：2017 年 4 月 11 日。刻下症见：腹痛腹胀，纳差，胃胀痛，眠易醒，乏力，口干，舌红，苔黄，脉细。

处方：菟丝子 15g，巴戟天 10g，枸杞子 15g，党参 15g，山药 15g，杜仲 12g，肉苁蓉 10g，淫羊藿 10g，锁阳 10g，当归 12g，大腹皮 15g，茯苓皮 15g，佛手 10g，青、陈皮各 6g，鸡内金 10g，炒酸枣仁 30g，佩兰 10g，制远志 10g，麦冬 20g。7 剂。

二十九诊：**2017 年 5 月 31 日**

LMP：2017 年 5 月 11 日，计划于 6 月移植。3 月 21 日外院宫腔镜检查示宫颈内口粘连，术中冷刀剪除粘连带。病理：子宫内膜炎。嘱口服妇科千金片。眠晚，大便黏。

处方：菟丝子 15g，巴戟天 10g，枸杞子 15g，党参 15g，山药 15g，杜仲 12g，肉苁蓉 10g，淫羊藿 10g，锁阳 10g，当归 12g，枳实 10g，厚朴 10g，玉竹 20g，郁金 10g，莱菔子 15g，炙黄芪 15g，火麻仁 20g。7 剂。

三十诊：**2017 年 6 月 21 日**

停经 42 天，入睡困难，眠差，纳可，大便黏，舌尖红，苔薄黄。未避孕，计划下周期移植。6 月 17 日尿 hCG 阴性。

处方：菟丝子 15g，巴戟天 10g，枸杞子 15g，党参 15g，山药 15g，杜仲 12g，肉苁蓉 10g，淫羊藿 10g，锁阳 10g，当归 12g，枳实 10g，厚朴 10g，玉竹 20g，郁金 10g，莱菔子 15g，炙黄芪 15g，火麻仁 20g。7 剂。

三十一诊：**2017 年 6 月 28 日**

已行 5 次 IVF-ET 均失败，1 次生化妊娠，4 次未着床，存 6 个冻胚，本月已进入移植周期。LMP：2017 年 6 月 22 日，经期 4 天。从月经周期第 3 天起口服戊酸雌二醇片 2mg，每日 2 次。刻下症见：偏头痛，口干，舌红，苔白厚，脉浮数。

处方：菟丝子 15g，女贞子 15g，枸杞子 15g，黄精 15g，当归 12g，党参 12g，淫羊藿 10g，川芎 10g，藁本 10g，麦冬 20g，石斛 10g。7 剂。

三十二诊：**2017 年 7 月 12 日**

眠易醒，口干乏力，纳可，二便调，舌尖红，苔薄黄，脉细。复查宫腔镜子宫内膜未见异常。用药情况：自月经周期第 3 天起，口服戊酸雌二醇片，每次 2mg，每日 2 次；口服妇科千金片 1 个月；7 月 11 日开始肌注达肝素 5000IU/d，阴道用他达拉非 20mg/d。

处方：炒酸枣仁 30g，制远志 10g，炒栀子 10g，首乌藤 30g，鸡血藤 15g，麦冬 20g，石斛 10g，青皮 6g，陈皮 6g。7 剂。

三十三诊：2017 年 8 月 2 日

停经 40 余天，移植后 9 天，β-hCG 128.6IU/L，P 7.58ng/mL，E_2 1411.34pg/mL。

患者于 2018 年足月分娩一健康婴儿。

按语　盆腔炎性疾病若未经及时、准确的诊断和治疗，将导致异位妊娠、输卵管炎等后遗症。此外，输卵管炎可由相邻组织器官炎症累及导致，如子宫内膜炎、宫颈炎等生殖道炎症，以及阑尾炎、腹膜炎等，导致输卵管管腔粘连、狭窄、阻塞，甚至出现积水，最终引起宫外孕或不孕症的发生。

牛建昭教授认为慢性盆腔炎多为本虚标实，正气不足，寒湿、瘀热之邪内侵，阻滞气血。其主要病机可概括为肝郁脾虚、痰湿凝滞、气滞血瘀、肾气亏虚等。尽管本病在临床上可分数型，但牛建昭教授总结多年临床经验发现，一些久治不愈或难治性慢性盆腔炎在辨证分型上往往是相互交叉、虚实夹杂的。急性盆腔炎以热毒为主，兼有湿邪和瘀血阻滞；慢性盆腔炎热毒不重，瘀滞与湿邪并存，多由急性盆腔炎迁延不愈而形成，但久病正气不足，耗伤气血，在治疗时应以扶正祛邪、补气化瘀散结、疏肝理气止痛为主，在用药方面注重保护脾胃，因为脾胃为后天之本、水谷化生之源，"四季脾旺不受邪"。在治疗盆腔炎的过程中，牛建昭教授主以清热利湿，辅以理气化瘀散结调畅情志，同时根据月经周期阴阳转化、全身和局部气血的变化情况兼以顾护脾肾。周期疗法论治慢性盆腔炎体现了照顾生理兼顾气血、攻补兼施的治疗原则。

本例患者既往有异位妊娠史、阑尾炎并发同侧输卵管粘连史，手术切除阑尾及患侧输卵管，子宫输卵管造影提示双侧输卵管阻塞，故行 IVF。反复 IVF 失败，宫腔镜检查提示宫腔粘连，行宫腔镜下宫腔粘连松解术，考虑与盆腔及子宫内膜微环境差有关。尽管辅助生殖技术已经使不孕症的治疗有了新的突破，但其临床妊娠率仍然有限，且此类患者盆腔及子宫内环境差是 IVF 失败的主要原因，联合中医治疗可有所助益。

牛建昭教授在治疗时注重用药平和，严格掌握其用量。肾为先天之本，脾胃为后天之本、气血生化之源，脾与肾相互资生、相互促进。脾主运化的功能依赖于肾气的资助和调节，肾藏精的功能亦依赖于脾运化的水谷精微的充养。牛建昭教授在处方中时时注意顾护脾胃、调和阴阳，多使用党参、炒白术、茯苓、黄芪、山药等补脾益气，并时时关注患者的情绪、饮食、睡眠、二便情况，以针对性用药。三十诊后，患者一次移植受孕，顺产1子，提示我们在治疗盆腔炎性疾病导致的不孕症时需注意该病迁延难愈、容易反复的特点，足疗程用药，在IVF前及移植后给患者建立足够的信心。

病案四

宋某，女，32岁。初诊时间：2022年2月21日。

主诉：宫腔粘连松解术后不孕1年。

现病史：患者13岁月经初潮，平素月经周期4～5/28天，量中，色红，无痛经。2019年因葡萄胎行清宫术，术后宫腔粘连，2020年9月宫腔镜分离置环，2020年11月取出宫内节育器，其后未避孕一直未孕。LMP：2022年2月20日，量中，色暗，有血块，头痛，无痛经，无腰酸，无腹冷，便稀，纳可，眠差多噩梦，小便调，乏力，脾气急，舌紫黯体胖，苔薄白略腻，脉弦细。G_2P_1。

既往史：否认药物及食物过敏史，否认慢性病史。

辅助检查（2021年10月10日）：FSH 4.16mIU/mL，LH 5.03mIU/mL，E_2 72.22pg/mL，P 0.53ng/mL，PRL 10.24ng/mL，T 0.2ng/mL。

西医诊断：①继发性不孕症；②卵巢功能减退；③盆腔炎性疾病。

中医诊断：①不孕症；②女性盆腔炎（湿热瘀结）。

治则治法：清热祛湿，理气化瘀。

处方：党参15g，当归15g，丹参15g，白芍12g，赤芍12g，川芎12g，桃仁10g，红花10g，益母草15g，牛膝15g，醋香附12g，醋延胡索10g，桑寄生15g，续断15g，生艾叶9g，乌药12g，郁金12g，麸炒枳壳10g，大枣10g，炙甘草8g，制远志10g，炒酸枣仁30g，首乌藤30g，麦冬20g，合欢皮15g，百合20g。7剂。

二诊：2022年3月4日

LMP：2022年2月20日，7/30天，经行量中，色暗，有血块，头痛，无痛经，无腰酸，无腹冷，便稀。刻下症见：纳可，眠差多噩梦，早醒（出差），二便调，乏力好转，脾气急，舌紫黯体胖，苔薄白略腻，脉弦细。

辅助检查（2022年3月4日）：监测排卵，月经周期第13天内膜厚0.8cm，右卵巢最大卵泡1.99cm×1.49cm。

处理：

1. 3 月 5 日、3 月 7 日安排同房。

2. B 超监测排卵（3 月 7 日）。

3. 处方：党参 15g，当归 15g，菟丝子 15g，枸杞子 12g，炙淫羊藿 12g，酒黄精 15g，郁金 12g，麸炒枳壳 10g，炙甘草 8g，大枣 10g，丹参 15g，羌活 10g，盐杜仲 15g，制远志 10g，炒酸枣仁 30g，首乌藤 30g，麦冬 20g，合欢皮 15g，百合 20g，炙黄芪 20g，太子参 15g，牡丹皮 12g，炒栀子 8g。5 剂。

三诊：2022 年 3 月 7 日

纳可，眠差多噩梦，早醒（出差），二便调，乏力好转，脾气急，舌紫黯体胖，苔薄白略腻，脉弦细。

辅助检查（2022 年 3 月 7 日）：监测排卵，月经周期第 16 天内膜厚 0.9cm（回声欠均），未见优势卵泡，盆腔少量积液。

处理：

1. 测定血清孕酮＋雌二醇。

2. 口服地屈孕酮片，每次 10mg，每日 2 次，连服 10 天。

四诊：2022 年 4 月 2 日

LMP：2022 年 3 月 20 日，7/29 天，经行量中，色暗，有血块，无头痛，无痛经，腰酸，腹冷无，便稀。刻下症见：纳可，眠差，多梦减轻，无噩梦，二便调，乏力，脾气急，舌紫黯体胖尖有瘀点，苔薄白，脉弦细。

辅助检查（2022 年 3 月 14 日）：E_2 151.05pg/mL，P 016.84ng/mL。

处理：

1. B 超监测排卵。

2. 口服雌二醇片 / 雌二醇地屈孕酮片复合包装，每次 1 片，每日 1 次。

3. 处方：党参 15g，当归 15g，菟丝子 15g，枸杞子 12g，炙淫羊藿 12g，酒黄精 15g，郁金 12g，麸炒枳壳 10g，大枣 10g，炙甘草 8g，丹参 15g，羌活 10g，盐杜仲 15g，葛根 12g，黑豆 30g，天冬 10g，麦冬 20g，炙黄芪 20g，太子参 15g，制远志 10g，炒酸枣仁 30g，合欢皮 15g，百合 20g。5 剂。

五诊：2022 年 4 月 8 日

纳可，眠安，多梦减轻，无噩梦，二便调，乏力，脾气急，舌紫黯体胖尖有瘀点，苔薄白，脉弦细。

辅助检查（2022 年 4 月 8 日）：监测排卵，月经周期第 20 天内膜厚 0.6cm，双卵巢均＞10 个卵泡 / 切面。

处理：

1.B 超监测排卵。

2. 处方：党参 15g，当归 12g，菟丝子 15g，枸杞子 12g，炙淫羊藿 12g，酒女贞子 15g，郁金 12g，麸炒枳壳 10g，炙甘草 8g，大枣 10g，麸炒山药 15g，制巴戟天 12g，盐杜仲 15g，锁阳 10g，葛根 12g，黑豆 30g，天冬 10g，麦冬 20g，炙黄芪 20g，太子参 15g，制远志 10g，炒酸枣仁 30g，首乌藤 30g，合欢皮 15g，百合 20g，酒苁蓉 10g，桑寄生 15g，续断 15g。14 剂。

六诊：2022 年 4 月 22 日

现孕 4^{+5} 周，无阴道出血，伴腰酸，纳可，眠安，多梦减轻，无噩梦，二便调，乏力，脾气急，舌紫黯体胖尖有瘀点，苔薄白，脉弦细滑。

辅助检查：

1. 血 β–hCG（2022 年 4 月 21 日）：560mIU/mL。

2. 雌二醇 + 血清孕酮（2022 年 3 月 14 日）：E$_2$ 151.05pg/mL，P 16.84ng/mL。

处理：

1. 定期复查血 β–hCG、孕酮、雌二醇。

2. 口服地屈孕酮片，每次 10mg，每日 2 次。

3. 处方：党参 15g，当归 12g，菟丝子 15g，黄芩 15g，麸炒白术 20g，北沙参 15g，郁金 10g，麸炒枳壳 6g，大枣 10g，炙甘草 8g，麸炒山药 15g，砂仁 6g（后下），盐杜仲 15g，麦冬 10g，百合 20g，炙黄芪 20g，太子参 15g，制远志 10g，炒酸枣仁 30g，首乌藤 30g，桑寄生 20g，续断 20g。5 剂。

4. 其他：腹痛、阴道出血、腰酸均属于先兆流产的表现，目前尚不明确妊娠在宫内还是宫外，保胎治疗存在一定风险，中药保胎亦存在失败的可能，观察及药物治疗期间如有明显腹痛伴有阴道出血则随诊。保胎期间应减少活动，注意休息，禁房事。

患者于 2023 年 1 月顺利生产一健康婴儿。

按语　宫腔粘连指宫腔肌壁和 / 或宫颈管的全部或部分闭锁。任何子宫手术都有可能导致宫腔粘连。宫腔镜是目前宫腔粘连诊断和治疗的金标准，宫腔镜下宫腔粘连分离术是治疗宫腔粘连的标准方法，但术后仍有部分患者形成新的粘连。宫腔粘连所导致的月经过少、闭经、腹痛、流产、不孕等一系列症状严重困扰着女性的日常生活。

中医无宫腔粘连之病名，据其临床表现可将其归于"月经过少""闭经""不孕症"等范畴。宫腔粘连患者多有宫腔手术史，金刃易损伤胞宫脉络，手术过程中如消毒不严或患者术后摄生不慎，易致湿热之邪入侵胞宫胞脉，导致冲任、胞脉瘀滞，局部气血运行不畅，气滞而血瘀，或湿热瘀结，血海阻隔，影响经血的顺利下行；同时，刮宫过度或刮宫不慎易损伤精血肾气，导致精亏血少，冲任血海空虚，无以助膜长养，从而引起月经过少，甚或闭经、不孕症。其病机不外虚、热、瘀，而"瘀"则为其病机关键。针对其病机，临床重视周期治疗，结合月经周期中肾阴阳消长、气血盈亏的规律性变化，以活血化瘀、清热利湿、补肾健脾、助膜长养为治疗大法，分期治疗。经期子宫表现为泻而不藏的特点，治疗亦应因势利导，以泻为主，除旧生新，使经血顺利下行，忌用酸涩收敛之品，以防留邪之虞。常选用当归、赤芍、川芎、益母草、牛膝等。当归、赤芍、川芎、益母草活血化瘀，牛膝引血下行；情绪低落者，可加合欢皮、百合解郁宁心；伴入睡困难者，可加制远志、炒酸枣仁、首乌藤养血安神定志；乏力明显者，可加党参、黄芪。宫腔粘连行宫腔镜下粘连分离术过程中容易损伤内膜，手术后局部内膜易形成瘢痕组织，影响孕卵的着床及血液供应，从而致不孕或胚胎停育。肾藏精，精化气血，为孕育提供物质基础。肾精、肾气一方面为卵泡的生长发育提供精微物质与动力，另一方面促使子宫内膜的生长转化，为胚胎着床与进一步生长发育打下良好基础。肾精肾气促使卵泡与内膜的生长发育都离不开"后天之本"脾胃通过运化水谷精微所提供的气血等精微物质。经后期为阴长期，此时调理以"补"为要，使精血化生，内膜长养，暖巢助孕。常选用党参、黄芪、白术、山药、桑寄生、菟丝子、肉苁蓉等。补肾健脾以促卵泡发育，助内膜长养；同时配以宣散之品调节内膜血供、改善微循环，促进孕卵的着床。

本例患者因葡萄胎清宫致子宫内膜受损，宫腔粘连，虽行宫腔镜下粘连分离术，但内膜受损而致不孕。据患者之病机分期调养，结合B超监测卵泡，指导患者适时同房，终能获孕，后继续随访，患者孕7周胎心胎芽可见，并于2023年足月分娩一子。

病案五

郑某，女，36 岁。初诊日期：**2021 年 4 月 5 日。**

主诉：未避孕未孕 7 年，月经量少，辅助生殖术前。

现病史：患者备孕 7 年，男方精子活力低。2020 年于当地医院宫腔内人工授精 1 次，生化妊娠。拟再次行宫腔内人工授精，方案为来曲唑＋生长激素。患者要求中医调理。LMP：2021 年 3 月 27 日，3/28 天，量少，痛经，余无不适。2021 年 3 月 29 日 B 超示双卵巢窦卵泡数 3～4 个，予注射重组人生长激素（rhGH）2IU/d，共 9 天。

既往史：否认慢性病史，否认食物及药物过敏史。

辅助检查：

1. B 超（2019 年）：右侧输卵管积水 0.8cm×0.4cm，子宫肌瘤 1.7cm×1.3cm，子宫内膜厚 0.64cm，B 型。

2. 子宫输卵管造影（2019 年）：双侧输卵管通而不畅。

西医诊断：①原发性不孕症；②盆腔炎性疾病；③卵巢功能减退。

中医诊断：不孕症（肾虚血瘀）。

治则治法：补肾活血，清热祛湿。

处方：菟丝子 15g，枸杞子 15g，黄精 15g，当归 12g，党参 12g，淫羊藿 10g，丹参 15g，羌活 10g，炒酸枣仁 30g，生麦芽 20g，红藤 15g，败酱草 20g，连翘 10g，黄柏 10g。7 剂。

二诊：2021 年 4 月 15 日

月经周期第 16 天 B 超示右卵巢最大卵泡 2.1cm×1.4cm，子宫内膜厚度 0.7～0.8cm。白带清洁度 3 度。刻下症见：月经周期第 20 天，带下量多，色黄，有异味。

处方：醋香附 10g，党参 10g，盐杜仲 15g，枸杞子 15g，山药 15g，炙淫羊藿 10g，盐菟丝子 15g，酒苁蓉 10g，醋延胡索 10g，白梅花 10g，麸炒芡实 15g，白果 9g，白头翁 9g，关黄柏 10g。7 剂。

三诊：2021 年 4 月 19 日

患者服药后带下改善。

处方：党参 15g，菟丝子 15g，枸杞子 15g，酒苁蓉 10g，锁阳 10g，巴戟天 10g，淫羊藿 10g，炒杜仲 12g，山药 15g，桑寄生 15g，续断 15g，煅紫石英 20g（先煎），黄柏 10g，败酱草 20g，茯苓 30g，制香附 10g。7 剂。

四诊：2021 年 4 月 26 日

LMP：2021 年 4 月 26 日。月经周期第 1 天，量少，痛经。

处方： 熟地黄 15g，全当归 30g，赤芍 12g，川芎 10g，桃仁 10g，红花 10g，党参 15g，紫丹参 30g，益母草 15g，川牛膝 12g，桑寄生 15g，川续断 15g，煅紫石英 20g（先煎），盐黄柏 10g，败酱草 20g，茯苓 30g，醋延胡索 10g，醋香附 10g。7 剂。

五诊：2021 年 5 月 2 日

LMP：2021 年 4 月 26 日，3/30 天，量少，痛经，白带色黄，口苦，口气重，矢气臭，纳可，眠安，早醒，舌淡胖，苔薄黄略腻。

处方： 醋柴胡 10g，陈皮 10g，法半夏 9g，生白芍 15g，竹茹 10g，生黄芩 15g，枳实 10g，茯苓 30g，炒酸枣仁 30g，制远志 10g，焦山楂 15g，焦神曲 15g，焦麦芽 15g，大血藤 15g，败酱草 15g，黄连 6g。9 剂。

六诊：2021 年 5 月 22 日

5 月 9 日第二次宫腔内人工授精失败，拟 IVF-ET。刻下症见：咳嗽有痰，色黄质黏，难咳出，口苦改善，纳可，眠安，早醒，舌淡胖，苔薄黄略腻。

辅助检查（4 月 27 日）：FSH 7.07mIU/mL，LH 4.32mIU/mL，E_2 39.82pg/mL，P 0.37ng/mL，T 0.64ng/mL；子宫内膜厚 0.73cm。

处理：

1. 处方：党参 15g，丹参 15g，当归 15g，川芎 10g，熟地黄 15g，川牛膝 12g，赤芍 12g，桃仁 10g，红花 10g，益母草 15g，醋延胡索 10g，制香附 10g，红藤 15g，败酱草 20g，炒白术 20g，烫枳实 10g，煅紫石英 20g（先煎），法半夏 9g，陈皮 10g，紫苏子 10g，金银花 8g。7 剂。

2. 外购复方鲜竹沥液。

七诊：2021 年 5 月 29 日

5 月 23 日始予皮下注射曲普瑞林 300IU/d 5 天 + 皮下注射重组人生长激素 2IU/d 30 天 + 坤泰胶囊，口服，每日 3 次，每次 4 粒。拟于 6 月 23 日于当地医院生殖中心复诊。纳可，眠安，二便调。

处方： 红藤 15g，败酱草 20g，紫花地丁 10g，连翘 10g，黄柏 10g，炒酸枣仁 30g，柏子仁 15g，合欢皮 15g，陈皮 10g，法半夏 9g，茯苓 30g，紫苏子 10g，白芥子 10g，金银花 10g。7 剂。

八诊：2021 年 6 月 4 日

白带色黄、量多，咽中有痰，情绪低落，纳可，眠安，早醒，舌淡胖，苔薄黄略腻。

处方：红藤 15g，败酱草 20g，连翘 10g，黄柏 10g，炒酸枣仁 30g，柏子仁 15g，合欢皮 15g，陈皮 10g，法半夏 9g，茯苓 30g，紫苏子 10g，白芥子 10g，金银花 10g。7 剂。

九诊：2021 年 6 月 12 日

咳痰减少，睡眠改善，二便调。

处方：红藤 15g，败酱草 20g，连翘 10g，黄柏 10g，炒酸枣仁 30g，柏子仁 15g，合欢皮 15g，陈皮 10g，法半夏 9g，茯苓 30g，党参 12g，当归 12g，黄精 15g，枸杞子 15g，菟丝子 15g，淫羊藿 10g，丹参 15g，羌活 10g。7 剂。

十诊：2021 年 6 月 27 日

人工授精 2 次失败，薄型子宫内膜。当地医院取卵 15 枚，3 个优胚，7 个囊胚，注射重组人促卵泡激素。LMP：2021 年 5 月 22 日，3/26 天，纳可，眠好转，二便调，情绪低落，舌淡胖，苔薄黄。

处方：生麦芽 15g，炒酸枣仁 30g，醋柴胡 6g，生地黄 15g，牡丹皮 10g，生白芍 15g，青皮 6g，陈皮 6g。7 剂。

十一诊：2021 年 8 月 9 日

LMP：2021 年 7 月 15 日，取卵前 1 天 E_2 9000pg/mL，7 月 9 日至取卵后 3 天 D－二聚体 763μg/L（参考值＜255μg/L），阴道干涩。

生殖方案：

5 月 23 日开始皮下注射醋酸曲普瑞林 300IU/d，共 5 天。

6 月 23 日—7 月 1 日皮下注射高纯度尿促性素 75IU/d。

7 月 2 日皮下注射高纯度尿促性素 225IU。

7 月 3 日—7 月 4 日皮下注射高纯度尿促性素 75IU/d。

7 月 4 日收针，注射重组人绒促性素注射液（艾泽）250μg。

5 月 23 日—7 月 5 日皮下注射重组人生长激素 2IU/d，共 44 天。

7 月 6 日取卵：左侧卵巢 1 个卵泡，右侧卵巢 15 个卵泡，配成 3 个优质胚胎（7C×2，6C×1）。

7月7日开始皮下注射达肝素 5000IU/d，共 7 天。

处方：党参 12g，当归 12g，黄精 15g，枸杞子 15g，菟丝子 15g，淫羊藿 10g，丹参 15g，羌活 10g，火麻仁 20g，炒酸枣仁 30g，制香附 10g，延胡索 10g，乌药 10g，生艾叶 9g。6 剂。

十二诊：2021 年 8 月 30 日

LMP：2021 年 8 月 21 日，行经 3 天，8 月 23 日两侧卵巢各 7 个卵泡，阴道干涩（使用雌二醇片 / 雌二醇地屈孕酮片复合包装后已好转），纳可，眠安，二便调。

生殖中心用药：

8 月 9 日—10 月口服雌二醇片 / 雌二醇地屈孕酮片复合包装粉片，每天早上 2 片、晚上 1 片；每晚纳阴道 1 片。

8 月 23 日—9 月 30 日口服醋酸泼尼松片 5mg/d。

8 月 23 日—10 月口服双歧杆菌三联活菌胶囊，每日 2 次，每次 420mg。

8 月 27 日—10 月口服阿司匹林 100mg/d。

9 月 10 日—10 月纳阴道黄体酮阴道缓释凝胶 90mg/d。

处方：党参 12g，当归 12g，黄精 15g，枸杞子 15g，菟丝子 15g，淫羊藿 10g，丹参 15g，羌活 10g，佛手 10g，生麦芽 15g。7 剂。

十三诊：2021 年 10 月 2 日

9 月 9 日于当地医院移植冻胚 1 枚，9 月 23 日于当地医院查血 hCG 110.92mIU/mL，9 月 26 日于当地医院查血 hCG 602.10mIU/mL、孕酮 6.7ng/mL，当地医院予预约 10 月 8 日 B 超。9 月 24 日吃水果后腹泻 1 次，现大便正常。9 月 26 日阴道干涩痒，分泌物正常，有小疖子。纳可，眠安，二便调，血压 140/102mmHg（白大褂效应，诉在家自测血压 110/80mmHg）。

处方：嗣育保胎丸（备用）。

十四诊：2021 年 10 月 10 日

纳可，眠安，二便调。10 月 8 日血 hCG 20570mIU/mL，E_2 237.60pg/mL，P 4.22ng/mL。生殖中心予肌注黄体酮 20mg/d 3 天，hCG 1000IU/d；口服地屈孕酮，每次 20mg，每日 2 次。

处方：嗣育保胎丸。

十五诊：2021 年 12 月 2 日

从 10 月 2 日起一直服嗣育保胎丸，B 超见胎心胎动。

辅助检查：

1. 肝肾功能、甲状腺功能、血常规、尿常规、便常规＋潜血、凝血功能、空腹血糖未见异常（10 月 26 日）。

2. B 超（11 月 25 日）：宫内妊娠（12 周 +6 天），单活胎，羊水适量。顶臀长 6.4cm，胎心胎动可见，羊水深度 2.9cm，透声清晰；颈项透明层厚度 0.19cm，宫颈长度 3.3cm。

处理：停服嗣育保胎丸，不适随诊。

后随访，患者于 2022 年剖宫产一健康婴儿。

按语　造成输卵管通而不畅的原因主要为急、慢性输卵管炎，包括输卵管黏膜炎和输卵管周围炎。而输卵管炎可因输卵管周围的器官或组织炎症而继发。盆腔炎性疾病的高危因素多为年龄（15～25 岁）、性卫生不良、感染、不当的宫腔内手术操作等。如果盆腔炎性疾病未能得到及时准确的诊断和治疗，将会导致一系列后遗症的发生。主要的病理表现包括：①输卵管增生、增粗甚至阻塞；②输卵管积水；③盆腔结缔组织表现等。最终导致不孕症、异位妊娠、慢性盆腔痛等。对于合并不孕症的患者，多需要辅助生殖技术协助受孕；对于慢性盆腔痛患者，予中医药治疗有积极的效果。中医对于盆腔炎性疾病的治疗，宜从整体观念出发，按照寒、热、虚、实的不同进行辨证治疗。急性盆腔炎的主要病理因素为湿、热、毒等。盆腔炎性疾病后遗症的主要病因病机包括湿、热、寒、瘀、虚 5 个方面。本病以实证和虚实夹杂多见，治疗以活血化瘀、行气止痛为主，辅以清热利湿、疏肝行气、散寒除湿、补肾健脾益气等法。

本例患者未避孕未孕 7 年，为原发性不孕症。B 超提示右侧输卵管积水，子宫输卵管造影提示双侧输卵管通而不畅，为盆腔炎性疾病所致。首诊时为经后期，在补肾益精、益气养血的基础上辨证施治，予菟丝子、淫羊藿温肾助阳，枸杞子、黄精补益肾精，党参、当归为牛建昭教授常用益气养血组合，慢盆方加减活血化瘀、清热解毒、利湿排脓。

二诊时，予盐杜仲、炙淫羊藿、盐菟丝子、酒苁蓉温补肾阳；枸杞子、山药补益肾之阴精；酌加醋香附、醋延胡索、白梅花疏肝行气解郁；麸炒芡实补益脾肾；白果苦降敛涩，长于除湿浊、固下焦；关黄柏清热燥湿解毒；白头翁清热解毒，可用于阴痒带下，《本草正义》言其"通治实热毒火之滞下赤白，日数十次，颇见奇效"。

三诊时，患者处于排卵期，卵泡发育及子宫内膜厚度尚可。于补益肝肾的基础上，加煅紫英石20g，温暖胞宫，《神农本草经》记载其主"女子风寒在子宫，绝孕，十年无子"；败酱草清热解毒，祛瘀止痛；制香附为疏肝解郁之要药，"女科之主帅"，专治气结诸症。

四诊时，患者正处行经期，治以活血化瘀、疏肝理气、清热祛湿之法。增加当归、丹参剂量，以增强因势利导之功；使用全当归，和血之力更佳。

五诊时为经后期。结合患者诸症及舌脉，辨为湿热蕴结证。湿热之邪蕴结胞宫，则致经行腹痛，煎灼津液，则月经量少；湿热下注或湿毒蕴结，则带下色黄、矢气臭秽；湿热内蕴，胆气上逆，故发为口苦。予温胆汤加减（法半夏、竹茹、枳实、陈皮、茯苓）理气化湿、清胆和胃，取"气行则湿行，气化则湿化"之意。方中茯苓偏于利水渗湿；焦三仙健脾开胃，行气消食；黄连、黄芩泄降中上焦之湿火；炒酸枣仁、制远志养血安神定志；醋柴胡、生白芍疏肝养血，助脾气健运；大血藤、败酱草清热解毒、祛瘀消痈排脓，且现代药理学研究表明两者具有良好的抗病原微生物及抗炎作用。

六诊时，患者于5月9日行第二次宫腔内人工授精失败，拟IVF-ET。患者服前方之后，口苦已改善，但咳嗽有痰，色黄质黏，难以咳出，结合舌脉，为痰热蕴结证。在常规治疗的基础上嘱患者外购复方鲜竹沥液清热化痰止咳。

七诊时，患者处于经后期，于月经周期第2天开始使用曲普瑞林＋重组人生长激素。续予牛建昭教授自拟慢盆方（大血藤、败酱草、炒椿皮、黄柏、连翘）加减治疗原发疾病；柏子仁、合欢皮解郁安神；陈皮、法半夏、茯苓、紫苏子、白芥子化痰湿。

八诊、九诊续予前方治疗。

十诊时，由于患者子宫内膜薄，人工授精2次失败，加之患者此期注射重组人促卵泡激素行超促排卵，可能造成精神紧张、压力大，就诊时表现为情绪低落、舌淡胖、苔薄黄。方中醋柴胡、生麦芽、青皮疏肝行气解郁；生白芍养血柔肝；少量陈皮理气健脾祛湿；炒酸枣仁养血安神；牡丹皮、生地黄清热。

十一诊时，患者取卵后D-二聚体升高，提示可能为血栓形成；阴道干涩，表明患者肾阴不足。予黄精、枸杞子补益肾精；菟丝子平补肾阴肾阳；淫羊藿温肾阳，助益肾阴生化；丹参、制香附、延胡索、乌药、生艾叶等理气化瘀、消除血栓。

十二诊时为经后期，结合患者月经周期第 3 天阴道干涩，续予前方加减治疗。后患者移植冻胎成功，予嗣育保胎丸补气养血、安胎保产。最终成功妊娠，胎心胎动可见，并剖宫产一健康婴儿。

本案为在中医药辅助治疗下盆腔炎性疾病（输卵管通而不畅）合并不孕症患者行辅助生殖技术而妊娠成功的典例。牛建昭教授以"一轴四期"理论结合辨病、辨证论治，以"补肾"为总则，不忘顾护心、肝、脾三脏，从整体出发，把握盆腔炎性疾病的病理因素，疗效卓越。

病案六

周某，女，34 岁。初诊日期：2021 年 9 月 11 日。

主诉： 备孕 3 年，IVF-ET 前调理。

现病史： 患者平素月经规律，14 岁初潮，5/30～35 天。LMP：2021 年 8 月 14 日，量中，色红，无血块，无痛经。PMP：2021 年 7 月 12 日。2017 年停经 30^+ 天，查血 hCG 升高，B 超未见孕囊，阴道流血，生化妊娠。2019 年 3 月于当地医院取卵 13 枚，配成 5 枚，移植 3 枚鲜胚，胚胎停育，等待移植期间自然妊娠 1 次，宫外孕，行右侧输卵管切除术。2019 年 5 月自然妊娠，宫外孕，腹腔镜下切除左侧输卵管。2019 年 9 月、11 月分别移植囊胚 2 枚，未着床。2020 年取卵 9 枚，配成 5 枚囊胚，4 月移植后胚胎停育，行人工流产术。2021 年 1 月促排周期下移植 1 囊胚（4CB）失败。2021 年 4 月取卵 8 枚，配成 5 枚，余 3 枚囊胚。2021 年 6 月移植 2 枚囊胚，未着床。2021 年 7 月宫腔镜检查提示子宫内膜炎，予左氧氟沙星＋替硝唑治疗 1 个月。2021 年 8 月在人工周期下拟再次移植，但移植日子宫内膜出血，且子宫内膜长至 85mm 后萎缩至 7mm，暂停移植。当地医院拟于 9 月 14 日月经来潮后进入下一周期。从月经周期第 2 天开始口服雌二醇片 / 雌二醇地屈孕酮片复合包装红片，月经期口服 2 片，月经过后口服 1 片，阴道用药 1 片。刻下症见：口干口苦，呃逆，脱发，纳眠可，二便调。

西医诊断： ①继发性不孕症；②不良孕产史；③盆腔炎；④ IVF-ET 失败。

中医诊断： ①不孕症；②盆腔炎（肾虚血瘀痰湿）。

治则治法： 补肾活血，祛湿化痰。

处方：菟丝子 15g，巴戟天 10g，枸杞子 15g，党参 15g，山药 15g，杜仲 12g，肉苁蓉 10g，淫羊藿 10g，锁阳 10g，绿萼梅 10g，桑寄生 15g，续断 15g，乌药 10g，旋覆花 10g，木香 3g。7 剂。

二诊：**2021 年 9 月 18 日**

LMP：2021 年 9 月 13 日，5/30 天，量中，色红，夹少量血块，经期无腹痛。刻下症见：无口干口苦，脱发严重，无其他不适，纳可，眠安，二便调。

处方：菟丝子 15g，枸杞子 15g，黄精 15g，当归 12g，党参 12g，淫羊藿 10g，丹参 15g，羌活 10g，杜仲 10g，炒酸枣仁 30g，柏子仁 10g，枳实 15g，生黄芩 15g。14 剂。

三诊：**2021 年 10 月 23 日**

10 月 4 日移植囊胚 1 枚，现口服雌二醇片／雌二醇地屈孕酮片复合包装每日 1 片，地屈孕酮每日 3 片，黄体酮每日 2 片，黄体酮注射液每日 1 次。刻下症见：轻乏力，恶心，纳眠可，脱发，二便调，其他无不适。

辅助检查：

1. hCG（2021 年 10 月 15 日）：795.72mIU/mL。

2. hCG（2021 年 10 月 22 日）：20277mIU/mL。

3. B 超（2021 年 11 月 4 日）：子宫前位，宫颈长 3.1cm，宫体大小 5.3cm×7.5cm×5.2cm。宫腔内可见妊娠囊，大小 2.5cm×4.3cm×1.5cm。妊娠囊内可见胎芽，长径 1.3cm，胎心搏动可见。宫腔内另可见均质低回声，大小 1.4cm×0.6cm。宫内孕相当于 7^{+4} 周，宫腔积血可能。

处理：

1. 预约 11 月 7 日 B 超。

2. 嘱患者若阴道出血、腹痛随时就医。

患者于 2022 年 7 月顺利生产一健康婴儿。

按语　中医学将慢性子宫内膜炎归于"经期延长""带下病""妇人腹痛"等疾病范畴。西医学认为慢性子宫内膜炎多由于子宫内膜受感染后炎症调节紊乱所致，好发于已婚育龄期妇女，与复发性流产、胚胎种植失败等不良妊娠结局密切相关，在不孕人群中发生率高达 56.8%。西医学主要以抗生素治疗为主，但抗生素的广泛使用会导致菌群耐药性增强，进而影响疗效。中医注重整体观念，讲究辨证论治，通过调节脏腑功能，恢复机体阴阳平衡，临床疗效确切。牛建昭教授认为慢性盆腔炎的致病因素是湿气，多为寒湿、湿热、湿浊之邪，阻滞气机，壅遏气血。对于慢性盆腔炎、慢性子宫内膜炎，牛建昭教授重视化湿祛瘀，调补肝脾肾。本病在临床上可分数型，一些久治不愈或难治性慢性盆腔炎的证候往往是虚实夹杂、相互交叉的，治以清热利湿，理气化瘀散结，同时兼顾脾肾，并根据月经周期阴阳转化、全身和局部气血的变化情况采用不同方法治疗。

患者首诊时，时值经前期，治疗以温养脾肾而固本。方中菟丝子、肉苁蓉补肾填精，枸杞子养血调经，巴戟天、淫羊藿、锁阳温肾扶阳，党参、山药健脾益气，全方具有温补脾肾、养血填精之效。患者有多次不良孕产史，加之反复 IVF 失败，久不成孕，肝气郁结，加绿萼梅、乌药、木香平肝顺气，调畅气机。

二诊时为月经周期第 6 天，时值经后，宜滋肾益阴，养血调冲，兼顾肾气。患者诉脱发明显，考虑与多次促排卵、反复移植失败的经历有关，发为血之余，肾其华在发，且心主神志、主血脉，故在补益肝肾养血活血的基础上加炒酸枣仁、柏子仁等养心安神，患者多次宫外孕，慢性盆腔炎、慢性子宫内膜炎，湿性黏滞，迁延难愈，容易反复，日久成瘀，故于方中加枳实、黄芩行气活血、祛湿解毒。按照月经周期进行分期论治，始终重视化湿祛瘀，同时调补肝、脾、肾。

本例患者有慢性子宫内膜炎、输卵管炎，子宫内膜薄，导致两次宫外孕，双侧输卵管切除，一次生化妊娠，一次胚胎停育，多次胚胎移植未着床，不良因素众多，在配合生殖周期分期论治的基础上，始终以补肾为本，着重补肾阴肾阳而兼顾肝脾气血，活血化瘀、疏肝通络、安神除湿。经过近 1 个月的中药调理，移植成功，最终顺利生产。

【本节作者】朱萍，李梦元。

李梦元，女，医学博士，住院医师，就职于首都医科大学附属北京妇产医院。

第八节　自然周期胚胎移植案

自然周期胚胎移植指在女性正常生理周期下，对有 IVF 指征的不孕症患者，在其月经周期的第 9 天左右，经阴道超声监测卵泡生长状况，当卵泡直径达到 14mm 左右时，每日监测黄体生成素峰，当卵泡直径达到 18mm 或黄体生成素峰出现时肌注人绒毛膜促性腺激素，之后 24～36 小时经阴道超声引导下取卵，受精、移植同常规 IVF。自然周期胚胎移植的优点是经济、简单、方便，多胎发生率极低，几乎不会发生卵巢过度刺激综合征，且因为利用自然周期，不受外源激素的影响，子宫内膜可以正常生长，有较好的容受性。虽然自然周期下采集卵母细胞失败率较高，但随着取卵技术和方法的成熟和发展，成功率在逐渐提升。此外，一次自然周期移植失败可在下一周期继续进行，无论在经济还是心理承受方面，患者都有更好的接受度。

有研究表明，在 IVF-ET 前用中医药助孕调理，可以有效增加成熟卵泡数，改善受精率。对反复不孕不育、计划 IVF-ET 或多次尝试 IVF-ET 失败的患者，牛建昭教授认为，按照月经周期的生理特点进行中医药调理，可以提升卵巢功能、诱发排卵，改善子宫内膜容受性、提高移植成功率和妊娠率，而在自然周期下进行 IVF-ET 的患者，可以在移植前给予持续的中药辅助调理。不孕的主要病机为肾气不足，冲任气血失调，在进行周期调理的过程中，需始终坚持以补肾为基础。卵子可视为生殖之精，肾精肾气充足是卵子生长发育成熟的基础，肾主生殖的功能正常，卵子方可正常发育，肾阴肾阳是卵子发育的物质基础和动力。女子不孕，多因经候不调，而精血同源，肾精化血，是形成月经的物质基础，肾气充盈，冲任通畅，精血盈满自溢，方可正常按月行经。牛建昭教授根据阴阳生长、气血盈亏，把月经周期分为经前期、行经期、经后期和经间期四个时期，结合四个时期的生理变化进行中医药调理——行经期经血由满而溢，胞脉通畅，则经血排出，渐至空虚，此时为由重阳转阴的过程；经后期处于阴长之时，血海由空虚逐渐复生，子宫藏而不泻；经间期阴渐盛而阳始动，重阴转阳，阴阳转化，为氤氲之时、交合种子之际；经前期阴阳俱盛，气血充盈，阴盛阳生渐至重阳，为备孕的佳期。

病案一

纪某，女，34 岁。初诊日期：2020 年 9 月 20 日。

主诉：自然受孕后胚胎停育 3 次，计划 IVF-ET（胚胎植入前遗传学检测）。

现病史：患者无明显诱因自然受孕后胚胎停育 3 次，双方筛查病因，男方精液未见异常，女方无特殊不适，染色体、免疫等均无异常。患者于 2019 年取卵 11 枚，2 个月后再次取卵 8 枚，共养成 6 个囊胚，计划 IVF-ET，要求中医药调理助孕。平素月经周期 4～5/26～28 天，LMP：2020 年 8 月 31 日，经期 5 天，经量可，色红，无血块，无痛经，偶有腰酸沉。刻下症见：食欲欠佳，睡眠差，多梦，二便调，带下可，舌淡胖大，苔薄，脉沉细。$G_3P_0A_3$。

既往史：2017—2019 年有 3 次胚胎停育史。

妇科检查：子宫及双附件未见明显异常。

辅助检查（2020 年 8 月 16 日）：（月经周期第 13 天）超声提示子宫大小 5.3cm×5.6cm×4.7cm，内膜厚 0.8cm，左侧卵巢优势卵泡 1.6cm×1.8cm。

西医诊断：①复发性流产；②继发性不孕症。

中医诊断：①滑胎（脾肾两虚）；②不孕症。

治则治法：补肾助阳，益气健脾。

处方：当归 12g，党参 15g，枸杞子 15g，巴戟天 10g，盐杜仲 12g，炒山药 15g，何首乌 6g，女贞子 10g，肉苁蓉 10g，锁阳 10g，菟丝子 15g，淫羊藿 10g，炒酸枣仁 10g，制远志 10g，龙眼肉 10g，茯苓 30g，桑寄生 15g，续断 15g，茯神 15g。7 剂。

二诊：2020 年 9 月 28 日

腰酸缓解，食欲好转，入睡较易，梦减少，近日鼻塞，鼻痒，打喷嚏，二便调，舌胖大质黯，苔白，脉沉微数。

处方：炒酸枣仁 30g，制远志 10g，龙眼肉 10g，茯苓 30g，桑寄生 15g，续断 15g，茯神 15g，防风 10g，荆芥 10g，炒苍耳子 9g，辛夷 9g，酒黄精 15g，锁阳 10g，枸杞子 15g，酒女贞子 15g，菟丝子 15g，党参 15g，淫羊藿 15g，丹参 30g。7 剂。

三诊：2020 年 10 月 8 日

LMP：2020 年 9 月 29 日，经期 4 天，经量多 2 天，色红，无血块，无痛经，纳眠可，因工作压力大心情烦躁，口微苦，二便调，舌胖大边有齿痕，苔薄黄，脉沉。

处方：炒酸枣仁 20g，枳壳 10g，郁金 20g，党参 12g，当归 12g，枸杞子 15g，酒女贞子 10g，菟丝子 15g，炙淫羊藿 10g，酒黄精 15g，盐杜仲

10g，炙淫羊藿 10g。7 剂。

四诊：2020 年 10 月 15 日

纳眠可，二便调，舌红胖大边有齿痕，苔薄，脉沉。

处方：郁金 10g，太子参 15g，党参 15g，山药 15g，巴戟天 10g，枸杞子 15g，菟丝子 15g，淫羊藿 10g，盐杜仲 12g，酒苁蓉 15g，锁阳 15g。7 剂。

五诊：2020 年 10 月 22 日

食欲欠佳，食后胃胀，口苦口黏，大便干燥，小便可，眠差，易醒，舌红胖大边有齿痕，苔薄黄腻，脉沉滑。

处方：炒枳实 10g，厚朴 10g，玉竹 20g，黄芩 15g，郁金 10g，炒莱菔子 15g，火麻仁 20g，炒芡实 15g，枳壳 10g，郁金 10g，炒酸枣仁 30g，首乌藤 30g。7 剂。

六诊：2020 年 11 月 8 日

LMP：2020 年 10 月 26 日，经期 4 天，经量可，色红，无血块，无痛经，经期腰酸沉，食欲可，近一周睡眠调，二便调，舌淡红胖大边有齿痕，苔薄，脉沉。

处方：当归 12g，党参 15g，枸杞子 15g，淫羊藿 10g，杜仲 12g，何首乌 6g，女贞子 10g，酒苁蓉 10g，丹参 15g，羌活 10g，酒黄精 15g，菟丝子 15g，枳壳 10g，郁金 10g，桑寄生 15g，续断 15g。7 剂。

七诊：2020 年 11 月 15 日

食欲可，偶有腹胀，眠时好时坏，多梦，头昏沉，口苦，舌红胖大边有齿痕，苔薄黄，脉沉弦。

处方：党参 15g，枸杞子 15g，淫羊藿 10g，盐杜仲 12g，山药 15g，何首乌 6g，女贞子 10g，酒苁蓉 10g，锁阳 10g，菟丝子 15g，枳壳 10g，郁金 10g，桑寄生 15g，续断 15g，制远志 10g，石菖蒲 15g，炒酸枣仁 20g，首乌藤 30g，鸡血藤 15g。7 剂。

八诊：2020 年 11 月 22 日

LMP：2020 年 11 月 22 日，正值月经周期第 1 天，经量少，色暗红，无血块，自觉腹部发凉、胀痛，腰酸沉，食欲可，眠好转，口苦消失，小便调，大便偏软，经前带下量偏多，色白，无异味，舌淡红胖大边有齿痕，苔薄白，脉沉弦。

处方：当归 15g，川芎 10g，丹参 15g，红花 10g，党参 15g，益母草 15g，熟地黄 15g，川牛膝 12g，桃仁 10g，桑寄生 20g，续断 20g，醋延胡索 10g，醋香附 10g，艾叶 9g，乌药 10g，炒白术 20g，芡实 15g。7 剂。

九诊：**2020 年 11 月 29 日**

LMP：2020 年 11 月 22 日，经期 5 天，经量可，无血块，腰酸、腹胀痛消失，食欲可，但食后胃胀，偶呃逆，眠差，多梦，头昏沉，口苦口干，二便尚可，舌淡红胖大边有齿痕，苔薄黄腻，脉沉滑。

处方：茯苓 30g，佩兰 10g，炒鸡内金 10g，龙眼肉 10g，砂仁 10g（后下），制远志 10g，石菖蒲 15g，炒酸枣仁 20g，郁金 10g，竹茹 10g。7 剂。

十诊：**2020 年 12 月 6 日**

无腰酸、腹胀痛，食欲可，食后胃胀减轻，眠差，多梦，口苦口干缓解，二便尚可，舌淡红胖大边有齿痕，苔薄黄腻，脉沉滑。

处方：枳壳 10g，郁金 10g，制远志 10g，石菖蒲 15g，炒酸枣仁 20g，当归 12g，党参 15g，枸杞子 15g，巴戟天 10g，盐杜仲 12g，炒山药 15g，何首乌 6g，女贞子 10g，肉苁蓉 10g，锁阳 10g，菟丝子 15g，淫羊藿 10g。7 剂。

十一诊：**2020 年 12 月 16 日**

近日生气后胁肋胀闷不适，食后胃胀，呃逆，口干口苦，眠差，多梦，易惊醒，头昏沉，小便黄，大便干燥，舌红胖大边有齿痕，苔黄腻，脉沉滑数。

处方：远志 10g，石菖蒲 15g，炒酸枣仁 30g，黄连 5g，竹茹 10g，法半夏 9g，白芍 15g，醋柴胡 6g，黄芩 15g，陈皮 10g，炒枳壳 10g，茯苓 30g，火麻仁 20g，旋覆花 15g，砂仁 6g（后下）。7 剂。

十二诊：**2021 年 1 月 7 日**

患者于 2020 年 12 月自然周期下移植 2 个冻胚，未着床。LMP：2020 年 12 月 23 日，经期 6 天，经量多，色深红，痛经伴较多血块，乳胀，经行腹痛，血块较多，胁胀基本消失，仍有胃胀呃逆，口干口苦，眠差，多梦，头昏沉好转，小便尚可，大便干燥，舌暗红胖大边有齿痕，苔黄腻，脉沉滑数。

处方：炒酸枣仁 30g，制远志 10g，石菖蒲 15g，郁金 10g，茯苓 30g，佩兰 10g，醋鸡内金 10g，砂仁 6g（后下），龙眼肉 10g，炒槟榔 10g，枳壳 10g，郁金 10g，熟地黄 20g，皂角刺 10g，石见穿 15g，三棱 15g，莪术

15g，白花蛇舌草 20g，半枝莲 20g，荔枝核 10g，盐橘核 10g。7 剂。

十三诊：2021 年 1 月 14 日

近日乏力，口苦口黏，小腹隐痛，微觉发凉，胁胀，眠好转，纳差，小便调，大便尚可，带下少，舌红胖大边有齿痕，苔薄白腻，脉沉。

辅助检查（2021 年 1 月 4 日）：（月经周期第 13 天）B 超示右侧卵巢优势卵泡大小 1.1cm×0.9cm。

处方：党参 15g，巴戟天 10g，枸杞子 15g，炒山药 15g，菟丝子 15g，炙淫羊藿 10g，盐杜仲 12g，酒苁蓉 15g，锁阳 15g，醋青皮 6g，陈皮 6g，栀子 10g，太子参 15g，橘叶 10g，砂仁 6g（后下），乌药 10g。7 剂。

十四诊：2021 年 5 月 13 日

LMP：2021 年 5 月 6 日，经期 5 天，经量可，色红，无血块，无痛经，食欲欠佳，眠可，二便调，舌淡胖，苔薄白，脉沉。

处方：党参 12g，当归 12g，枸杞子 15g，菟丝子 15g，女贞子 15g，淫羊藿 10g，酒黄精 15g，麦芽 15g，枳壳 10g。7 剂。

十五诊：2021 年 5 月 20 日

食欲欠佳，口苦口黏，眠尚可，带下较多，色黄，无异味，无阴痒，小便可，大便干燥，舌淡胖边有齿痕，苔薄白，脉沉。

处方：党参 12g，丹参 15g，当归 15g，羌活 10g，枸杞子 15g，菟丝子 15g，酒黄精 15g，淫羊藿 10g，盐杜仲 10g，炒枳实 10g，厚朴 10g，玉竹 20g，黄芩 15g，郁金 10g，炒莱菔子 15g，火麻仁 20g，炒芡实 15g。7 剂。

十六诊：2021 年 6 月 10 日

LMP：2021 年 6 月 1 日，经期 5 天，经量可，色红，无血块，无痛经，腰酸，胁肋胀痛，纳眠可，二便调，舌淡胖边有齿痕，苔薄白，脉沉。

处方：党参 12g，当归 12g，枸杞子 15g，菟丝子 15g，酒女贞子 15g，淫羊藿 10g，酒黄精 15g，醋延胡索 10g，醋香附 10g，桑寄生 15g，川续断 15g。7 剂。

十七诊：2021 年 6 月 17 日

腰酸减轻，胁肋胀痛消失，食欲欠佳，眠可，近日白带增多，二便调，舌淡胖边有齿痕，苔薄白，脉沉。

处方：党参 12g，丹参 15g，当归 15g，羌活 10g，枸杞子 15g，菟丝子 15g，酒黄精 15g，淫羊藿 10g，盐杜仲 10g，陈皮 10g，麦芽 15g。7 剂。

十八诊：**2021 年 6 月 24 日**

纳眠可，腰酸，腹胀，大便干，小便调，带下可，舌红胖大边有齿痕，苔微腻，脉沉。

处方：党参 15g，炒山药 15g，制巴戟天 10g，枸杞子 15g，菟丝子 15g，淫羊藿 10g，盐杜仲 12g，桑寄生 15g，续断 15g，炒白术 20g，芡实 15g，茯苓 30g，炒酸枣仁 30g，合欢皮 15g，百合 20g，醋五味子 10g，佛手 10g。7 剂。

十九诊：**2021 年 7 月 8 日**

LMP：2021 年 6 月 29 日，经期 4 天，经量可，色红，无血块，无痛经，近日咽痛，口苦，纳眠可，二便调，舌红胖大边有齿痕，苔薄黄，脉沉。

处方：党参 12g，当归 12g，枸杞子 15g，菟丝子 15g，女贞子 15g，淫羊藿 10g，酒黄精 15g，金银花 10g，黄芩 10g，玉竹 20g，莲子 10g。7 剂。

患者于 2021 年 8 月在自然周期下移植 2 个冻胚，其中 1 个成功着床，于 2022 年 5 月 10 日剖宫产一健康婴儿。

按语　复发性流产指与同一性伴侣连续发生 3 次及 3 次以上的自然流产，目前专家认为连续发生 2 次流产即应重视并予以评估，因为再次流产的风险与发生 3 次者相近。复发性流产多数为早期流产，少数为晚期流产。反复流产的病因复杂，有免疫因素、遗传因素、感染因素、内分泌因素、解剖因素等，其中免疫因素导致的流产占复发性流产的比例较高。早期复发性流产的常见原因为胚胎染色体异常、免疫功能异常、母体黄体功能不足、甲状腺功能减退等；晚期复发性流产的常见病因为子宫解剖异常、自身免疫异常、血栓前状态等。但遗憾的是，虽然很多导致反复流产的原因已被找到，但仍有一半左右患者查不到明确原因，本例患者即为原因不明的反复流产。

中医称复发性流产为"滑胎"，亦称"数堕胎"，此病的特点为连续性、自然性，且多发生在同一个妊娠月。本病首载于《诸病源候论·妊娠数堕胎候》："血气虚损者，子脏为风冷所居，则血气不足，故不能养胎，所以致胎数堕，候其妊娠而恒腰痛者，喜堕胎。"中医认为"滑胎"的病因病机为冲任损伤，胎元不固，或胎元不健，不能成形，故而出现屡孕屡堕。《景岳全书·妇人规》云："凡妊娠之数见堕胎者，必以气脉亏损而然……此外如跌扑、饮食之类，皆能伤其气脉……况妇人肾以系胞，而腰为肾之府，故胎妊之妇最虑腰痛，痛甚则坠，不可不防。"牛建昭教授认为这种反复堕胎、常年受不孕不育困扰的患者，多为先天禀赋不足，精血亏虚，肾气不足，冲任失固，胎不成实，系胎无力，反复发作，损伤肾元，胎失濡养，故而出现滑胎。肾为先天之本，主藏精，系生殖，肾中精气为天癸化生之源，肾气盛、冲任通，方可系胞胎；脾为后天之本，可以补益先天，为气血生化之源，冲任隶属阳明，血海的充盈、胞胎的供养都依赖脾胃腐化水谷、化生气血的功能，故脾肾亏虚，则冲任失养，冲任血虚，不能固护胎元，因此，在治疗时应注重补肾健脾。综合本例患者反复堕胎病史及相关症状和舌脉，辨证属脾肾两虚型。

本例患者首诊时有 3 次胚胎停育史，夫妻双方均未查出导致胚胎停育的明确西医病因，因此求助于中医。牛建昭教授认为通过中药调周法可以改善患者肾－天癸－冲任－胞宫轴的功能，胎元不固与肾气不充密切相关，而长养胎元依赖母体后天所化之气血，通过周期性调理可以提高患者"种子"质量，增强子宫内膜容受性，增加受孕率。患者就诊时正值经前期，阴盛阳生，冲任气血充足，方中枸杞子、巴戟天、盐杜仲、何首乌、肉苁蓉、女贞子、锁阳、菟丝子、淫羊藿、桑寄生、续断等温补肾阳，益精养血，补肾强腰脊，阴阳同补，重在固护肾元，培固先天；当归、党参、炒山药、茯苓补脾运脾，养血利湿，加强后天之本；酌加炒酸枣仁、制远志、龙眼肉、茯神等养心血，安心神，使神明之主得立，统摄有度。

二诊时，月经未至，在原方基础上加用丹参益气活血，因势利导，畅通胞宫；又因患者出现过敏症状，故酌情调整药物配伍，改善鼻塞、鼻痒等症状。

三诊时为经后期，精血不充，宜滋养肾精，调冲养血，以滋泡饮为基础，促进卵泡发育、内膜生长。后续治疗也均以补肾调周为基础，根据患者体质、结合临床表现进行整体调整。

患者拟于 2020 年 12 月在自然周期下进行移植，加之工作压力较大，九诊时出现入睡困难、头昏沉、口干口苦等，牛建昭教授在养血调经、补肾固精的同时，注重对饮食和睡眠的调护，加用茯苓、佩兰、炒鸡内金、砂仁健脾醒脾、开胃消食，龙眼肉、炒酸枣仁等安神定志、宁心敛气，石菖蒲与远志合用可镇静催眠、开窍醒神，郁金、竹茹可清心行气散郁结、化痰除烦。

经过 2 个月的调理，患者进行第一次 IVF-ET，未受孕，在停药 4 个月后，患者继续中药助孕调理，于 2021 年 5 月开始中药补肾调周，经过 3 个月经周期的规律治疗后，患者于 2021 年 8 月在自然周期下移植 2 个冻胚，其中 1 个成功受孕，于 2022 年 5 月 10 日剖宫产一健康婴儿。

此例患者通过补肾调周法改善生殖轴功能，使子宫内膜厚度增加，同时改善子宫内膜血流，提高了子宫内膜的容受性，提高受孕率。

病案二

史某，女，44 岁。初诊日期：2021 年 12 月 26 日。

主诉：未避孕未孕 4 年，子宫肌瘤术后复发，IVF-ET 失败 5 次。

现病史：患者未避孕未孕 4 年，双方筛查病因，男方精液未见异常。患者于 2017 年开始备孕，生化妊娠 1 次，之后未避孕一直未孕，2017 年和 2019 年行子宫肌瘤剥除术，2019 年 9 月取卵 13 枚，成功配型 9 个，成功培养囊胚 7 个，2020 年 5 月第一次移植，孕 5 周查 B 超见胎心，孕 7 周时胚胎停育，查染色体阴性，于 2020 年 6 月行清宫术，后分别于 2020 年 7 月、10 月、11 月及 2021 年 5 月自然周期下移植，均未着床，现有 2 枚卵冻存，要求中医药调理助孕。平素月经周期 4～5/28 天，LMP：2021 年 12 月 10 日，经期 4 天，经量可，色深红，无血块，无痛经，经期偶有大便稀。刻下症见：工作压力大，偶有乏力，睡眠时好时坏，饮食可，大便干，1～2 日一行，带下可，舌淡胖大，苔薄，脉沉。$G_2P_0A_2$。

既往史：2017 年行胆囊切除术。

妇科检查：子宫及双附件未见明显异常。

辅助检查：

1. B 超（2021 年 12 月 15 日）：子宫肌瘤多发，较大者 2.8cm×2.0cm，向内膜凸出。

2. B 超（2021 年 12 月 26 日）：（月经周期第 17 天）子宫大小 5.4cm×5.7cm×4.8cm，内膜厚 0.7cm，右侧卵巢优势卵泡大小 2.0cm×1.8cm。

西医诊断：①继发性不孕症；②子宫肌瘤；③ IVF-ET 失败。

中医诊断：①不孕症；②癥瘕（脾肾亏虚，痰瘀内阻）。

治则治法：补肾健脾，活血化痰。

处方：皂角刺 10g，石见穿 15g，醋三棱 15g，醋莪术 15g，白花蛇舌草

20g，半枝莲 20g，炒荔枝核 10g，盐橘核 10g，炒酸枣仁 30g，制远志 10g，太子参 15g。5 剂。

二诊：2021 年 12 月 30 日

纳可，睡眠较前好转，大便干，舌胖大尖红，苔厚腻，脉沉细。

处方：党参 15g，枸杞子 15g，女贞子 10g，炒山药 15g，菟丝子 15g，炙淫羊藿 10g，盐杜仲 12g，酒苁蓉 15g，锁阳 15g，炒酸枣仁 30g，制远志 10g，火麻仁 20g。7 剂。

三诊：2022 年 1 月 6 日

经前腹胀、易怒，大便偏稀，带下偏多，舌胖大边有齿痕，苔薄，脉沉。

处方：党参 15g，丹参 15g，当归 15g，川芎 10g，熟地黄 15g，川牛膝 15g，赤芍 12g，桃仁 10g，益母草 15g，红花 10g，延胡索 10g，制香附 10g，绿萼梅 10g，炒白术 20g，芡实 15g。7 剂。

四诊：2022 年 1 月 13 日

LMP：2022 年 1 月 8 日，经量多 2 天，之后量少，现点滴擦拭即有，色深红，无血块，无痛经，纳可，眠差，入睡困难，舌红胖大边有齿痕，苔薄，脉沉。

处方：党参 12g，当归 12g，枸杞子 15g，菟丝子 15g，酒女贞子 15g，淫羊藿 10g，酒黄精 15g，炒酸枣仁 30g，醋柴胡 6g，合欢皮 15g，百合 20g，醋五味子 6g。7 剂。

五诊：2022 年 1 月 20 日

LMP：2022 年 1 月 8 日，经期 7 天，经量较前增多，色深红，无血块，无痛经，纳可，眠差，入睡困难，舌红胖大，苔薄，脉沉。

处方：党参 12g，当归 15g，枸杞子 15g，菟丝子 15g，酒女贞子 15g，淫羊藿 10g，酒黄精 15g，丹参 15g，羌活 10g，盐杜仲 10g，炒酸枣仁 30g，醋柴胡 6g，合欢皮 15g，百合 20g，醋五味子 6g。7 剂。

六诊：2022 年 1 月 27 日

纳可，眠好转，小便调，大便偏稀，带下偏多，舌红胖大边有齿痕，有舌裂，苔薄白，脉沉。

辅助检查（2022 年 1 月 22 日）：B 超示右侧卵巢优势卵泡大小 1.1cm×0.9cm。

处方：党参 15g，枸杞子 15g，女贞子 10g，炒山药 15g，菟丝子 15g，炙淫羊藿 10g，盐杜仲 12g，酒苁蓉 15g，锁阳 15g，炒酸枣仁 30g，炒白术 20g，芡实 15g。7 剂。

七诊：2022 年 2 月 10 日

LMP：2022 年 2 月 3 日，经期 4 天，经量较前增多，色深红，无血块，无痛经，纳可，睡眠差，入睡困难，多梦，心情烦躁，易怒，二便调，舌红胖大边有齿痕，苔薄白，脉沉。

处方：党参 12g，丹参 15g，当归 15g，羌活 10g，枸杞子 15g，酒黄精 15g，菟丝子 15g，炙淫羊藿 10g，盐杜仲 10g，醋柴胡 10g，醋青皮 6g，陈皮 6g，香橼 10g，佛手 10g，刺五加 10g，郁金 10g，白芍 20g，百合 15g，炒酸枣仁 30g，柏子仁 10g。7 剂。

八诊：2022 年 2 月 17 日

纳可，睡眠差，入睡困难好转，仍多梦，烦躁易怒稍有缓解，二便调，舌红胖大边有齿痕，苔微腻，脉沉。

处方：党参 12g，丹参 15g，当归 15g，羌活 10g，枸杞子 15g，酒黄精 15g，菟丝子 15g，炙淫羊藿 10g，盐杜仲 10g，醋柴胡 10g，醋青皮 6g，陈皮 6g，香橼 10g，佛手 10g，刺五加 10g，郁金 10g，白芍 20g，百合 15g，炒酸枣仁 30g，柏子仁 10g，炒山药 15g，制巴戟天 10g，酒女贞子 10g，酒苁蓉 15g，锁阳 15g。7 剂。

九诊：2022 年 3 月 3 日

LMP：2022 年 2 月 28 日，月经提前，现月经周期第 4 天，基本干净，经量可，色红，无血块，无痛经，纳可，近几日睡眠尚可，情绪稳定，大便干，小便调，舌红胖大边有齿痕，苔微腻，脉沉。

处方：当归 15g，党参 12g，枸杞子 15g，菟丝子 15g，淫羊藿 10g，酒黄精 15g，丹参 15g，羌活 10g，盐杜仲 10g，火麻仁 20g，莱菔子 10g。7 剂。

十诊：2022 年 3 月 10 日

纳可，睡眠可，腹胀，大便干，小便调，舌红胖大边有齿痕，苔微腻，脉沉。

处方：当归 15g，党参 12g，枸杞子 15g，菟丝子 15g，淫羊藿 10g，酒黄精 15g，丹参 15g，羌活 10g，盐杜仲 10g，火麻仁 20g，莱菔子 10g，枳实 10g。7 剂。

十一诊：2022 年 3 月 17 日

纳眠可，腰酸，腹胀，大便干，小便调，舌红胖大边有齿痕，苔微腻，脉沉。

处方：党参 15g，炒山药 15g，制巴戟天 10g，酒女贞子 10g，枸杞子 15g，菟丝子 15g，淫羊藿 10g，酒苁蓉 15g，锁阳 15g，盐杜仲 12g，桑寄生 15g，续断 15g。7 剂。

十二诊：2022 年 3 月 24 日

纳眠可，腰酸，近两天大便偏软，次数增加，1～2 次/日，小便调，舌胖大边有齿痕，苔腻，脉沉。

处方：党参 15g，炒山药 15g，制巴戟天 10g，酒女贞子 10g，枸杞子 15g，菟丝子 15g，淫羊藿 10g，酒苁蓉 15g，锁阳 15g，盐杜仲 12g，桑寄生 15g，续断 15g，炒白术 20g，芡实 15g，茯苓 15g。7 剂。

十三诊：2022 年 3 月 31 日

LMP：2022 年 3 月 28 日，月经周期第 4 天，现量少，色红，无血块，无痛经，纳眠可，二便调，腰酸沉，偶尔烦躁，舌胖大边有齿痕，苔薄，脉沉。

处方：党参 12g，当归 12g，酒女贞子 10g，枸杞子 15g，菟丝子 15g，淫羊藿 10g，酒黄精 15g，桑寄生 15g，续断 15g，佛手 10g。7 剂。

十四诊：2022 年 4 月 7 日

LMP：2022 年 3 月 28 日，经期 5 天，经量正常，色红，无血块，无痛经，纳可，睡眠差，易怒，二便调，舌胖大边有齿痕，苔薄，脉沉微滑。

处方：当归 15g，党参 12g，枸杞子 15g，菟丝子 15g，淫羊藿 10g，酒黄精 15g，丹参 15g，羌活 10g，盐杜仲 10g，合欢皮 15g，炒酸枣仁 30g，桃仁 10g，红花 10g，川芎 10g，赤芍 15g，制远志 10g，怀牛膝 15g。7 剂。

十五诊：2022 年 4 月 14 日

纳可，睡眠差，易怒，腰酸，二便调，舌胖大边有齿痕，苔薄，脉沉。

处方：党参 15g，炒山药 15g，制巴戟天 10g，酒女贞子 10g，枸杞子 15g，菟丝子 15g，淫羊藿 10g，酒苁蓉 15g，锁阳 15g，盐杜仲 12g，绿萼梅 10g，佛手 10g，枳壳 10g，炒酸枣仁 30g，桑寄生 15g，续断 15g，茯苓 15g，陈皮 6g。7 剂。

十六诊：2022 年 4 月 21 日

纳可，睡眠差，易怒，腰酸，下腹胀痛，二便调，舌胖大边有齿痕，苔薄，脉沉。

处方：党参 15g，炒山药 15g，制巴戟天 10g，酒女贞子 10g，枸杞子 15g，菟丝子 15g，淫羊藿 10g，酒苁蓉 15g，锁阳 15g，盐杜仲 12g，竹茹 10g，陈皮 10g，乌药 10g，桑寄生 15g，续断 15g。7 剂。

十七诊：2022 年 5 月 19 日

LMP：2022 年 4 月 24 日，经期 4 天，经量正常，色红，无血块，无痛经，腹胀痛，纳眠可，小便调，大便偏稀，舌胖大淡红，苔薄，脉沉。

处方：党参 15g，炒山药 15g，当归 12g，制巴戟天 10g，酒女贞子 10g，枸杞子 15g，菟丝子 15g，淫羊藿 10g，酒苁蓉 15g，锁阳 15g，盐杜仲 12g，延胡索 10g，制香附 10g，炒白术 20g，芡实 15g。7 剂。

十八诊：2022 年 5 月 26 日

LMP：2022 年 5 月 19 日，经期 4 天，经量可，色红，无血块，无痛经，纳可，睡眠差，易怒，腹胀，二便调，舌红边有齿痕，苔薄，脉沉。

辅助检查：

1. B 超：子宫内膜厚 0.5cm。

2. TSH：2.26μIU/mL。

处方：当归 15g，党参 12g，枸杞子 15g，菟丝子 15g，淫羊藿 10g，酒黄精 15g，丹参 15g，羌活 10g，盐杜仲 10g，炒酸枣仁 30g，合欢皮 15g，佛手 10g，枳壳 10g。7 剂。

十九诊：2022 年 6 月 2 日

纳可，睡眠差，二便调，舌胖大边有齿痕，苔微腻，脉沉。今日开始服地屈孕酮 10mg，每日 2 次，服至月经周期第 14 天，拟于 2022 年 6 月 6 日移植。

辅助检查：

1. B 超（2022 年 6 月 2 日）：子宫大小 6.2cm×5.4cm×4.7cm，内膜厚 0.8cm，多发子宫肌瘤，左侧壁可见中等稍强回声，较大者 3.6cm×2.1cm，周边及内部可见血流信号。

2. 女性激素（2022 年 5 月 31 日）：LH 30.67mIU/mL，E_2 178.20pg/mL，P 5.41ng/mL。

处方：当归 15g，党参 12g，枸杞子 15g，菟丝子 15g，淫羊藿 10g，酒黄精 15g，丹参 15g，羌活 10g，盐杜仲 10g，炒酸枣仁 30g，制远志 10g。7 剂。

二十诊：**2022 年 6 月 9 日**

纳可，睡眠较前好转，情绪好转，腰酸，二便调，舌胖大淡红，苔薄，脉沉。

辅助检查（2022 年 6 月 6 日）女性激素：P 7.63ng/mL，E_2 109.54pg/mL。

处方：党参 15g，炒山药 15g，制巴戟天 10g，酒女贞子 10g，枸杞子 15g，菟丝子 15g，淫羊藿 10g，酒苁蓉 15g，锁阳 15g，盐杜仲 12g，桑寄生 15g，续断 15g，炒酸枣仁 30g，百合 10g，制远志 10g，佛手 10g，陈皮 6g，茯苓 15g。7 剂。

患者于 2022 年 6 月 6 日在自然周期下进行移植，同时口服地屈孕酮 10mg/ 次，每日 2 次。2022 年 6 月 27 日查血 hCG 28265mIU/mL，成功受孕，胎儿生长良好，2022 年 7 月 5 日 B 超示妊娠囊内见胎芽，长径 0.7cm，可见胎心搏动。患者于 2023 年 3 月足月顺产一健康婴儿。

按语 子宫肌瘤是女性生殖系统常见良性肿瘤，由平滑肌及结缔组织组成，好发于 30～50 岁妇女，其发生、发展和消退都与激素有密切关系，其中，雌激素、孕激素对子宫肌瘤有促进作用，一些多肽类生长因子具有促进有丝分裂及促进生长的作用。子宫肌瘤可以单一生长，也可呈多发状态，各种类型的肌瘤可发生在同一子宫，称为多发性子宫肌瘤。按肌瘤与子宫肌壁的关系，可分为肌壁间肌瘤、黏膜下肌瘤和浆膜下肌瘤。肌瘤对妊娠的影响与肌瘤的类型及大小有关：①黏膜下肌瘤可影响受精卵着床，如其长在输卵管内口附近，堵塞内口，或长于宫腔上半部时，往往会影响精子通行，或即使着床，但因肌瘤导致内膜生长不均匀，影响受精卵的生长发育，导致早期流产；②肌壁间肌瘤过大可使宫腔受到压迫而变形，致植入的受精卵发生异常蠕动，使着床率下降，或内膜血供不足引起流产等。

中医无"子宫肌瘤"病名，可将其归于"癥瘕"病中，此病常伴见不孕、月经失调、闭经、带下病等病证，《金匮要略·妇人妊娠病脉证并治》云："妇人宿有癥病，经断未及三月，而得漏下不止，胎动在脐上者，为癥痼害。"中医认为"癥瘕"与妇女经期产后不慎摄生有关，或因经期产后风冷、寒湿之邪入侵，邪气与气血搏结，气血运行受阻，气滞血瘀，日积月久成"癥"。牛建昭教授认为本病多虚实夹杂，病机主要是机体正气不足，外感或内伤，导致脏腑功能失调，致瘀血、痰湿等病理产物聚结于冲任、胞宫，久而成癥瘕。治疗采用活血化瘀、化湿消癥为主，虚则补之，实则泻之。肾气盛，天癸至，月事以时下，故有子，肾气衰，天癸竭，月事不调，则无子，所以肾与女性生殖功能密切相关。

本例患者晚婚，39岁开始备孕，此时肾中精气不足，天癸渐衰。脾主运化水谷精微，为后天之本、气血生化之源，女子经、孕、胎、乳皆以血为用，脾的运化功能失调，可致升清降浊混乱，痰湿内蕴。反复IVF-ET失败，患者求子心切，肝郁气结，肝失条达，横逆犯脾，也影响脾之运化。综合分析，本例患者属脾肾亏虚，痰湿内阻。

本例患者首诊时子宫肌瘤复发，此前已行子宫肌瘤剥除术，牛建昭教授认为子宫肌瘤好发于素体脾虚痰湿较重、嗜食肥甘厚味之人，导致脾胃健运失职，湿浊内停，痰湿下注，阻滞胞络，痰血搏结，渐积成癥。而此病日久多损耗正气，也是子宫肌瘤反复发作的主要原因。《济阴纲目》云："盖痞气之中，未尝无饮。而血食之内，未尝无痰，则痰食血，又未有不先因气病而后形病也。故消积之中，当兼行气、消痰、消瘀之药为是。"方中皂角刺、石见穿、醋三棱、醋莪术活血化瘀，消肿散结；白花蛇舌草、半枝莲可解瘀久化热之毒；炒荔枝核、盐橘核行气解郁；患者自述睡眠差、乏力，加用炒酸枣仁、制远志养肝血、安心神，交通心肾；太子参药性平和，味甘，益气健脾。此方补中有行，消不散气，同时注重养血安神。

二诊时为月经周期第21天，正值经前期，即阳长期（黄体期），阳气渐长达到"重阳"状态，阴精与阳气皆充盛，子宫、胞脉、冲任的气血旺盛，血海充盈，为孕育做好准备。此期以温肾助阳、维持黄体功能为主。方中锁阳、盐杜仲、酒苁蓉温肾助阳；菟丝子、枸杞子、女贞子滋养肾中精血，起到阴中求阳、阳中生阴的作用；病久耗伤正气，加用党参、山药补气健脾；佐以酸枣仁、制远志养血安神；便干加用火麻仁润肠通便，促进胃肠蠕动。全方阴阳同调，从整体上发挥温养脾肾、调经固本的作用。

三诊时为行经期，牛建昭教授认为此期治疗宜因势利导，通补兼施，瘀血祛，新血生，主方以桃红四物汤为基础，具有养血活血调经的作用，为避免耗伤气血，加党参、丹参、益母草、牛膝，以补养气血、引血下行，通补结合；患者舌淡胖大边有齿痕，大便稀溏，带下量多，为脾虚痰湿较甚之证，方中酌加炒白术、芡实，健脾运脾化湿；患者自述情绪急躁易怒，加延胡索、制香附、绿萼梅疏肝解郁，清肝火。

之后患者坚持补肾调周法治疗 5 个月经周期，于 6 月 6 日在自然周期下进行移植，于 6 月 9 日复诊，正值经前期，处于"重阳"的状态，精血旺盛，是孕育佳期，采用温宫饮（党参、当归、菟丝子、枸杞子、山药、杜仲、巴戟天、肉苁蓉、淫羊藿、锁阳）加减，阴阳双补，气血同调，不忘养心血、宁心神、疏肝理气，使脉道通畅，气血充盈，为受精卵着床和发育做好充分的准备。

牛建昭教授认为对于反复 IVF-ET 失败的患者，中药调周尤为重要。顺应月经周期变化分四期进行调理，经后期胞脉空虚，为阴长期，应促进精血化生，以滋养肾中精血、调补冲任之品为主；排卵期重阴转阳，治疗以活血通络、促进卵泡排出，同时补肾助阳，滋养阴血；经前期为黄体期，阴阳俱盛，冲任气血充盈，用药应注重促进黄体发育、内膜生长，治疗以温补肾阳、调气活血、助孕为主；行经期则应因势利导，活血调经，养血活血，祛瘀生新。通过上述调理，使患者整体内环境达到一个和谐的状态，卵巢、子宫、内膜适合受孕，能够使受精卵顺利着床且生长发育。对于高龄、卵巢功能渐趋低下、子宫因多次肌瘤剥除术受到损伤、反复复发的患者，中药周期治疗可改善卵巢功能，提高卵细胞数量和质量，改善子宫内膜微环境，提高子宫内膜容受性。

本例患者有多发性子宫肌瘤，且反复 IVF-ET 失败，经中药周期调治并配合散结消肌治疗，在自然周期下移植 2 枚冻胚，成功受孕，2022 年 7 月 5 日 B 超示宫内孕，见胎芽及胎心搏动。此病例是补肾调周序贯疗法在多发性子宫肌瘤成功应用的典型案例，坚持补肾为本，滋养肾阴让卵泡发育成熟，温肾助养使子宫内膜生长，有利于胚胎着床和孕育，同时行气化瘀，促进子宫、卵巢的血运，触发排卵，同时散结化瘀，抑制肌瘤的快速生长，使气血充盛，阴平阳秘，人体内环境达到平衡，有利于胚胎的种植和生长发育。

【本节作者】王亚娟，女，副主任医师，第七批全国老中医药专家牛建昭教授学术经验继承人。

第九节　黄体功能不足案

黄体功能不足指排卵后黄体发育不良，分泌孕酮不足或黄体过早退化，致子宫内膜对孕酮反应性降低，子宫内膜分泌反应不良，从而影响受精卵着床，由此可发生月经周期缩短、经期延长、月经量少、闭经、不孕等，临床以子宫内膜发育与胚胎发育不同步为主要特征，与不孕或流产密切相关，这也是试管婴儿不能成功的主要因素。本病病因至今尚不完全清楚，下丘脑－垂体－卵巢轴失调、多囊卵巢综合征、子宫内膜异位症等均可导致本病。对于黄体功能不足的临床诊断标准目前尚不统一，比较常用的判定方法有基础体温（BBT）测定、子宫内膜活检及黄体中期孕酮水平测定。目前认为，排卵后的第 5 天、第 7 天、第 9 天为测定孕酮水平的统一时间，其平均值＜10ng/mL 为黄体功能不足。临床应用中，需结合各种方法的特点综合评价黄体功能。在自然月经周期，育龄期女性黄体功能不足发病率为 3%～10%；在超促排卵周期，由于多个黄体同时发育，合成并分泌超生理量的雌、孕激素，负反馈抑制下丘脑－垂体轴，抑制 LH 分泌，从而引起黄体功能不足，其发生率几乎达 100%。黄体功能不足在不孕症人群中的发病率为 5%～10%，其发病机制主要是黄体分泌孕酮不足或孕酮对子宫内膜的刺激作用不足，导致子宫内膜增生及分泌失调，从而导致内膜状态差或体内孕激素水平低，影响胚胎成功种植，降低了妊娠成功率。牛建昭教授根据黄体功能不足的临床表现，认为其属于"月经失调""流产"和"不孕"等范畴。该病的主要病机为脾肾不足兼有肝郁，脾肾不足不能温煦胞宫胞脉，肝气不疏而致气滞血瘀阻于脉络，卵泡发育障碍，最终导致不孕。

临证治疗原则：

1.注重脾肾，先后天并重。肾主生殖、主藏精，为先天之本，牛建昭教授治疗排卵障碍性不孕以补肾填精为基础，同时不忘健脾益气养血。脾为后天之本，气血生化之源，气充血足，肾才有精可藏，补肾健脾养血药可调节肾－天癸－冲任－胞宫轴。

2.注重情志致病，善用疏肝，怡悦情怀。女子以肝为先天，肝以阴血为体、以阳气为用，肝肾同源，精血互生。女子数伤于血，血虚不能养肝、柔肝，肝不条达致郁，气郁日久生瘀。牛建昭教授常说，女性在现代社会中扮演多重角色，众多压力使女性的心理、生理都产生了巨大变化，经前乳房胀痛、胃脘胀气、便秘等都是肝气郁结的典型表现，治疗肝气郁结宜疏肝解郁，必要时配以理气、活血等法，常用药如柴胡、郁金、青皮、陈皮、香附、枳壳、远志、菖蒲、佛手、香橼、白芍等。牛建昭教授在药物治疗的同时，配合心理疏导，使患者心情舒畅。

3. 注重调冲任。妇女的经、带、胎、产皆与冲任密切相关，冲任失调是发生各种妇科疾病的重要环节。冲任二脉虽不与脏腑直接络属，却通过肝、脾、肾的所属经脉与之间接联通，因此，冲任二脉的生理功能可以说是肝、脾、肾三脏的功能表现。冲为血海，血的生成依赖脾胃的化生与肝的调节，血的贮藏与输布有赖于肾的闭藏和脾的统摄。任脉虽主胞胎，但气血、津液、阴精均源于脾胃之生化，又依赖于肾气的充盛。冲任二脉的循行与足少阴、足厥阴、足太阴经脉相通，因此，冲任二脉的生理功能是肝、脾、肾三脏功能的体现。本病变所表现的也是肝、脾、肾的证候，肝、脾、肾任何一脏发生病变都会直接影响冲任二脉的病理变化。治疗上常常提到的调补冲任、安冲、固冲等，也是通过治疗肝、脾、肾而达到治疗目的的，故凡冲任之为病，均责于肝、脾、肾三脏。牛建昭教授在临床常常肝、脾、肾三脏同治。

病案

江某，女，29 岁。初诊日期：2014 年 5 月 12 日。

主诉：月经先期数年，未避孕未孕 1 年。

现病史：患者既往月经正常，结婚后行 2 次药物流产，2006 年出现月经提前，21 日一行，经量中等，色红夹块，经行 7 天净，带下量偏少，伴形体瘦弱，腰膝酸软，性情急躁，夜寐盗汗。现未避孕未孕 1 年，经西医周期治疗、药物促排卵治疗、人工授精未果，IVF 1 次失败。LMP：2014 年 5 月 11 日，月经周期第 2 天。刻下症见：小腹不适，舌质偏红，苔薄黄腻，脉弦细数。

既往史：2 次药物流产史。否认传染病及内科疾病史。

妇科检查：未见异常。

辅助检查：

1. B 超监测排卵示小卵泡排卵。

2. 子宫输卵管造影示双侧输卵管通畅。

3. 半年来监测 BBT 示高温相偏短。

西医诊断：①月经失调；②继发性不孕症。

中医诊断：①月经先期；②断绪（肝郁肾虚）。

治则治法：滋阴疏肝理气，化瘀调经。

处方：生地黄 15g，当归 15g，赤芍 12g，党参 15g，丹参 10g，香附 10g，牡丹皮 10g，益母草 15g，川续断 10g，茯苓 10g，炒枳壳 10g。7 剂。

二诊：2014 年 5 月 18 日

服药 7 剂，月经干净。BBT 示高温相偏短，显示出阴长阳短的运动形式，故经后期着重滋阴养血，疏肝益肾。

处方：党参 15g，当归 15g，黄精 15g，女贞子 15g，枸杞子 15g，菟丝子 15g，葛根 15g，柴胡 10g，郁金 10g，青陈皮各 6g，黑豆 1 把。7 剂。

三诊：2015 年 5 月 25 日

全身症状改善，带下渐增。转从阴中求阳，调理气血，以促转化的方法。

处方：菟丝子 15g，枸杞子 15g，淫羊藿 15g，肉桂 10g，当归 10g，黄精 15g，葛根 15g，丹参 15g，羌活 10g，党参 15g，紫草 9g，川楝子 8g，黑豆 1 把。7 剂。

四诊：2015 年 6 月 3 日

BBT 上升，呈高温相，进入经前期，采用补肾助阳、疏肝化瘀法，取毓麟珠合越鞠丸加减。

处方：生地黄 15g，牡丹皮 10g，制香附 10g，丹参 10g，山药 15g，川续断 10g，杜仲 10g，煅紫石英 10g（先煎），补骨脂 10g，绿萼梅 6g，巴戟天 15g，淫羊藿 15g，肉苁蓉 12g，枸杞子 15g，柴胡 10g，郁金 10g，青陈皮各 6g。7 剂。

前后调治 4 个月，月经恢复至 30 天一行，BBT 呈双温相，高温相已达到 12 天。月经来潮，色暗红无血块，继续治疗，于 2015 年 10 月 27 日自然妊娠，转入补肾保胎治疗，其间血 hCG 值稳定上升。2015 年 11 月 18 日超声下见原始胚胎心管搏动，后电话随访，于 2016 年 8 月 26 日剖宫产一健康婴儿。

按语　本例患者 2 次药物流产后出现月经先期，此乃药流伤肾，虚热内生，久婚不孕，肝郁气滞，瘀热内扰，血海不宁，致月经先期而下。月经先期虽主要原因是血热，但血热仅是标证，是在肾阴虚的前提下导致的，应予以补肾调周法。女子以肝为先天，肝以阴血为体、以阳气为用，肝肾同源，精血互生。女子数伤于血，血虚不能养肝、柔肝，肝不条达致郁，气郁久而生瘀。众多的压力使女性心理、生理都产生了巨大变化，经前乳房胀痛、胃脘胀气、便秘等比比皆是，都是典型的肝气郁结表现。治疗肝气郁结宜疏肝解郁，必要时配以理气、活血等法，常用药如柴胡、郁金、青皮、陈皮、香附、枳壳、远志、菖蒲、佛手、香橼、白芍等。牛建昭教授在用药上注重肾主生殖，以补肾为基础，同时注重情志致病，擅于疏肝，怡悦情怀。

患者首诊时处于月经周期第2天，诉小腹不适。因素有形体瘦弱、腰膝酸软、性情急躁，兼有2次药物流产史，数伤于血，血虚不能养肝、柔肝，肝不条达致郁，气郁久生瘀。瘀血不去则新血不生，故在滋阴疏肝理气的同时化瘀调经，方用调经饮加减。方中四物汤加减补血活血，补而不滞；为避免活血太过耗伤气血，加党参、丹参、牡丹皮、益母草，以补气养血、引经下行，通补结合；加香附、茯苓、枳壳以疏肝行气健脾。

二诊时患者月经干净，BBT示高温相偏短，显示出阴长阳短的运动形式。此时为经后期，子宫、胞脉空虚，阴血不足，治疗当以滋阴养血、疏肝益肾为主，促进内膜长养与卵泡发育，方用滋泡饮加减。方中党参、当归补气养血，菟丝子、女贞子、枸杞子滋补肾阴，黄精补诸虚，诸药合用，肾阴肾阳双补，取阴阳互根理论，在滋阴中佐以补阳，即"阳中求阴"，在补阳中佐以滋阴，即"阴中求阳"，则阳得阴助而生化无穷，阴得阳升而泉源不竭。

三诊时患者全身症状改善，带下渐增，为排卵前期，子宫胞脉阴血充盛，治以滋阴补肾、活血通络，方用补肾促排卵汤。方中菟丝子、枸杞子、淫羊藿、肉桂、黄精、黑豆补肾滋阴；加葛根、羌活、当归、丹参、紫草以活血补血，通经活络；葛根善疏通升散，具有祛风通络之功效，伍当归、丹参、紫草助其活血；加党参益气养血、川楝子理气。

四诊时患者BBT上升，呈高温相，进入经前期，采用补肾助阳、疏肝化瘀法，方用毓麟珠合越鞠丸加减。方中生地黄、补骨脂、淫羊藿、肉苁蓉、枸杞子滋阴补肾养经；加牡丹皮、香附、丹参、绿萼梅、柴胡、郁金、青皮、陈皮以疏肝理气、活血调经，能消滋腻，使补而不滞；加山药、续断、杜仲、煅紫石英、巴戟天以温阳补肾壮骨。

【本节作者】王亚娟。

第十节　移植后异位妊娠案

据报道，体外受精－胚胎移植（IVF-ET）后异位妊娠率高于自然妊娠，盆腔炎、输卵管病变、盆腔手术和子宫腔异常已被认为是导致 IVF-ET 患者发生异位妊娠的高危因素。有研究表明，输卵管因素是 IVF-ET 后出现异位妊娠的首要高危因素，胚胎易着床在有炎症病变和功能不良的输卵管内，如输卵管黏膜上皮受炎症刺激，使其与胚胎的黏附因子过度表达，导致胚胎容易种植在输卵管，或输卵管切除术后形成瘢痕，导致输卵管管腔狭窄、蠕动缓慢或消失，受精卵无法运动到宫腔，形成宫外妊娠。此外，在 IVF-ET 操作过程中，因注射的气体或液体过多、压力过大，可能导致胚胎被推注到宫底两侧的输卵管中，增加了异位妊娠的风险。IVF-ET 时移植胚胎的数量和质量、控制性超促排卵方案、卵巢储备功能减退及实验室操作和移植技术已被认为是导致异位妊娠发生的可能因素。西医学根据异位妊娠发病部位、病灶大小、血 hCG 水平、有无腹腔内出血症状、生命体征是否平稳等进行综合评估，进而决定进行药物（如甲氨蝶呤）治疗还是手术治疗。但手术治疗风险大、并发症多，甚至可能影响患者的生育功能。

20 世纪 50 年代，有中医学者明确提出宫外孕属少腹血瘀实证，临床当以活血化瘀为治疗原则，总结多年的临床经验，创制宫外孕 I 号方、II 号方。现代药理研究表明，活血化瘀药物（如莪术、天花粉、紫草、三棱、丹参、赤芍等）可以加快血液流速，利于瘀血包块的吸收，有效杀死胚胎的作用，为现代中医治疗异位妊娠奠定了基础。牛建昭教授认为本病患者多气血运行不畅，冲任失调，或湿瘀阻滞下焦，胞络不通，则孕卵停滞于胞宫之外，兼之血溢脉外，形成瘀血，故治疗多以活血化瘀为基础，佐以理气、化湿、清热等法，如合并盆腔炎时，应当佐以清热解毒法。有活血化瘀作用的中药可以改善微循环和组织缺氧状态，扩张血管，提高纤溶酶活性，使肌化组织变软易吸收，促进组织修复再生，很好地改善腹痛症状，促进包块的吸收。临床实践和研究证实，中医药治疗可以有效减少异位妊娠的并发症，降低再次异位妊娠的发生率，提高正常妊娠率，也可以使阻塞的输卵管复通。

病案

李某，女，32 岁。初诊日期：2022 年 5 月 30 日。

主诉： IVF-ET 后异位妊娠，宫腔镜取胚术后，胚胎植入。

现病史： 患者于 2022 年 1 月 21 日确诊左宫角妊娠，行宫腔镜下取胚术，术后 MRI 提示胚胎植入可能，2 月 27 日起口服米非司酮 6 天，阴道不规则出血 1 个月，现无阴道出血及腹痛。LMP：2022 年 5 月 24 日，5/26 天，经量中，色红，无血块，无痛经，轻度腰酸，无腹冷，无便稀。刻下症见：纳可，眠安，二便调，舌紫黯，苔薄黄，脉弦滑。

既往史： 否认慢性病史，否认食物及药物过敏史。

辅助检查：

1. 血 β-hCG 3030.0IU/L（2022 年 2 月 14 日）。

2. 血 β-hCG 3666.0IU/L（2022 年 2 月 22 日）。

3. MRI（2022 年 2 月 25 日）：宫腔上段左半部及后壁浅肌层内团片状异常回声，考虑胚胎物少许残留植入肌层可能。

4. 血 β-hCG 2817.0IU/L（2022 年 2 月 26 日）。

5. 生化全项（2022 年 2 月 26 日）：LDH 13U/L，BUN 2.70mmol/L，LDL-C 2.67mmol/L，MYO＜21.00ng/mL。

6. 血 β-hCG+ 孕酮（2022 年 3 月 6 日）：β-hCG 741.39IU/L，P 5.00ng/mL。

7. 血 β-hCG 231.89IU/L（2022 年 3 月 14 日）。

8. 血 β-hCG 95.46IU/L（2022 年 3 月 21 日）。

9. 血 β-hCG 43.96IU/L（2022 年 3 月 28 日）。

10. 血 β-hCG 22.86IU/L（2022 年 4 月 8 日）。

11. 血 β-hCG 15.2IU/L（2022 年 4 月 12 日）。

12. 经阴道彩色多普勒超声检查（2022 年 4 月 12 日）：左宫角可见非均质回声，范围约 1.6cm×12cm×1.3cm，CDFI 周边及内部均可见较丰富条状血流信号。

13. 血 β-hCG 16.14IU/L（2022 年 4 月 18 日）。

14. 血 β-hCG 11.33IU/L（2022 年 4 月 25 日）。

15. 血 β-hCG 5.60IU/L（2022 年 5 月 6 日）。

16. 经阴道彩色多普勒超声检查（2022 年 5 月 16 日）：左宫角处可见非

均质回声区，范围约 1.5cm×1.4cm×1.3cm，与肌壁界限欠清，CDFI 周边可见血流信号。右卵巢长径约 2.4cm，回声未见异常。左卵巢长径约 2.5cm，回声未见异常。

西医诊断：异位妊娠。

中医诊断：异位妊娠（肾虚血瘀）。

治则治法：补肾健脾，破血化瘀。

处方：党参 15g，丹参 15g，当归 15g，赤芍 12g，焯桃仁 10g，红花 10g，醋三棱 15g，醋莪术 15g，大血藤 15g，北败酱草 15g，皂角刺 15g，石见穿 15g，夏枯草 10g，半枝莲 20g，白花蛇舌草 20g，郁金 12g，麸炒枳壳 10g，大枣 10g，炙甘草 8g，甜叶菊 2g，川芎 12g，醋延胡索 10g，制水蛭 3g，肉桂 6g。14 剂。

二诊：2022 年 6 月 13 日

B 超示宫腔偏左侧宫底中等回声 1.3cm×1.0cm×1.1cm。

处方：党参 15g，丹参 15g，当归 15g，赤芍 12g，焯桃仁 10g，红花 10g，醋三棱 15g，醋莪术 15g，大血藤 15g，北败酱草 15g，皂角刺 15g，石见穿 15g，桑寄生 15g，半枝莲 20g，白花蛇舌草 20g，郁金 12g，麸炒枳壳 10g，大枣 10g，炙甘草 8g，甜叶菊 2g，川芎 12g，续断 15g，制水蛭 3g，肉桂 6g，炒蒲黄 24g，盐橘核 10g，荔枝核 10g，太子参 15g。14 剂。

三诊：2022 年 6 月 27 日

LMP：2022 年 6 月 20 日，5/27 天，经量中，色暗，无血块，无痛经，轻度腰酸，无腹冷，无便稀。刻下症见：纳可，眠安，二便调，出汗多，手足心热，乏力，脾气急，舌紫黯，苔薄黄，脉弦滑。

辅助检查：经阴道彩色多普勒超声检查示子宫前位，子宫体大小约 4.5cm×4.0cm×3.8cm，肌层回声均质，宫腔居中，内膜厚约 0.4cm。右卵巢长径约 2.5cm，回声未见异常。左卵巢长径约 3.1cm，回声未见异常。CDFI 未见明显异常血流信号。盆腔未见明显肿物。

处方：党参 15g，当归 15g，菟丝子 15g，酒女贞子 12g，枸杞子 12g，炙淫羊藿 12g，酒黄精 15g，郁金 12g，麸炒枳壳 10g，炙甘草 8g，甜叶菊 2g，大枣 10g，炙黄芪 20g，太子参 15g，醋柴胡 10g，白芍 20g，制远志 10g，首乌藤 30g，麦冬 20g。7 剂。

　　按语　本案患者乃宫腔镜取胎术后的胚胎植入，宫腔操作一方面可以取胎治疗异位妊娠，但另一方面也增加了宫腔感染的风险。

　　首诊时，用药以活血化瘀、消癥止痛（丹参、赤芍、桃仁、红花、三棱、莪术、川芎）促进包块吸收为主，同时皂角刺、石见穿、白花蛇舌草、夏枯草、半枝莲、大血藤、败酱草活血化瘀、清热解毒、散结消肿止痛，促进炎症吸收，此类患者多伴有情绪问题，故少佐郁金、枳壳、延胡索行气疏肝止痛，配伍少量水蛭，取虫类药善走窜搜经别络之功效，增强消癥之力。该患者术后气血大伤，正气稍欠，若一味使用走窜善动之药，必会使正气更损，故以党参、当归、大枣补气血、补正气；活血清热解毒之药多苦寒，恐邪去而正亦损，故加少量肉桂增添温煦之力。全方去邪不伤正，活血不耗血。二诊时B超检查宫腔偏左侧包块见小，故加蒲黄、橘核、荔枝核增强化瘀行气之力。三诊时，B超提示宫腔异常回声已消失，至此，对于异位妊娠的治疗就结束了，治疗重点转为调整患者月经情况及改善患者情绪状况，用药以补肝肾、解肝郁、宁心神为主。

　　【本节作者】李思瑶。

第十一节　针灸助孕成功案

　　针灸治疗不孕历史悠久，古代医籍不仅论述了不孕的病因，还记载了针灸治疗不孕的取穴、操作方法、禁忌等，如《针灸甲乙经·妇人杂病》论："女子绝子，坏血在内不下，关元主之"，《诸病源候论·无子候》云："然妇人挟疾无子，皆由劳伤血气，冷热不调，而受风寒，客于子宫，致使胞内生病，或月经涩闭，或崩血带下，致阴阳之气不和，经血之行乖候，故无子"等。古人治疗不孕涉及奇经八脉中的任脉、督脉、带脉，以及足厥阴肝经、足太阴脾经、足阳明胃经、足少阴肾经等，涉及穴位有中极、关元、气海、水道、三阴交、太溪、肾俞、肝俞、太冲、归来、血海、足三里、子宫、带脉等。针灸的作用主要在于疏通经络，使瘀阻的经络通畅，气血得以正常运行，濡养脏腑，同时调和阴阳，使失衡的机体达到"阴平阳秘"的状态，并且通过针灸治疗可以扶助机体正气，增强人体免疫功能等。有研究表明针灸可以调节人体神经内分泌系统，对下丘脑－垂体－卵巢轴有调节作用，使内分泌功能恢复正常生理状态，改善卵巢功能，促进卵巢生长发育，可刺激垂体促性腺激素的分泌，促进排卵，增加受孕率。针灸助孕效果确切，主要穴位集中在脾经、胃经、肝经、俞穴、任脉及经外奇穴，在主穴的基础上辨证论治，随症加减。耳穴治疗功能紊乱及内分泌代谢紊乱性疾病也有稳定的疗效，早在《内经》中即有记载，人体手足诸多经脉均入耳中、达耳前或至耳角上，十二经脉均直接或间接上达于耳，《灵枢·口问》曰："耳者，宗脉之所聚也。"说明耳与脏腑相通，与脏腑在生理、病理上均息息相关。此外，不孕、反复 IUI 失败及流产的患者，精神压力大，多呈现焦虑抑郁状态，针灸治疗可选取手足厥阴、手少阴经及督脉的穴位，针刺百会、内关、神门、太冲、水沟、气海、三阴交、神庭、本神及耳穴的神门、心、交感、肝、脾等，具有振奋阳气、镇静安神、疏肝解郁、缓解焦虑、宁心静气、调和阴阳的作用。督脉总督人体全身阳气，通髓主脑，任脉为阴脉之海，统领全身诸阴经之气，任、督二脉同起于胞中，分行于人体前后，维系着人身阴阳之平衡。督脉之穴百会，手足三阳经均汇于此，可升阳益气、安神醒脑；中极、气海、关元为任脉主穴，三者相配，升阳补气、益肾固精、壮元阳、调经血、调冲任、畅气血；三阴交为足太阴脾经之穴，为肝经、脾经、肾经三经交会穴，是补益之要穴，气血双调，阴阳同补，肝、脾、肾兼顾，滋阴生精的同时可温煦气机，益气升阳而濡润阴血；血海为足太阴脾经腧穴，可统摄血脉，生化血气；足三里为足阳明胃经合穴，为"四总穴"之一，多气多血，可调补脾胃、扶正培元而益气血生化之源；太冲为足厥阴肝经原穴，配三阴交以疏肝解郁、滋补肝肾、通中有补、补中有泻，可滋补肝血；足阳明胃经天枢、归来、足三里，足太阴脾经血海、三阴交及任脉中脘同调脾胃气血；子宫为经外奇穴，可温肾补元，调经理气，升提下陷；合谷与太冲合用调气血、通经络。诸穴配合能使经络气血通畅，以达到培中土、滋肝肾、补冲任、益胞脉之功，从而利于胚泡的着床发育。而耳为宗脉之所聚，与五脏六腑关系密切，耳郭有丰富的神经网，可以调节全身神经系统及脏腑的生理功能，所选耳穴子宫、神门、内分泌和脑也能协调脏腑间功能。

病案一

李某，女，36 岁。初诊日期：2020 年 6 月 5 日。

主诉：IVF-ET 失败 2 次。

现病史：患者有多囊卵巢综合征病史，两年前经 IVF 产一女，今年行 2 次 IVF-ET，分别在孕 13 周和 9 周时流产，均进行了清宫术。就诊时第二次清宫术后 1 周，发现子宫内血管瘤，仍有出血。此前的 IVF 留有冻卵，待子宫恢复后进行第三次移植。

西医诊断：①继发性不孕症；②多囊卵巢综合征。

中医诊断：不孕症（脾肾不足，气血两虚，冲任失调）。

治则治法：补脾肾，益气血，调冲任。

处方：百会，神门，中脘，气海（通电），关元（通电），子宫（通电），合谷，血海（双侧通电），足三里，三阴交，太冲。每周 1 次。

针刺方法：毫针刺，补脾益肾、益气养血之关元、气海、中脘、三阴交、足三里、血海施补法，其余穴位平补平泻，关元、气海可加灸。

二诊：**2020 年 8 月 30 日**

2020 年 7 月复查 B 超见子宫内仍有残留受孕组织并有子宫内膜息肉，再次行清宫术。针灸治疗增至每周 2 次。患者于 2020 年 8 月 26 日移植成功。

处方：百会，神门，中脘，足三里，太冲。每周 2 次。

针刺方法：毫针刺，疏肝理气之百会、神门、太冲施泻法，中脘、足三里平补平泻。

三诊：**2021 年 5 月 25 日**

患者于 2021 年 5 月剖宫产一健康婴儿，特来报喜。

按语　本例患者有多囊卵巢综合征病史，且进行过两次清宫术，最近一次为 1 周前。目前有研究表明，在流产的过程中，如果蜕膜部分残留在子宫壁上，则常导致患者阴道不规则出血，改变了宫颈、子宫的微环境，引起逆行感染，进而使子宫和输卵管处于炎症状态，影响妊娠成功率。中医认为多囊卵巢综合征为本虚标实，以脾肾亏虚为本，且患者术后气血受损，治疗应补脾肾，益气血，调冲任、胞脉。关元、气海、中脘均为任脉腧穴，"任主胞胎"，且关元与足三阴经交会，能够补肾固本，补益精血。关元为元阴元阳交关之处，即先天之气海，气海为气之所归，犹如百川之汇海，可助全身百脉之沟通，凡气之所至，血乃通之，统调全身之气，共奏调补气血之效。三阴交为足三阴经的交会穴，与肝、脾、肾及胞宫的关系密切，能调补肝脾肾，疏经通络，行气活血，补养血脉，助益胞宫。足三里为足阳明经穴，阳明为多气多血之经，具有调脾胃、益气养血的功效。血海为足太阴脾经腧穴，能调经统血，配足三里、三阴交增强补气益血、培补三阴的功能。合谷、太冲为"四关穴"，具有调气血、通经络、调理冲任、扶正培元的作用。百会配足三里、合谷可补中益气。经外奇穴子宫调经理气，为治疗妇产科疾病的效穴。耳穴神门与百会宁心安神。以上诸穴合用，达到调三阴、益气血、调冲任、畅情志的作用。

二诊时患者移植成功，在孕期选穴主要以调情志、调气血为主。百会、神门及太冲疏肝理气、调畅情志，使精神放松、心情愉悦。中脘和足三里调脾胃，益气血生化之源，使胞脉气血充盈。

三诊时，患者告知成功诞下一健康婴儿。

本例患者素体脾肾亏虚，又因反复 IVF-ET 促排卵、行清宫术，使气血亏虚，胞脉受损，出现不孕。治疗应当健脾补肾，以益气养血，恢复胞宫功能。调养之事当缓缓而行，历时两月余，患者成功受孕。孕期安胎以调情志、益气血为重，直至顺利诞下婴儿。在 11 个月的治疗过程中，前期助孕以调脏腑功能、补气血不足为主，后期安胎以稳定身心功能为要，治疗效果显著。

病案二

王某，女，40 岁。初诊日期：2017 年 12 月 2 日。

主诉：IUI/IVF 失败多次。

现病史：患者于 2014 年尝试 IUI，首次失败，第二次怀孕但于孕 7 周时自然流产。2017 年 7 月再次尝试 IUI，当时实验室检查提示 AMH 值低，又进行两次 IUI 均失败，11 月取卵无优势卵泡。患者精神压力很大，焦虑，抑郁，烦躁，月经量少，有血块，腹冷，欲针灸调节后再行辅助受孕。

既往史：有抑郁症病史。

西医诊断：①原发性不孕症；②卵巢功能减退；③抑郁症。

中医诊断：①不孕症；②郁证（肝郁血虚）。

治则治法：疏肝解郁，养血安神，补益肝肾。

处方：百会，合谷，中脘，天枢，气海（通电），关元（通电），子宫（通电），归来，血海（双侧通电），足三里，三阴交，太冲，肝俞，脾俞，肾俞，神庭，本神，神门。

针刺方法： 毫针刺，疏肝解郁之要穴太冲、肝俞施泻法，其余穴位平补平泻，关元、气海可加灸，每周 2 次。

二诊：2017 年 12 月 11 日

患者针刺治疗后精神状态好转，偶有心悸、胸闷，睡眠欠佳，月经未潮，余常。

处方： 在初诊取穴基础上加双侧内关、太溪，毫针刺，增加的穴位均用补法，每周 2 次。

患者按照此方法间断针灸治疗。

三诊：2018 年 2 月 12 日

患者开始为 IVF 做调理准备，自述精神状态可，偶有焦虑，月经量较前增加，纳眠可，二便调。

处方： 百会，神庭，本神，神门，合谷，中脘，天枢，气海（通电），关元（通电），子宫（通电），归来，血海（双侧通电），足三里，三阴交，太冲。关元、气海加灸。每周 2 次。

针刺方法： 安神定志之神庭、本神、神门施补法，太冲施泻法，其余穴位均平补平泻。

四诊：2018 年 4 月 30 日

患者于 4 月开始促排卵，4 月 20 日取卵，得到 3 个卵泡，于 4 月 30 日移植成功。

患者于 2019 年 1 月剖宫产一健康婴儿。

按语　本例患者高龄、卵巢储备功能减退，因反复 IUI/IVF 失败焦虑过度，气机不畅，久而成郁，治疗首当疏肝解郁，使患者精神放松，继而调理脏腑功能，补血益气，滋肝肾，补冲任，最终成功受孕。

目前多数学者认为针灸提高妊娠率的机制可能有以下几方面：①调节神经内分泌功能；②改善卵巢和子宫局部血供；③改善子宫内膜"着床微环境"，提高子宫内膜容受性；④减弱子宫收缩，对胚胎着床起到良性作用；⑤缓解焦虑、紧张、抑郁等不良精神状态。

本例患者卵巢储备功能减退，无优势卵泡，中医认为肾主生殖，只有肾气旺盛，作为生殖之精的卵子才能正常发育、成熟、排出。故首诊选取关元、气海温补阳气，固护先天之本；百会为诸阳之会，能调动人体一身之气，可镇静安神、醒神开窍；足三里为足阳明胃经合穴、胃的下合穴，能补益脾胃之气，可以后天补先天，三阴交为肝、脾、肾三经交会穴，为足太阴脾经穴，主要补益肾精，同时健脾益肝，两穴相配，先后天互补，阴阳同调，相互辅助，功效倍增，补气养血，滋补肝肾脾，为孕育胚胎打下坚实的基础；中脘为任脉穴、胃之募穴、八会穴之腑会，补气养血；天枢、归来调节月经，其中天枢为大肠募穴，可泌别清浊、推陈出新，旧血去则新血生；肝俞、脾俞、肾俞为足太阳背俞穴，是脏腑精气输注于背部的穴位，可补可泻，补而不滞，泻不伤正，调畅周身气机；太冲为足厥阴肝经原穴，是疏肝理气之要穴，配合谷称四关穴，有安神镇静、调畅情志之功效；患者多次 IUI/IVF 失败，情绪焦虑，辅加神庭、本神、神门，可有效缓解焦虑抑郁状态，安神宁志，胞胎上系于心包而下系于命门，心神宁静，心肾相济，胞宫才能固摄胎元；子宫为经外奇穴，可温补肾元，补益气血，促进盆腔血运；血海是足太阴脾经穴，脾经所生之血在此聚集，有理气补血、活血化瘀之功效。二诊时，在原处方的基础上加用内关、太溪。内关为手厥阴之络穴、八脉交会穴，通阴维脉，可开胸顺气，醒脑安神；太溪为足少阴肾经输穴、原穴，可调理内分泌，治疗失眠，强肾利生殖，补肾水滋阴。患者坚持治疗，最终移植成功，孕育一健康婴儿。

【本节作者】戴书静，女，医学博士，就职于美国新泽西州静针灸诊所。

参考文献

[1] 成令忠，钟翠平，蔡文琴 . 现代组织学 [M]. 上海：上海科学技术文献出版社，2003.

[2] 杨增明，孙青原，夏国良 . 生殖生物学 [M].2 版 . 北京：科学出版社，2022.

[3] 王建六，杨慧霞，李蓉 . 生殖系统 [M]. 北京：北京大学医学出版社，2022.

[4] SAMUEL S. C. YEN. Reproductive Endocrinology [M]. 4th Edition. 北京：科学出版社，2000.

[5] 王伟，姚书忠 . 子宫性不孕的内镜手术治疗 [J]. 实用妇产科杂志，2015，31（3）：161-163.

[6] BUZZACCARINI G，VITAGLIANO A，ANDRISANI A，et al.Chronic endometritis and altered embryo implantation：a unified pathophysiological theory from a literature systematic review [J]. J Assist Reprod Genet，2020，37（12）：2897-2911.

[7] 许茜亚，全松 . 排卵障碍性不孕症的诊疗策略 [J]. 实用妇产科杂志，2020，36（5）：328-332.

[8] 付景丽，丁秋霞，黄燕 . 人类辅助生殖技术的研究进展 [J]. 局解手术学杂志，2019，28（5）：418-421.

[9] 黄荷凤 . 生殖医学 [M]. 北京：人民卫生出版社，2021.

[10] 谢幸 . 妇产科学 [M].9 版 . 北京：人民卫生出版社，2018.

[11] 罗丽兰 . 不孕与不育 [M]. 北京：人民卫生出版社，1998.

[12] 中国营养学会膳食指南修订专家委员会妇幼人群膳食指南修订专家工作组 . 备孕妇女膳食指南 [J]. 中华围产医学杂志，2016，19（8）：561-564.

[13] 罗慧兰 . 女性心理学 [M]. 长沙：湖南大学出版社，2014.

[14] 谢幸 . 妇产科学 [M].9 版 . 北京：人民卫生出版社，2018.

[15] 谈勇 . 中医妇科学 [M].10 版 . 北京：中国中医药出版社，2016.

[16] 姚树桥 . 医学心理学 [M].7 版 . 北京：人民卫生出版社，2018.

[17] 张丽珠 . 试管婴儿工作的回顾，现状和展望 [J]. 中国微创外科杂志，2005（10）：783-784.

[18] 连方，张宁，张建伟，等．中药配合体外受精及胚胎移植治疗不孕症 2 例 [J]．中国中西医结合杂志，2002（8）：602．

[19] HANDYSIDE AH，LESKO JG，TARIN JJ，et al.Birth of a normal girl after in vitro fertilization and preimplantation diagnostic testing for cystic fibrosis [J]. N Engl J Med，1992，327（13）：905-909．

[20] 乔杰，马彩虹，刘嘉茵，等．辅助生殖促排卵药物治疗专家共识[J].生殖与避孕，2015，35（4）：211-223．

附录一

人类辅助生殖技术管理办法

第一章 总 则

第一条 为保证人类辅助生殖技术安全、有效和健康发展，规范人类辅助生殖技术的应用和管理，保障人民健康，制定本办法。

第二条 本办法适用于开展人类辅助生殖技术的各类医疗机构。

第三条 人类辅助生殖技术的应用应当在医疗机构中进行，以医疗为目的，并符合国家计划生育政策、伦理原则和有关法律规定。

禁止以任何形式买卖配子、合子、胚胎。医疗机构和医务人员不得实施任何形式的代孕技术。

第四条 卫生部主管全国人类辅助生殖技术应用的监督管理工作。县级以上地方人民政府卫生行政部门负责本行政区域内人类辅助生殖技术的日常监督管理。

第二章 审 批

第五条 卫生部根据区域卫生规划、医疗需求和技术条件等实际情况，制订人类辅助生殖技术应用规划。

第六条 申请开展人类辅助生殖技术的医疗机构应当符合下列条件：

（一）具有与开展技术相适应的卫生专业技术人员和其他专业技术人员；

（二）具有与开展技术相适应的技术和设备；

（三）设有医学伦理委员会；

（四）符合卫生部制定的《人类辅助生殖技术规范》的要求。

第七条　申请开展人类辅助生殖技术的医疗机构应当向所在地省、自治区、直辖市人民政府卫生行政部门提交下列文件：

（一）可行性报告；

（二）医疗机构基本情况（包括床位数、科室设置情况、人员情况、设备和技术条件情况等）；

（三）拟开展的人类辅助生殖技术的业务项目和技术条件、设备条件、技术人员配备情况；

（四）开展人类辅助生殖技术的规章制度；

（五）省级以上卫生行政部门规定提交的其他材料。

第八条　申请开展丈夫精液人工授精技术的医疗机构，由省、自治区、直辖市人民政府卫生行政部门审查批准。省、自治区、直辖市人民政府卫生行政部门收到前条规定的材料后，可以组织有关专家进行论证，并在收到专家论证报告后30个工作日内进行审核，审核同意的，发给批准证书；审核不同意的，书面通知申请单位。

对申请开展供精人工授精和体外受精－胚胎移植技术及其衍生技术的医疗机构，由省、自治区、直辖市人民政府卫生行政部门提出初审意见，卫生部审批。

第九条　卫生部收到省、自治区、直辖市人民政府卫生行政部门的初审意见和材料后，聘请有关专家进行论证，并在收到专家论证报告后45个工作日内进行审核，审核同意的，发给批准证书；审核不同意的，书面通知申请单位。

第十条　批准开展人类辅助生殖技术的医疗机构应当按照《医疗机构管理条例》的有关规定，持省、自治区、直辖市人民政府卫生行政部门或者卫生部的批准证书到核发其医疗机构执业许可证的卫生行政部门办理变更登记手续。

第十一条　人类辅助生殖技术批准证书每2年校验一次，校验由原审批机关办理。校验合格的，可以继续开展人类辅助生殖技术；校验不合格的，收回其批准证书。

第三章　实　施

第十二条　人类辅助生殖技术必须在经过批准并进行登记的医疗机构中实施。未经卫生行政部门批准，任何单位和个人不得实施人类辅助生殖技术。

第十三条　实施人类辅助生殖技术应当符合卫生部制定的《人类辅助生殖技术规范》的规定。

第十四条　实施人类辅助生殖技术应当遵循知情同意原则，并签署知情同意书。涉及伦理问题的，应当提交医学伦理委员会讨论。

第十五条　实施供精人工授精和体外受精－胚胎移植技术及其各种衍生技术的医疗机构应当与卫生部批准的人类精子库签订供精协议。严禁私自采精。

医疗机构在实施人类辅助生殖技术时应当索取精子检验合格证明。

第十六条　实施人类辅助生殖技术的医疗机构应当为当事人保密，不得泄漏有关信息。

第十七条　实施人类辅助生殖技术的医疗机构不得进行性别选择。法律法规另有规定的除外。

第十八条　实施人类辅助生殖技术的医疗机构应当建立健全技术档案管理制度。

供精人工授精医疗行为方面的医疗技术档案和法律文书应当永久保存。

第十九条　实施人类辅助生殖技术的医疗机构应当对实施人类辅助生殖技术的人员进行医学业务和伦理学知识的培训。

第二十条　卫生部指定卫生技术评估机构对开展人类辅助生殖技术的医疗机构进行技术质量监测和定期评估。技术评估的主要内容为人类辅助生殖技术的安全性、有效性、经济性和社会影响。监测结果和技术评估报告报医疗机构所在地的省、自治区、直辖市人民政府卫生行政部门和卫生部备案。

第四章　处　罚

第二十一条　违反本办法规定，未经批准擅自开展人类辅助生殖技术的非医疗机构，按照《医疗机构管理条例》第四十四条规定处罚；对有上述违法行为的医疗机构，按照《医疗机构管理条例》第四十七条和《医疗机构管理条例实施细则》第八十条的规定处罚。

第二十二条　开展人类辅助生殖技术的医疗机构违反本办法，有下列行为之一的，由省、自治区、直辖市人民政府卫生行政部门给予警告、3万元以下罚款，并给予有关责任人行政处分；构成犯罪的，依法追究刑事责任：

（一）买卖配子、合子、胚胎的；

（二）实施代孕技术的；

（三）使用不具有《人类精子库批准证书》机构提供的精子的；

（四）擅自进行性别选择的；

（五）实施人类辅助生殖技术档案不健全的；

（六）经指定技术评估机构检查技术质量不合格的；

（七）其他违反本办法规定的行为。

第五章　附　　则

第二十三条　本办法颁布前已经开展人类辅助生殖技术的医疗机构，在本办法颁布后3个月内向所在地省、自治区、直辖市人民政府卫生行政部门提出申请，省、自治区、直辖市人民政府卫生行政部门和卫生部按照本办法审查，审查同意的，发给批准证书；审查不同意的，不得再开展人类辅助生殖技术服务。

第二十四条　本办法所称人类辅助生殖技术是指运用医学技术和方法对配子、合子、胚胎进行人工操作，以达到受孕目的的技术，分为人工授精和体外受精－胚胎移植技术及其各种衍生技术。

人工授精是指用人工方式将精液注入女性体内以取代性交途径使其妊娠的一种方法。根据精液来源不同，分为丈夫精液人工授精和供精人工授精。

体外受精－胚胎移植技术及其各种衍生技术是指从女性体内取出卵子，在器皿内培养后，加入经技术处理的精子，待卵子受精后，继续培养，到形成早早期胚胎时，再转移到子宫内着床，发育成胎儿直至分娩的技术。

第二十五条　本办法自2001年8月1日起实施。

附录二

辅助生殖技术中英名词对照

中文全称	英文全称	简写
窦卵泡计数	antral follicle count	AFC
抗米勒管激素	anti-Müllerian hormone	AMH
辅助生殖技术	assisted reproductive technology	ART
体重指数	body mass index	BMI
控制性卵巢刺激	controlled ovarian stimulation	COS
卵巢储备功能减退	diminished ova-rian reserve	DOR
雌二醇	estradiol	E_2
卵泡液	follicular fluid	FF
卵泡刺激素	follicle stimulating hormone	FSH
促性腺激素	gonadotropin	Gn
人绒毛膜促性腺激素	human chorionic gonadotropin	hCG
同型半胱氨酸	homocysteine	Hcy
人绝经期促性腺激素	human menopausal gonadotropin	hMG
卵胞质内单精子注射	intracytoplasmic sperm injection	ICSI
宫腔内人工授精	intrauterine insemination	IUI
体外受精	in vitro fertilization	IVF
黄体生成素	luteinizing hormone	LH
卵巢过度刺激综合征	ovarian hyperstimulation syndrome	OHSS
孕酮（黄体酮）	progesterone	P

续表

中文全称	英文全称	简写
多囊卵巢综合征	polycystic ovary syndrome	PCOS
早发性卵巢功能不全	premature ovarian insufficiency	POI
卵巢早衰	premature ovarian failure	POF
卵巢低反应	poor ovarian response	POR
催乳素	prolactin	PRL
双原核	two pronuclear	2PN
睾酮	testosterone	T

附录三

不孕症常用检查及正常值

英文缩写	激素名称	标本时间	惯用的原单位正常参考值	换算系数	法定正常参考值
FSH	卵泡刺激素	卵泡期	3.5～12.5mIU/mL		3.5～12.5mIU/mL
		排卵期	4.7～21.5mIU/mL		4.7～21.5mIU/mL
		黄体期	1.7～7.7mIU/mL		1.7～7.7mIU/mL
		绝经后	25.8～134.8mIU/mL		25.8～134.8mIU/mL
LH	黄体生成素	卵泡期	2.4～12.6mIU/mL		2.4～12.6mIU/mL
		排卵期	14～95.6mIU/mL		14～95.6mIU/mL
		黄体期	1.0～11.4mIU/mL		1.0～11.4mIU/mL
		绝经后	7.7～58.5mIU/mL		7.7～58.5mIU/mL
PRL	催乳素		<30ng/mL	21.2	<636mIU/mL
E_2	雌二醇	卵泡期	24.5～195pg/mL	3.67	90.1～716pmol/L
		排卵期	66.1～411pg/mL		243～1509pmol/L
		黄体期	40～261pg/mL		147～958pmol/L
		绝经后	<10～39.5pg/mL		<36.7～145pmol/L
		早期妊娠	786～4584pg/mL		2884～16823pmol/L
		中期妊娠	801～5763pg/mL		2939～21150pmol/L
		晚期妊娠	1810～13890pg/mL		6643～50976pmol/L

续表

英文缩写	激素名称	标本时间	惯用的原单位正常参考值	换算系数	法定正常参考值
P	孕酮	卵泡期	0.2～1.5ng/mL	3.18	0.6～4.7nmol/L
		排卵期	0.8～3.0ng/mL		2.4～9.4nmol/L
		黄体期	1.7～27ng/mL		5.3～86nmol/L
		绝经期	0.1～0.8ng/mL		0.3～2.5nmol/L
		早期妊娠	20～30ng/mL		63.6～95.4nmol/L
		中期妊娠	50～100ng/mL		159～318nmol/L
		晚期妊娠	100～400ng/mL		318～1272nmol/L
T	睾酮		0.06～0.82ng/mL	3.47	0.22～2.9nmol/L
TSH	促甲状腺素		0.27～4.2μIU/mL		0.27～4.2μIU/mL
T_3	三碘甲状腺原氨酸		0.8～2.0ng/mL	1.536	1.3～3.1nmol/L
FT_3	甲状腺原氨酸		1.8～4.6pg/mL	1.536	2.8～7.1pmol/L
T_4	甲状腺素		5～12μg/dL	12.87	65～155nmol/L
FT_4	游离甲状腺素		0.8～2.4ng/dL	12.87	10～30pmol/L

【附录作者】王海燕，女，医学博士，副主任医师，就职于大连市妇女儿童医疗中心生殖与遗传医学中心。